本书由复旦大学出版基金资助出版

临床实用微创埋线技术

主　编　孙文善

副主编　王余民　陆伟珍　陈　敏

编　委　孙文善　王余民　陆伟珍　陈　敏

　　　　马伊磊　许金玉　陈苡靖　林茵绿

　　　　马赞颂　阳　芸

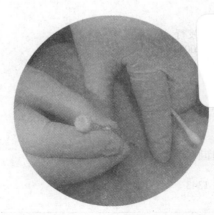

复旦大学出版社

图书在版编目(CIP)数据

临床实用微创埋线技术/孙文善主编. —上海：复旦大学出版社,2013.9(2020.10 重印)
ISBN 978-7-309-10066-2

Ⅰ. 临…　Ⅱ. 孙…　Ⅲ. 埋线疗法　Ⅳ. R244.8

中国版本图书馆 CIP 数据核字(2013)第 218848 号

临床实用微创埋线技术
孙文善　主编
责任编辑/傅淑娟

复旦大学出版社有限公司出版发行
上海市国权路 579 号　邮编：200433
网址：fupnet@ fudanpress. com　http://www.fudanpress. com
门市零售：86-21-65102580　团体订购：86-21-65104505
外埠邮购：86-21-65642846　出版部电话：86-21-65642845
大丰市科星印刷有限责任公司

开本 787×960　1/16　印张 17　字数 281 千
2020 年 10 月第 1 版第 6 次印刷

ISBN 978-7-309-10066-2/R · 1343
定价：45.00 元

序

针灸学已有数千年的历史,近代以来针灸学不断和现代科学技术进行融合,形成了许多新型的针灸治疗技术,丰富了针灸学的内容。埋线疗法是一种新兴的穴位刺激疗法,通过生物医学材料作用于穴位,既实现了穴位的长效刺激,又延长了治疗间隔时间(1～2周治疗1次),方便患者进行临床治疗,是针灸治疗模式的创新。最初穴位埋线多用于哮喘、慢性胃病和小儿麻痹的治疗,后来由于创伤较大、易于感染和需要麻醉等原因逐渐式微。

微创埋线技术是在传统埋线基础上的进一步发展,除实现针具的创新、简化操作和减少治疗痛苦外,还采用了新型的生物医学材料,具有长效、可控、方便、安全等特点,使传统穴位埋线技术得到进一步的提升。

编者结合自己多年来在埋线疗法中的研究心得和临床实践经验,较为全面地介绍了埋线技术的发展过程,阐述了新式微创埋线技术方法,尤其是对埋线疗法的核心元素——生物可降解材料进行了详细介绍,使人耳目一新。同时又从埋线临床治疗后注意事项、过敏反应等角度进行了细致分析与对症处理,有助于掌握埋线的治疗方法,正确认识埋线的治疗作用。书中还引入穴位解剖学知识,使传统针灸学与现代解剖学有机结合,让临床操作者能明晰埋线部位、深度和进针注意事项,准确掌握操作术式的方法与禁忌证,加强了埋线疗法的安全性。介绍的各种配穴处方和针法经验,结合临床,深入浅出,便于读者迅速掌握埋线知识,有助于埋线疗法的推广和应用。

编者除了临床和学术研究外，还举办了多期埋线技术培训班。微创埋线技术是卫生部"十年百项计划"推广项目、"国家级继续医学教育项目"，具有广泛的应用前景。本书条理清楚，层次分明，逻辑合理，可供临床医生、各类大中院校中医针灸专业师生和中医针灸爱好者参考。

微创埋线技术具有十分广泛的应用前景，是为序。

吴焕淦

2013 年 7 月 10 日

前　言

　　微创埋线技术是传统中医针灸学的一种创新治疗技术。自 2006 年以来，微创埋线技术经历了理念的提出、产品的研发、产品生产和临床应用、临床推广、疗效观察和经验总结等阶段，从临床患者反馈、接受培训的医务人员使用经验和临床研究的结果等多角度来看，微创埋线技术是一项有所创新、疗效确切、治疗方便、安全实用、适合普遍推广的针灸技术。

　　微创埋线技术有所创新。微创埋线技术在理念上适应当今社会发展需要，是基于患者就诊方便这个前提而开发的。当然，微创埋线同样考虑到疗效和安全性，操作的便利性。基于这个目的，研制了一次性埋线针，使在几乎无创伤的情况下，进行埋线操作，大大方便了医生临床应用，也减少了患者痛苦。微创埋线技术的创新核心还在于现代生物医学材料的运用。生物医学材料发展迅速，所以埋线疗法不再仅仅限于羊肠线、胶原蛋白线，而是各种可降解的高分子合成材料，从而拓展了一个新的发展空间。

　　微创埋线治疗疗效确切，治疗方便。从使用本项技术的医疗机构临床使用情况来看，微创埋线的确有疗效，而且在一些疑难杂症方面也有意想不到的良好效果。因此，许多医院设立了微创埋线专科门诊或独立诊室，在治疗颈椎病、腰椎病，以及脑卒中后遗症、哮喘、胃炎等一些内科慢性疾病方面反响良好，深受患者欢迎。

　　微创埋线技术安全实用。到目前为止，临床应用微创埋线技术，未见显著的不良反应。目前所用的埋植材料在体内分解为二氧化碳和水，对人体没有任何危害，所以是一种绿色安全的治疗方式。

　　微创埋线技术适应范围广，对某些常见病、多发病均可应用，特别适合社区卫生中心、基层医疗机构和个体诊所的医务人员应用。在卫生部"十年百项项目"和国家中医药管理局继续教育项目支持下,我们向全国多个省市自治区推广了穴位埋线技术,举办了多次"微创埋线技术临床应用"培训班。接受培训的人员都已经开展了该项目,有的建立了特色门诊,在各类杂志上发表了一批有质量的研究论文。据统计,目前有临床应用微创埋线技术的医疗机构 500 多家,包括一、二、三级医院,其中一级医院占 15.7%,二级医院 22.2%,三级医院 8%,其他医疗机构占54.1%。

微创埋线技术发展到现在,已经初步形成了一系列切实可行的操作方案,理论、产品、培训、临床均日臻成熟。当然,微创埋线技术在许多方面还有待于进一步规范化、标准化,在作用机制方面也有待于进一步深入研究,但从疗效、安全和便利程度等方面来看,仍是一项值得普遍推广的创新技术。

本书是对微创埋线技术近年来发展的一次系统性的介绍,也是各家临床经验的概括和总结。在成书过程中,曾得到东华大学材料与工程学院郑志清教授、赵炳心教授,上海中医药大学牟芳芳博士以及我院各有关科室的大力协助,承蒙国家"973"计划项目首席科学家吴焕淦教授作序,在此一并致谢。

本书上篇由孙文善编写,下篇编写人员分别为陈敏(疼痛科疾病)、陆伟珍(神经精神科疾病)、陈苡靖(呼吸科疾病)、王余民(心内科疾病)、马伊磊(内分泌科疾病)、许金玉(妇科疾病)、林茵绿(消化科疾病)、马赞颂(外科疾病)和阳芸(皮肤科疾病)。

因编写时间仓促,内容涉及面广,编写经验不足,书中难免有认识片面、疏漏之处,望广大同仁和读者提出宝贵的批评和指导意见,以便再版时修订。

孙文善

2013 年 6 月于上海

目 录

上 篇

基础篇

第一章

概　论

微创埋线技术是以传统经络理论为基础,结合现代生物医学材料发展,应用一次性微创埋线针将体内可吸收的生物材料注入穴位内,借助材料对穴位的长期刺激替代每日的针灸刺激,实现传统针灸的长期留针效应,从而发挥疾病治疗作用的一种创新技术。

微创埋线治疗方式的出现,使针灸刺激模式从反复多次的刺激模式发展到长效刺激模式,不仅提高了临床治疗的效果,减少了治疗痛苦,也为临床针灸治疗带来了许多便利,提高了患者治疗的依从;与此同时,新型针具和材料的应用为针灸学的发展无论是在理论上还是在临床上都拓展了更大的空间。

第一节　针灸学的发展

针灸学是传统中医学的重要组成部分,也是微创埋线技术发展的基础。针灸学以中医理论为指导,运用针刺和艾灸防治疾病,其内容包括经络、腧穴、针灸方法及临床治疗等部分。针灸疗法具有适应证广、疗效明确、操作方便、经济安全等优点,数千年来深受人们欢迎。

针灸使用的治疗器械最早是砭石,此后发展为各种针具。根据《灵枢·九针十二原》说:“余欲勿使被毒药,无用砭石,欲以微针通其经脉,调其气血……”之后随着冶金技术的发展,针具也得到不断的改进。至《黄帝内经》时代,由古代的石针、骨针、竹针而改变成铜针、金针、银针等金属制针,代替砭石疗法。现代又进一步改进为不锈钢针。当今临床上使用最多的是不锈钢针具,同时,还应用电针、电热针、磁极针、电热灸、平衡针灸仪、微波针灸治疗仪、激光针灸仪、经络导平仪等各种仪器。在传统针灸与现代医学技术相结合的过程中创造出许多新的治疗方法,如耳针、头皮针、面针、穴位注射、针刀疗法、药物贴敷、腧穴药物离子导入以及生物全息诊疗法等。针具和针法的发展体现了针灸治疗的广泛性和可操作性。科技的进步促进了针灸器械的发展，同时也促进了针灸学的完善和进步。

针灸学在疾病治疗中起着重要作用。古代医籍中运用针灸治疗外科病症约有 40 种，其中针灸治疗疮疡类疾病的文献最多，约占 2/3 以上，在治疗湿疹、缠腰火丹、乳痈、肠痈、瘰疬、瘿气等均有独特疗效，并广泛应用于临床。晋代《针灸甲乙经》记载有 800 多种针灸适应证，涉及内、外、妇、儿各科疾病。明代陈会撰《神应经》一书，共载 24 门、500 余症的针灸治疗方穴，内科病症占 17 门，其中对急症、痛症、痹症、肠胃病、哮喘症、痿症、脑卒中、遗尿等有良好疗效。

针灸在治疗妇科疾病方面，有大量的理论及实践经验，疗效显著的有痛经、带下、胎位不正、滞产、外阴白斑、不孕等病症。针灸治疗小儿病症的记载约有 60种，文献量较多的有惊风、痫症、脱肛、脐风、疳积、疝、龟背、囟门不合等病症。古代医学还将针灸用于小儿预防保健，积累了丰富的经验。现代以疳症、惊风、小儿痿症、小儿杂病等的疗效较为满意。治疗五官科疾病方面，在眼科、喉科方面运动最广，并以针法为主。像睑腺炎（麦粒肿）、结膜炎（红眼病）、鼻渊、乳蛾、牙痛等效果都非常显著。

据目前统计，临床针灸治疗有效的病种达 307 种，其中效果显著的就有 100 多种。我国学者首次对针灸病谱的研究结果表明，针灸对 16 类 461 种病症可发挥治疗作用。

研究结果显示，针灸适应证涉及肌肉骨骼系统、神经系统、消化系统、泌尿生殖系统等，如骨质增生、肩周炎、急性和慢性扭拉伤、关节炎、坐骨神经痛、偏瘫后的肢体恢复、颈椎病、腰椎间盘脱出、腰肌劳损、网球肘、腱鞘炎、筋膜炎、滑膜炎、牙周炎、髌骨软化、高血压病、前列腺炎和皮肤病等。概括而言，临床应用范围已经扩大到 4 个方面，即经络诊断、针刺麻醉、针灸保健与针灸治疗。针灸不仅可以治疗常见病、慢性病，而且还可以治疗某些疑难病、器质性疾病和急性病。如针灸治疗脑卒中后遗症、脑性瘫痪、类风湿关节炎等。此外，针灸有提高免疫能力，减轻放、化疗不良反应的效果，可以用于肿瘤患者和艾滋病患者的介入治疗，从而减轻患者痛苦、提高患者的生存质量。

20 世纪 70 年代，我国向全世界公布了针刺麻醉的研究成果，许多国家开始逐渐了解针灸和应用针灸治病。西方医学界通过对中国、日本、韩国、法国等国家的针灸研究情况的了解，开始接触针灸临床。很多人还对针灸产生了浓厚的兴趣，成为应用、研究与推广针灸的重要力量。目前全世界已有 140 多个国家和地区开展针灸医疗，从事针灸的人数有 20 万～30 万。有些国家和地区还开展针灸教育与机制方面的研究工作,国际针灸教育出现了由低层次向高层次发展的趋势。

作为传统医学的重要部分,针灸学在维护人类健康和防病治病方面的重要性越来越受到国际社会的普遍关注和重视。随着科学技术的快速发展、研究的深入和机制的阐明,针灸治疗效果将进一步提高。针灸学将作为世界传统医学的重要组成部分,为人类的健康服务。

第二节　针灸学的优势与局限性

针灸治疗具有简、便、易、廉的特征。实践证明,针灸对许多疾病有确切疗效,而且无毒性和不良反应。针灸不仅可用于治病,还能用于疾病康复及预防。对于某些疾病,也可以作为首选治疗方法。与其他疗法相比较,针灸疗法具有以下优势。

第一,具有广泛的适应证。针灸疗法可用于内、外、妇、儿、五官等科多种疾病的治疗和预防。按照世界卫生组织(WHO)疾病分类标准,针灸能够治疗或协助治疗的病症有461种。对于这些疾病,单用针灸治疗就能达到治愈或临床治愈,或者西医尚未有安全可靠有效的方法,而针灸可获得一定疗效,或者针灸可快速缓解其主要症状,而且优于其他疗法。优势病症中,脑卒中后遗症、周围性面瘫、肩周炎、坐骨神经痛、头痛、颈椎病、膝关节炎、腰痛、失眠、落枕是针灸科最常见的疾病。

第二,治疗某些疾病疗效迅速和显著。特别是在兴奋身体功能,提高抗病能力和镇静、镇痛等方面。例如用于镇痛,可以有迅速的止痛效应;针灸治疗周围性面神经麻痹疗效肯定,具有方法多样、综合疗效好、早期介入疗效好的特点。针灸治疗脑卒中有效已成为国内针灸界的共识。在急性期的介入、治疗思路、治疗方法的选择上得到越来越多的认同。大量临床研究显示,以针刺为主,结合其他疗法的多元化治疗措施,如穴位注射、激光、中西药物内服等方法治疗老年血管性痴呆疗效确切。针刺与氢化麦角碱(喜德镇)、阿米三嗪萝巴新片(都可喜)、尼莫地平等西药结合与单纯用西药进行比较,针刺配合西药的疗效优于单纯药物治疗。

第三,操作方法简便易行。针灸治疗无需复杂的医疗器械,仅仅需要针灸针、艾条等简单器械,操作方法非常简便、安全。此外,针灸治疗对环境要求也很低,在一般场合下都可以进行治疗。

第四,医疗费用经济。由于针灸针成本较低,操作方便,所以收费低廉,治疗费用远远低于药物治疗。

第五,没有或极少不良反应,安全可靠。针灸治疗一般不涉及药物,本身不会严重干扰人体生理生化反应,而是一种自我调节过程,还可以协同其他疗法进行综合治疗。在针灸治疗时仅有极少数患者可能产生晕针、针感依赖和金属针具过敏等,但只要掌握了正确的操作方法和恰当的刺激量、熟知针灸禁忌证,是完全可以避免的。

尽管针灸具有很多的治疗优势,但是临床针灸现状并不乐观。调查发现,大部分针灸科室有如下特点:①选择针灸治疗的患者很少。一般的针灸科室门诊量远远低于其他科室,除了大型中医医院外,针灸科作为一个治疗科室,无法从科室名称方面体现专病治疗特色,初诊患者一般不会首选针灸科就诊,其他科室也由于对针灸不了解,很少转诊患者到针灸科治疗。②针灸治疗的病种显著减少。尽管针灸治疗的有效病症几百种,涉及内、外、妇、儿等疾病,但实际上选择临床针灸治疗病种以痛症和脑卒中康复为主,还有少量疑难杂症,内科疾病非常罕见。③老年患者比例较大,年轻患者少见。针灸科老年患者约占 90% 以上,年轻患者不到 10%。

针灸科患者和治疗病种的减少与针灸技术本身有着密切的关系。自从现代医学进入中国以来,传统医学受到极大的冲击。现代医学在病因、机制等方面相对比较明确,产生效应快速,治疗方式上更加方便,并且随着科学技术的发展,治疗方式也不断更新,在一定程度上满足人类健康的需要。针灸效应的取得依赖于反复多次的穴位刺激实现治疗目的,但许多疾病并不是一次针灸就可以痊愈的。针灸效应有一个积累的过程。一般来说急性病变来势凶猛,症状严重,机体受致病因素干扰破坏严重,这时需要增加针灸时间和次数。慢性病变机体受致病因素作用时间较长,产生病理变化比较持久,甚至造成陈旧性损害。这时就需要较长治疗过程,逐步消除损害,积累针灸的调整效应,改善偏盛偏衰状况。治疗慢性疾病时,一般需要每日针灸或隔日针灸,连续数个疗程。如治疗甲状腺功能亢进症(甲亢),至少需要为期 2~3 个月为 1 个疗程的治疗才能出现明显效果。一般临床上针灸治疗的频率是每日 1 次,也有的医生主张每日 2 次。慢性病需要维持治疗时可以每周 2~3 次。

可见,从治疗模式来看,针灸治疗有两个明显的局限:①对针刺的恐惧,使患者难于接受。大多数患者有过注射针治疗体验,因此普遍存在对针刺的恐惧,特别是多次针刺增加了心理恐惧感,致使患者一般不会选择针灸作为首选治疗方案。②必须反复多次的就诊治疗。针灸与药物治疗的一个显著不同在于,针灸不能由患者自己完成,必须到医院或诊所就诊,每天必须花费大量精力和时间,许多人特别是年轻人根本没有时间治疗。即便是针灸疗效显著,也无法选择针灸治疗。因此,针灸这种治疗模式必须改进,才能适应现代临床患者的需要。

此外,针灸治疗还存在疗效不明确的问题。针灸治疗不能确定针刺产生的疗效,患者体质的差异、医生技术的差异都可能产生参差不齐的疗效。与现代药物治疗相比,针灸治疗对治疗技术的依赖更大,疗效变异度更大,所以难以给出明确的疗效。

现代医学手段不断发展,许多治疗方式都是基于现代社会生活发展基础之上的。纵观现代医学的发展,不仅仅为了提高治疗效果,而且在治疗上更追求人性化,患者的依从性大大增加。例如,药物的发展不仅降低了毒性和不良反应,而且将更多的高科技应用于药物制剂,发展出了长效、缓释等新剂型,使服药频次从过去的每日 3 次发展到每日 1 次,甚至每周 1 次,大大方便了患者治疗。这些方便的治疗模式和发展方向非常值得针灸治疗借鉴。

因此,针灸治疗虽然简便易廉、安全、无毒性和不良反应,但是需要进一步创新,需要结合现代科学技术,为患者提供舒适的、方便的治疗模式,向更加人性化的方向发展,以适应现代社会医疗保健的需要。只有减少治疗痛苦,方便患者,才能够使针灸这一疗效显著、绿色安全的治疗方法更好地为人类健康服务。

第三节　埋线疗法:针灸治疗的新模式

留针法是传统的针灸方式中一种非常重要的治疗方式。当毫针刺入穴位,行针得气并施以或补或泻手法后,将针留置在穴位内的治疗方式称为留针。留针可以延长针具在穴位内的刺激时间,这是毫针刺法的一个重要环节,对于提高针刺治疗效果有重要意义。

通过留针,一方面可加强针刺感应和延长刺激作用,另一方面还可以起到候气与调气的目的。《素问·离合真邪论》有"静以久留"之说。《灵枢·本输》说:"春取中络脉诸荥大经分肉之间,甚者深取之,间者浅取之;夏取诸腧孙络肌肉皮肤之上;秋取诸合,余如春法;冬取诸井诸腧之分,欲深而留之,此四时之序。"《针灸大成》亦云:"病滞则久留针",即是针下气至后,让针自然地留置在穴位内,不再运针,停留一段时间后出针。《黄帝内经太素》说:"有寒痹等在分肉间者,留针经久,热气当集,此为补也。"这些描述是穴位埋线治疗最早的理论基础,也是埋线疗法形成的理论依据。

　　针刺得气后留针时间的久暂，一般与患者体质、病情有关。一般病症只要针下得气并施以适当补泻手法后，即可出针，或留置 10～20 min。但对大部分病症，如慢性疾病、顽固性疾病、痉挛性疾病，必须适当延长留针时间，必要时可留针数小时；此外，留针法在临床上还多用于对针感耐受性较差的慢性、虚弱性患者。对病情属虚或寒需行补法时，根据"寒则留之"的施治原则也用留针法。

　　留针从现代医学的角度来看，实际上是一种延长局部刺激的一种方式。除了利用针灸针实现留针效应之外，20 世纪 60 年代中期，我国针灸工作者在治疗小儿脊髓灰质炎的过程中创造性地探索出了一种将羊肠线埋藏在体内腧穴中形成穴位内长效刺激的治疗方法。这是在传统针具和针法基础上建立和发展起来的一种创新性治疗模式，即利用穴位内埋植的线体对穴位产生一种持续刺激，实现治疗疾病的目的。此后，穴位埋线的治疗范围扩大到治疗哮喘、胃炎、十二指肠溃疡、慢性肠炎、癫痫、中风偏瘫等慢性、顽固性、免疫力低下的疾病。目前穴位埋线在临床上除传统应用于治疗慢性病和虚证外，还进一步扩大到治疗急症、实证等各种疾病，其治疗病种已达 200 余种，涉及传染、内、外、妇、儿、皮肤、五官等各科，效果很显著。到 20 世纪 80 年代，穴位埋线正式被收录编写入各类专业针灸书籍，相继出现了穴位埋线的专著，并且有了临床研究和动物实验的基础理论研究，穴位埋线得到进一步发展。

　　传统的穴位埋线方法多使用手术器械进行，埋植材料一般使用可吸收羊肠线，有以下几种方式。

　　1. 三角针埋线法　又称穿线法。首先，用甲紫（龙胆紫）在距离穴位两侧 1～2 cm 处作进出针点的标记。然后进行皮肤消毒，在标记处用 0.5%～1% 盐酸普鲁卡因浸润麻醉。用持针器夹住带羊肠线的皮肤缝合针，从一侧局部麻醉点刺入，穿过穴位下方的皮下组织或肌层，从对侧局部麻醉点穿出，捏起两针孔之间的皮肤，紧贴皮肤剪断两端线头，放开皮肤，轻轻揉按局部，使羊肠线完全埋入皮下组织内，敷盖纱布 3～5 天。

　　2. 植入埋线法（U 形针埋线法）　穴位局部皮肤消毒后，以 0.5%～1% 盐酸普鲁卡因作浸润麻醉，剪取一段羊肠线（一般长 2～3 cm），套在埋线针尖缺口上，两端用血管钳夹住。右手持针，左手持钳，针尖缺口向下以 15°～40° 方向刺入。当针头缺口进入皮内后，左手松开血管钳，右手持续进针直至肠线头完全埋入皮下，再进针 0.5 cm，随后把针退出，用棉球或纱布压迫针孔片刻，再用纱布敷盖保护创口。

3. 切开埋线法　穴位局部皮肤消毒后,在选定的穴位上用0.5％盐酸普鲁卡因作浸润麻醉,用刀尖划开皮肤(0.5～1 cm),先将血管钳探入穴位深处,经过浅筋膜达肌层探找酸胀点并按摩数秒,休息1～2 min;然后用0.5～1 cm长的羊肠线4～5根埋于肌层内,羊肠线不能埋在脂肪层或过浅,以防不易吸收或感染;切口处用丝线缝合,敷盖消毒纱布,5～7天后拆去丝线。

4. 结扎埋线法　在切开埋线法的基础上,切口内行止血钳强刺激(弹拔刺激40～50下),再将穿上羊肠线的缝针从切口处刺入,经穴位的浅层组织(达肌层上、脂肪层下)穿出,将两线头适当拉紧打结(外科结),然后把线埋藏在皮下。如切口较大可用丝线缝合一针,盖上消毒纱布,包扎5～7天后拆线。并可按不同治疗的需要,采用各种结扎方法。①半环形结扎:用于一般穴位;②横"8"字形结扎:用于大椎、腰阳关等穴;③"K"字形、单"8"字形或双"8"字形结扎,均用于环跳穴;④单"8"字形结扎:以环跳穴为中心,一端线拉向秩边穴方向,另一端线拉向下髎穴方向;⑤环形结扎:用于三角肌结扎。

从上述几种操作方式上可以发现,早期的穴位埋线治疗由于创伤大,均需要麻醉,作为埋植材料的羊肠线又是异体蛋白,所以经常出现异常反应,常见以下几种情况:①少数患者因治疗中无菌操作不严或伤口保护不好,造成感染,治疗后3～4天往往出现局部红肿,疼痛加剧,并可伴有发热。②个别患者对羊肠线过敏,治疗后出现局部红肿、瘙痒、发热等反应,甚至切口处脂肪液化,羊肠线溢出。③神经损伤。如造成感觉神经损伤,可表现为神经分布区皮肤感觉障碍;造成运动神经损伤,可能表现为神经支配的肌肉群瘫痪;如损伤坐骨神经、腓神经,可引起足下垂和足大趾不能背屈。

由于早期的穴位埋线方法无论是切埋法、扎埋法、割埋法和穿线法都有一定的创伤性,即使后来许多临床医生采用穿刺针改制成埋线针进行操作,在技术上有了一定的进步;但是由于没有专门的埋线针具,仍然难于操作和推广应用,临床使用逐渐减少。

第四节　微创埋线技术

穴位埋线在临床上由于操作复杂、创伤较大而日益衰退,但由于其在治疗某些疑难疾病中效果显著,所以在一些医疗机构仍广泛应用。为了减少创伤,近年来埋线针具也进行了改进。新改进的埋线疗法无需麻醉和切口,使埋线疗法的操作变得微创、简单、易行,大大方便了临床使用及推广。

除治疗疑难杂症外,临床医生又进一步把埋线疗法推广到临床各种疾病的治疗中,扩大了埋线的适用范围。同时在线体改造方面,结合新型生物可降解材料的运用,降低了过敏和排异反应的发生,使得埋植后的安全性大大提高,形成了独特的微创埋线技术。

微创埋线技术是穴位埋线疗法的进一步发展,同时又是传统针灸学的再次创新。传统的针灸治疗方式是使用针灸针刺激穴位,通过短暂多次的经络刺激和效应积累发挥治疗疾病作用,而微创埋线技术是应用一次性微创器械将生物可降解线体注入人体特定部位或穴位,通过线体在经络穴位内形成长期刺激发挥疾病治疗作用。微创埋线技术以传统医学理论为基础,同时结合了现代解剖学和生物材料学,成为一种创新性临床治疗方法。

微创埋线技术在概念上沿袭了 20 世纪 60 年代传统埋线疗法,但在操作上完全改变了传统埋线疗法的手术操作方式,实际上是一种非手术治疗方法。传统穴位埋线的技术复杂,而微创埋线技术仅用一支特制的微创埋线针就可以将线体注入穴位产生刺激,大大简化了埋线疗法的临床操作。与传统穴位埋线切口法和穿线法相比较,微创埋线技术在很大程度上减少了患者的痛苦,术后感染率少见,从而扩大了埋线疗法的临床应用范围,提高了患者埋线治疗的顺应性。

目前,微创埋线针和线体都是一次性的,不仅方便医生操作,而且避免不同患者之间的交叉感染。微创埋线广泛适用于临床各科疾病,特别是在哮喘等呼吸系统疾病,顽固性失眠、癫痫、偏头痛等神经系统疾病,胃炎、胃溃疡等消化系统疾病,更年期综合征等内分泌科疾病,以及月经不调、痛经等妇科疾病等的治疗方面具有显著疗效。埋线疗法近年来在临床上普及很快,根据文献检索资料,每年都有大量的埋线疗法文献发表,2012 年埋线治疗文献发表数量已经近 250 篇。

我们根据自己的临床实践并结合开展微创埋线技术的临床医生的一些体会,总结了大量微创埋线临床特效、有效和值得探索的病症,供大家参考(表 1-1)。当然,临床特效、有效的病症是相对的,涉及患者病情、术者操作和医患配合等因素。许多疾病的治疗在探索出更好的方案之后,可以从有效转变为特效,也可以从显效转变为有效。更亟待解决的是微创埋线的标准治疗方案的建立,只有建立了微创埋线的标准化治疗方案,才能促进技术的不断推广和发展;也只有在标准化基础上进一步辨证论治,才能提高临床疗效,从而更好地为人类健康服务。

表1-1　微创埋线临床疗效评价

疗　效	病　症
1. 临床特效病症：可以单独用微创埋线治疗	1. 消化道疾病，如慢性胃炎、胃溃疡和便秘、腹泻等疾病 2. 颈、肩、腰、腿痛等各种疼痛性疾病 3. 妇科疾病：如痛经、月经不调、闭经 4. 单纯性肥胖
2. 临床有效病症：有明显疗效，但需要配合药物、推拿或其他疗法	1. 哮喘、慢性支气管炎、鼻炎、咽炎 2. 癫痫、脑卒中、痤疮、湿疹 3. 肿瘤放、化疗后的消化道症状等
3. 值得探索的疾病：疑难病症，目前应用较少，有待于总结经验	1. 精神疾病、高血压病、帕金森病 2. 小儿脑瘫、皮肤病、戒毒

　　近年来，微创埋线用于治疗现代肥胖性疾病效果非常突出，与肥胖症有关的高脂血症、高血压病和糖尿病也可以得到有效的控制。在亚健康状态的调整和保健方面，微创埋线也是一个良好的调理手段。微创埋线的用途也愈来愈广泛，逐渐成为针灸学中一个具有鲜明特色的分支，也是未来针灸学的发展方向。

第二章

微创埋线器械与材料

传统穴位埋线疗法是针灸治疗的一种模式的发展。其所使用器具,如手术刀片、缝合针、缝合线甚至腰穿针等均来自于现代医学,这些器械的使用虽然方便、易于获得,但是却给患者带来巨大的痛苦,在治疗操作方面也是相当复杂,过敏和感染现象比较多。微创埋线的针具不仅操作相当方便,而且美观实用,患者痛苦很小。在埋线线体材料方面也不再使用羊肠线等含有动物蛋白的线体,而是选用了一些新型生物医学高分子材料,避免了感染、结节和免疫反应,使得安全性更高,临床上容易接受,可广泛应用于各种疾病的治疗。

第一节 一次性微创埋线针

微创埋线治疗的方式是将生物可降解材料注入穴位,替代针灸针发挥治疗作用。微创埋线针具是在传统穴位埋线方式中注线法的基础上发展而来的。注线法使用的埋线器械多为各种注射针头以及磨制的针芯,或用针灸针代替做成针芯,以将线体材料从针管内推出,达到注入穴位的目的。但是,这种简单制作的埋线器械不容易操作,而且难以实现一次性使用,所以也为感染和疾病传播埋下了隐患。

埋线针的研制符合国家医疗器械的要求和标准,埋线针主要技术指标依据参照有关标准及满足临床要求而确定的。一次性微创埋线针是进行埋线治疗研发的专用针具,与注射针和腰穿针改造的埋线针相比较,微创埋线针更加易于埋线操作。

1. **针柄** 为了便于夹持进针,针柄设计比较长,有利于手持和进针。为了方便刺入皮肤,在针柄上设计有增加摩擦的花纹。

2. **针体** 贯穿于针柄,由不锈钢制成。为了控制埋线深度,在针体上设置有刻度。

3. 针芯　通过弹簧连接与针柄,并通过针柄穿过不锈钢针体。当置有线体的埋线针刺入穴位后,推动针芯即可以将线体推入皮下穴位。

4. 弹簧　连接针芯与针柄,其作用是在自然状态下,针芯弹起,非常容易从针体前端装入线体材料。另外,埋线时可以多次按压弹簧,确保线体已经注入穴位内部,避免出现带出线体的情况(图 2-1)。

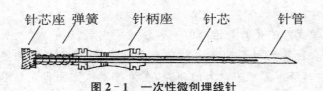

针芯座　弹簧　　　针柄座　　　针芯　　　　针管

图 2-1　一次性微创埋线针

微创埋线针的针体粗细是可以改变的,以适应临床治疗不同粗细线体的需要。根据不同的治疗需要,不锈钢针体可以选用 7 号、9 号、12 号。由于穴位深浅位置不同,不锈钢针体的长度也可以在 2.5～12 cm 之间选择。

为了埋线针安全使用,避免医疗事故发生,参照国家颁布的相关标准,一次性埋线针应达到如下要求。

1. 外观　埋线针针管应清洁、无杂物。针芯和针管应平直。针芯座和针柄座应无明显毛边、毛刺、塑流及气泡等注塑缺陷,且无微粒和杂质。针芯前端应平齐光滑、无毛刺。针芯座与针座之间的弹簧应清洁光滑。

2. 尺寸　埋线针基本长度为 25～120 mm。针芯座与针柄座完全闭合时,针芯前端露出针管的长度≥0.8 mm。埋线针有间隔为 1 cm 的刻度线。

3. 埋线针针芯和针管　埋线针针管应有良好的刚性和韧性,以及良好的耐腐蚀性。

4. 埋线针针座、针芯座和弹簧　埋线针针管与针柄座及针芯与针芯座的连接应正直,不应有明显的歪斜。针管与针柄座及针芯与针芯座的连接应牢固,在进行拉拔试验时,两者不得松动或分离。埋线针针柄座和护套应配合良好,护套不得自然脱落。连接针柄座和针芯座的弹簧连接良好,不得自然脱落,受压以后应能自然恢复。针尖应锋利,用 3 倍放大镜检查时,针尖必须无毛刺、弯钩等缺陷。

微创埋线针是穴位埋线专用针具,在设计方面充分考虑到了临床微创埋线治疗的需要。微创埋线所产生的创伤与普通的注射器相似,而非手术治疗微创的意义,甚至可以称为“无创”,主要是与传统埋线方法相区别而言的。

第二节　微创埋线材料

微创埋线技术以传统医学理论为基础,结合现代解剖学和生物医学材料,形成适用于临床的一种创新性针灸治疗技术。埋线技术的核心为所选用的生物医学材料,因为埋线治疗主要依赖于埋植材料对穴位的刺激。

广义上来说,凡是能够对穴位产生刺激,而且对机体无害的材料均可以成为埋植用材料。传统的埋线方法所用的埋植材料主要是羊肠线;此外,过去也曾经使用自体组织、兔脑垂体作为埋植材料。显然,这些材料非常容易产生感染和免疫反应,同时不容易保存。随着各种新型生物材料的发展,高分子聚合材料,如共聚物聚乙交酯丙交酯(PGLA)已经应用于临床埋线疗法,现代生物医学材料在针灸治疗中具有极大的应用价值。

一、埋线材料的基本要求

微创埋线材料是指根据埋线治疗原理,在一定时间内可以作用于穴位,形成长效刺激并能够在体内降解的生物材料。理想的生物埋植材料要求具有良好的生物相容性,指植入体内后机体对植入物发生各种复杂的生物、物理、化学反应,以及人体对材料的耐受性。埋植材料应该对人体无毒性、无致敏性、无刺激性、无遗传毒性和无致癌性。在材料植入人体后主要发生 4 种反应:组织反应、血液反应、免疫反应和全身反应。一般来说,作为埋植材料应该符合以下特征。

(1)材料首先应该是对机体无害。不管是材料本身还是其分解产物不得对全身器官或局部有毒或有害。

(2)材料应该能够被机体分解和排出。微创埋线所需要的是埋植材料在一定时间内的穴位刺激,随着时间的延长,材料应该可以被机体分解为小分子产物,并排出体外。

(3)材料产生的刺激是可以控制的。埋植材料要求有一定降解时间、刺激强度和硬度,这些特征能够通过不同的材料配方而实现。

(4)材料应该无致敏性。材料尽量不含有生物蛋白,以免引起排异和感染等不良反应。

目前临床上埋线使用的羊肠线直接来源于外科缝合线。这些缝合线在机械性能方面有严格的要求,如适当的机械强度、延伸度、柔软性和弹性、湿润强度和摩擦系数,而且要求缝合、打结时操作方便,作结后持结性能良好。这些性能其实在微创埋线时并不重要,更重要的是微创埋线线体刺激强度以及时间的可控性。

二、传统埋线材料

(一)羊肠线

在所有天然可吸收缝合线中,羊肠线是最传统的一种。羊肠线很早就在外科手术中作为缝合线使用,也是埋线疗法最早使用的埋线材料之一。

羊肠线由羊肠黏膜下层的黏膜加工而成,并经甲醛、明矾和铬盐处理,主要成分为大分子蛋白,在体内的降解和吸收主要取决于为巨噬细胞活动提供能量的组织蛋白酶的存在情况。

羊肠线原料来源广且制作工艺相对简单,成本低廉,因此早期应用广泛。但铬制羊肠线制作环境差,对工人健康造成很大危害,且临床应用不便。此外,羊肠线柔韧性差、组织反应大和感染环境下抗张强度耗损快。为克服这些缺点,人们开发了掺有交联剂铬制成的铬肠线可增加羊肠线的抗张强度和延长维持应力时间。铬制羊肠线是原料羊肠衣经铬化物溶液浸制处理后而制得,因含铬而显绿色,而原料未经铬化物处理制成的羊肠线则称平制羊肠线。此外还有加碘制成的碘肠线,可以减少切口感染率。

羊肠线在干燥状态下是较僵硬的,需要用保养液或生理盐水来使其保持柔软和弹性。一旦破损容易发生变性和污染。此外,由于自制、药物浸泡等不规范的操作,致使羊肠线的感染和过敏发生率高,还容易产生难以吸收的结节,常常引起患者疑虑甚至造成医疗纠纷。但是由于价格低廉,目前仍有人应用于临床。

(二)胶原蛋白线

胶原纤维是从动物皮肤、软骨、韧带骨骼中经浸煮、水解等多道工序提炼,再经过加捻和交联作用而制成。试验表明,天然胶原表现出弹性态和粘弹态两个阶段的力学行为,胶原的抗原性相当低,具有天然可降解性,并能促进细胞生长。胶原的这些性质使它非常适合用来制备医用手术缝合线。

但胶原也存在机械强度小和吸收速率快的缺点,通常可采用物理或化学交联的方式来改进。物理交联的方式一般使用热交联、UV 或 γ 射线,延长降解时间,但不能获得均匀的交联强度。化学交联可以获得理想的、均匀一致的交联强度,但是通常会引入有毒的交联试剂,引起不良反应。目前采用酰基叠氮或聚环氧化物交联,可以获得理想的交联效果。

三、微创埋线材料：PGLA

PGLA 是由聚乳酸（PLA）和聚羟基乙酸（PGA）按一定配比共聚所得到的一种新型高聚物材料。PLA 和 PGA 是结构最简单、最典型的合成可降解聚羟基脂肪酸酯，二者的结构通式为 $[OCH(R)CO]n$。当 R 为 CH_3 时为 PLA，为 H 时为 PGA。

（一）原料与合成

PGA 合成的原料羟基乙酸来源于玉米或甜菜。PLA 的合成原料为乳酸，乳酸在大多数动植物体内以游离状态存在。

PGLA 有 3 种聚合方法：乙交酯、丙交酯开环聚合法，三步法制备交替聚乙交酯、丙交酯，直接熔融共聚合成 PGLA。其中最常用的是开环聚合法。

开环聚合法先将乳酸、羟基乙酸或其衍生物分别环化二聚成乙交酯和丙交酯两种单体，再把两种交酯按不同比例开环共聚。这样得到的 PGLA 为无规共聚物（Ran - PGLA），其组成可用不同投料比进行控制，因此较常用。但实际上由于乙交酯和丙交酯具有不同的竞聚率，Ran - PGLA 的无规程度和组成重现性难以严格控制。为了得到组成均一的 PGLA，人们利用乳酸、乙醇酸或它们的衍生物先合成乙丙交酯单体，再进行乙丙交酯开环聚合。这样得到的 PGLA，通常为交替共聚物（Alt - PGLA）。Alt - PGLA 结构规整，组成固定，降解性能稳定，更便于应用（图 2 - 2）。

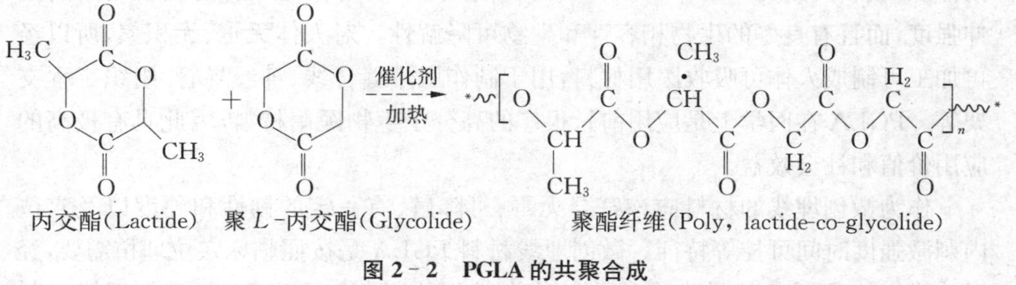

丙交酯（Lactide）　聚 L -丙交酯（Glycolide）　　　聚酯纤维（Poly, lactide-co-glycolide）

图 2 - 2　PGLA 的共聚合成

（二）体内降解

生物可降解材料的降解机制主要分为化学降解和生物降解两类，前者指分子链中敏感键（如脂键、酸酐键）受水作用而断裂，导致分子量降低；后者指酶解、微生物以及细胞的吞噬作用。PGLA 的降解主要属化学降解。

作为一种聚酯型降解材料，PGLA 体外降解主要通过酯键的水解来进行。在体内,由于机体组织不停地运动,使材料长期处于动态的应力环境之中,一方面应力作用可以使材料发生机械降解,也加速了 PGLA 材料在体内的降解过程。此外,体内的脂质或其他生物化合物可作为增塑剂促进聚合物对水分的吸收,从而增强了材料的亲水性,加速了酯键的水解。体液中的脂质成分被材料吸收后,使聚合物分子链的运动(迁移率)增加,从而有利于水分子在材料内的扩散,同样也加速了酯键的水解过程。体内降解过程中可观察到巨噬细胞对材料颗粒进行包裹和吞噬,由这些细胞产生的自由基、酸性产物或酶也可加速降解过程。自由基可使材料发生氧化降解。

至于酶是否对聚酯类材料的降解也有催化作用,尚未有统一认识。有的学者认为酶对降解过程不产生影响,但也有的学者发现某些酶在特定条件下对降解过程能够产生影响。溶酶体内的酸性水解酶对材料酯键是否有水解作用,尚难确定。

PGLA 在体内可以降解为 PGA 和 PLA。PGA 和 PLA 两者的降解产物与人体代谢产物完全一致,主要从呼吸道排出,少量从尿中排出。PGA 水解成羟基乙酸单体,可直接从尿中排出。PLA 则首先水解成乳酸单体,在乳酸脱氢酶的作用下氧化为丙酮酸,在体内参与三羧酸循环,最终形成二氧化碳和水,经肺呼出和肾脏排出。在 PGLA 的全部降解过程中,中间代谢产物与人体代谢一致,不存在异物反应和排斥反应,因此是非常安全的。

(三) 生物学性能

PGLA 共聚物纤维具有强度高、伸长适中、无毒性、无刺激、生物相容性好、柔韧性好,吸收周期为 60～75 天。PGLA 共聚物不仅具有良好的韧性和较高的拉伸强度,而且有良好的生物相容性和生物可降解性。对人体无毒、无积累,所以经再加工可制成人体可吸收医用材料,用于制作医用缝合线、神经导管、组织工程支架等。PGLA 在医学上是应用前景很广的高分子生物医用材料,因此具有极高的应用价值和社会效益。

作为微创埋线的材料应该符合无毒、可降解、有一定的韧性和硬度以及穴位内刺激强度时间可控等特征。微创埋线材料 PGLA 是按照临床穴位埋植需要,经过功能化处理制备的最先进的非动物源性埋线材料。研究表明,微创埋线材料 PGLA 具有良好的生物相容性,不会对机体产生急、慢性毒性反应和细胞毒性反应。植入机体后,无皮内刺激反应和皮肤致敏反应,植入 3 个月后,组织学反应良好。

(四) PGLA 埋线效应的影响因素

PGLA 材料以留针的形式留置于穴位之中,其效应有赖于 PGLA 及其代谢产物对组织的刺激作用。PGLA 对穴位组织的刺激作用既有物理刺激,又有生物学反应。除了材料体积、大小因素影响组织刺激外,材料的降解与穴位刺激作用密切相关,降解越快对穴位的刺激消失也越快。

材料自身组成、体内植入环境对 PGLA 降解有着直接的影响。例如,分子量、材料的分子结构、PGA 和 PLA 在共聚物中的组成比例、材料孔径和孔隙率对 PLGA 体内降解均有影响。体内环境因素对 PLGA 降解的影响也很大,植入组织部位 pH 值不同降解速度亦不同。研究表明,过酸和过碱环境都会使 PGLA 降解加速。不同穴位酸碱度或者同一穴位不同层次(皮肤、肌肉、脂肪)酸碱度和酶含量是否有差异尚不明确,这些因素有可能影响 PGLA 的降解速度,从而影响穴位刺激和治疗效应。

由于 PGLA 在体内最终分解产物为二氧化碳和水,所以在临床上用于埋线治疗相当安全。与其他埋植材料相比,PGLA 作为微创埋线材料的优势在于:①材料来源于天然植物,对机体无害;②材料在体内被机体吸收并排出体外;③刺激强度可以控制;④材料不含有动物源性蛋白,无排异和感染等不良反应;⑤保存方便,无需保养液,不易污染。

PGLA 线体根据不同的治疗需要可以选用 00 号、0 号、1 号、2 号,在加工时一般被裁剪成 0.5~1 cm 的线段。根据穴位情况可以选用不同长度的线段进行埋植使用。此外,为了避免炎症和感染,线体还可以进一步功能化,更加有利于糖尿病等易感染患者的临床使用,因此得到了人们的极大重视。

PGLA 是最有开发价值和应用前景的微创埋线专用生物医学材料之一。PGLA 具有良好的生物相容性和可控性,埋植后可以在一定时间内被人体吸收,因此作为埋线材料将在微创埋线医学领域具有重要的地位和良好的社会效益。微创埋线疗法材料可控、处方可控、不强调变化多端的手法,相对于针刺治疗而言,大大减少了多次操作之间的误差,对于某些疗效确切的疾病,有望做到产品标准化和技术操作规范化,对针灸医学的临床推广和基础研究都具有重要意义(表 2-1)。

表 2-1 埋线材料 PGLA 与羊肠线的特征及其作用方式差异

材料	传统羊肠线	PGLA
材料成分	羊肠蛋白,多含金属铬	天然提取,高分子聚合物
刺激强度	反应强,为异种蛋白免疫反应	物理刺激,组织反应极低
刺激时间	持续 3~7 天,吸收时间不恒定	快吸收 7 天,慢吸收 14 天
治疗频率	每 2 周治疗 1 次	每 1 周或 2 周治疗 1 次
局部反应	排异,感染,结节	未见
降解途径	蛋白酶解为氨基酸	水解酶解为二氧化碳和水

四、微创埋线材料：PPDO

聚二氧杂环己酮（polydioxanone，PPDO）是由单体对二氧杂环己酮在适当催化作用下形成。PPDO 是一种无色的结晶状聚合物（图 2－3）。该原料加工成小粒，进行干燥并通过合适的硬模熔融挤压而成 2 号至 9－0 型号的单丝线。经定向和热处理后，切成所需长度的线段，即可用于微创埋线治疗。

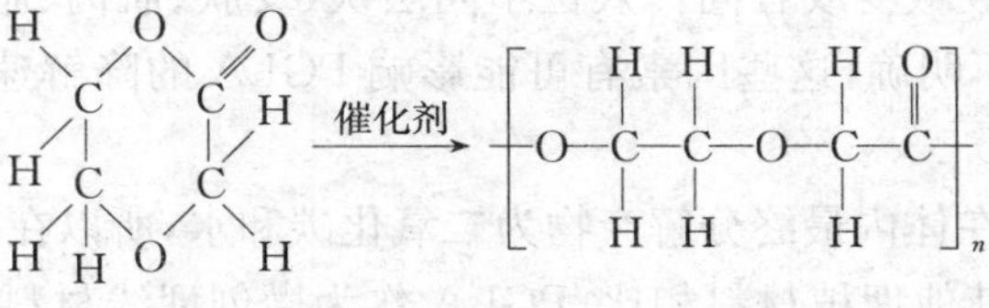

图 2－3　PPDO 的合成

PPDO 材料的吸收是随聚合链的水解及由此导致的分子量降低而发生的。其在体内的降解不需要特殊酶的参与，代谢产物经三羧酸循环后由呼吸道、尿道及粪便排出体外。实验表明，PPDO 植入活体内 91 天时有吸收现象，植入后 182 天，吸收作用达到完全程度。

PPDO 线只引起极轻微的组织反应。植入 PPDO 后 5 天，其周围有少量巨噬细胞和增生的成纤维细胞，而很少发现中性粒细胞、异物巨细胞、嗜酸性粒细胞和淋巴细胞。在植入 91 天和以后期间，仍未见中性粒细胞，却只有巨噬细胞和成纤维细胞存在于植入部位，直至缝线完全吸收。

PPDO 具有更好的生体组织相容性、生物降解性以及机械强度。同时，单丝结构在缝合线材料上避免了细菌栖身，减少了引起的感染机会；其分解代谢产物具有抑菌作用，不易出现过敏或抗原抗体反应。

近年来，刺激时间和强度可控的各种功能化埋植材料正在研发之中，根据原料配比的不同，新型线体具有刺激强度和时间可控、组织反应小和吸收作用好等优点，有些线体的分解产物本身具有杀菌作用。

第三章

微创埋线技术操作

微创埋线技术作为一种方便安全的治疗技术，整个操作过程并不复杂，但应该符合一定的技术操作标准和规范。如微创埋线应该在独立的埋线室内进行，操作过程中应该严格无菌操作。在治疗过程中为了避免出现不必要的损伤和达到一定的治疗效果，术者应熟悉施术部位的基本解剖。为了顺利完成埋线操作，患者接受治疗时还应根据选择的穴位采用合适的体位。与针刺技术一样，微创埋线的操作需要不断进行针刺手法和植入线体的练习，才能达到顺利埋线、减少患者痛苦的目的。埋线结束后，应该根据操作情况告知患者可能的局部反应。对于较重的组织反应，还应及时采取一些预防和治疗措施。

第一节　微创埋线技术要求

一、微创埋线室布局

为了有效和安全地开展微创埋线治疗，应该设置独立的埋线治疗室。其内应严格区分为 3 个区：即一般工作区、清洁区、无菌区，或称非限制区、半限制区、限制区，3 个区应以门隔开。

（1）一般工作区：用于患者休息、更衣以及办公和物品储藏。

（2）清洁区：用于器械、敷料放置，器械洗涤，消毒灭菌。

（3）无菌区：用于埋线治疗。

在平面布置时，无菌区（限制区）放在内侧；清洁区（半限制区）在中间；一般工作区（非限制区）放在外侧。

二、一般要求

(1) 入室处有专人管理。凡进入埋线室的工作人员必须换鞋、更衣、戴帽子，进入无菌区或施行无菌操作时必须戴口罩。外出时，更换外出衣和鞋。注意保持室内整洁、安静。

(2) 患者更衣，由患者通道进入治疗间。

(3) 室内各种物品要定量、定位放置，用后物归原处。

(4) 操作室要有严格的无菌消毒制度，定期清扫消毒，保证无菌操作，预防感染。

(5) 对所施行埋线治疗的患者应详细登记，包括基本信息、疾病信息和联系方式等。

三、消毒要求

微创埋线技术操作过程中要严格消毒。由于埋线疗法是将异物植入体内，任何带菌操作都有可能将致病菌带入体内，造成细菌性炎症。埋线室同外科手术室一样，要有严格的无菌消毒制度，定期清扫消毒，保证无菌操作，预防感染。一般每次治疗结束后要及时清扫，每天应清洁消毒一次。消毒灭菌应该包括环境消毒、器械和材料的灭菌、术者和施术局部消毒等。

埋线室消毒的方法可以选择紫外线照射法。紫外线适用于空气和物体表面的消毒，能使细菌体蛋白质光解、变性、破坏核酸、降低酶的活性，引起细菌死亡或失去繁殖力。室内空气消毒按每 $10\sim15$ m^2 安装 30 W 紫外线灯管 1 只，一般照射 $30\sim40$ min，必要时可延长。但紫外线穿透力很差，不能穿过纸片、布片甚至灰尘，因此消毒很不彻底。也可以用过氧乙酸(过醋酸)、氯己定(洗必泰)、甲酚皂溶液(来苏儿)等方式进行消毒。

器械包及敷料，一般采用高压蒸气消毒法。埋线针和线体在出厂时经环氧乙烷熏蒸法消毒，均为一次性使用，非常方便。

在进行埋线操作前必须洗手，对术者手和前臂皮肤消毒，消毒范围包括双手、前臂和肘关节以上 10 cm 的皮肤。应用清洁剂认真揉搓掌心、指缝、手背、手指关节、指腹、指尖、拇指、腕部，时间不少于 $10\sim15$ s，流动水洗净。

对患者用 2.5% 碘酊消毒施术部位皮肤，以进针点为中心，用螺旋形动作从中心向外旋转涂擦，直径应在 2 cm 以上，待碘酊干后，用 75% 乙醇脱碘，范围要大于碘酊消毒面积，待干后方可埋线。也可用碘伏直接消毒，在穿刺和注射部位由内向外擦拭 1 遍，更换棉签蘸碘伏再擦拭第 2 遍；擦干即可埋线。碘伏消毒后晾干比较慢,可用无菌棉球擦干,也可用乙醇棉球擦拭,主要是为粘贴胶贴方便。

四、术前谈话

在进行微创埋线之前,首先要向患者详细介绍本疗法的治疗特色和疗效特点,交代埋线手术过程以及注意事项。相对针灸针而言,由于埋线针比较粗,加之微创埋线一般不用局部麻醉,患者往往有恐惧心理。这时需要向患者耐心解释,消除患者的紧张和怀疑心理,积极配合治疗的开展。

在治疗过程中要通过交谈等方式,解除患者思想顾虑,分散其注意力。为了减轻患者的不适与疼痛,应该协助患者采取舒适的姿势,以降低肌肉的张力。

微创埋线常用的体位一般为仰卧位和俯卧位,仰卧位适于取头、面、胸、腹部腧穴和上、下肢部分腧穴,俯卧位适于取头、项、脊背、腰部腧穴和下肢背侧及上肢部分腧穴。根据需要也可以采用侧卧位、坐位等体位进行埋线治疗。

在解剖上,所选穴位应注意掌握针刺深度。线体植入时要防止损伤血管和神经。进针时要避开擦伤、发炎、化脓感染、硬结、斑痕及皮肤病处。进针时迅速平滑地刺入。进行多次埋线治疗时,须轮换不同的穴位或稍稍偏离原来的进针部位,以免同一部位持续受刺激而影响线体的吸收及增加疼痛感。患儿、精神疾病患者或意识不清的患者在治疗时,应给予适当的约束。在治疗过程中,还应该维护患者的隐私权,注意保暖。

五、物品准备

物品准备包括一次性微创埋线针,埋线线体以及常规消毒所用的碘酒、乙醇及棉球、胶贴等(图 3 - 1)。

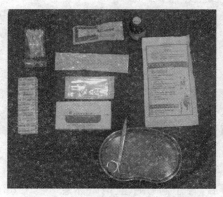

图 3 - 1 微创埋线技术的器具和材料

第二节　微创埋线技术操作

一、一般操作技术

（1）患者俯卧或仰卧位，暴露所需埋线部位。用碘酒和 75％乙醇或碘伏消毒局部皮肤。

（2）准备针具和线体。用右手拇指和示指、中指捏住针柄，示指反复压下弹簧几次，检查针管、针芯配合状态。

（3）在弹簧自然状态下，用小镊子取一段生物可降解线体，置于埋线针针管的前端，用镊子将线体轻轻推入针管。注意线体一定要完全置入针内，不可露在针尖外面。

（4）根据进针部位不同，左手拇、示指绷紧或提起进针部位皮肤，右手拇指和示指、中指捏持针柄，迅速用腕力将针刺入皮下（注意不可飞针刺入），并伸入穴位适宜深度。

（5）右手示指轻轻推动针芯，将线体完全植入穴位内，同时拇指和中指捏持针柄轻轻退出针体，重复压下弹簧 2～3 次，确保线体完全推出。

（6）将针尖退出皮肤，同时立即用干棉棒压迫针孔片刻，并敷医用输液胶贴（图 3-2）。

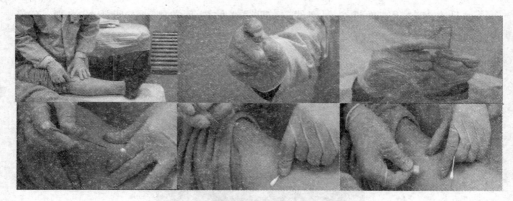

图 3-2　微创埋线操作技术步骤

（7）埋线操作完毕后，让患者在床上稍微休息 5～10 min，即可离开，告知患者埋线后的注意事项。

二、操作注意事项

（1）多次尝试放入线体，线体前端可能变得毛糙，难以将线体置入针体前端。此时可以用无菌剪刀剪去线体前端膨大的部分 1～2 mm，然后置入针管中。

（2）当推针芯遇到阻力时，不可强推，应该反复用示指上下弹压几次，再轻轻推出线体。

（3）出针时，左手准备好棉签，右手示指、中指和拇指捏住针柄两侧，轻轻拔出，不可猛力拔出。

（4）若遇患者紧张、肌肉绷紧，起针困难时，应轻轻敲击穴位周围，待患者放松时拔出。棉签按压数秒至几分钟，并用胶布和棉球贴住针孔。

（5）由于操作不当线体未能完全植入皮下时，应立即用镊子取出线体，重新埋线。

（6）治疗时线体应该一次性用完，剩余线体应丢弃。

（7）线体应存放在阴凉干燥处，长期保存应置于 4℃冰箱内冷藏。

三、常用进针方法

微创埋线进针方向一般根据经脉循行方向、腧穴分布部位和所要求达到的组织结构等情况而定。微创埋线进针方向主要以穴位所在部位的特点和不同病症治疗的需要而定。例如，腹部主要采用垂直进针法，四肢可以采用直刺或斜刺进针法，皮肤表浅部位采用提捏进针法，背部、腰部（胆俞穴）以上必须用提捏进针法。对于软组织损伤造成的疼痛，一般采用斜刺进针法，从痛点外 2～3 cm 的向痛点斜向刺入。胸背部的穴位应该提捏起局部皮肤进针，以免损伤内脏。对于关节疼痛，首先在病变周围寻找压痛点或条索状结节，然后向关节方向斜向刺入。值得注意的是，微创埋线治疗发挥持续作用的是材料的刺激，但不可将材料注入关节腔内。因为在关节腔内，材料难以吸收，将加剧关节疼痛。

1. 提捏进针法　适用于背俞穴和皮肤较薄的部位。用左手拇、示指捏起穴位处皮肤，右手持针横向刺入（图 3 - 3）。

2. 垂直进针法　适用于腹部穴位和四肢部穴位。左手示指和中指绷紧穴区皮肤，右手持针柄，迅速刺入皮下（图 3 - 4）。

3. 斜刺进针法　适用于大部分穴位。用左手拇、示指固定穴位处皮肤后，将针斜刺入穴位，针与皮肤呈 30°～45°，用于迎随补泻或刺向病所（图 3 - 5）。

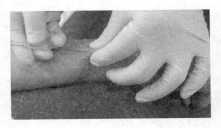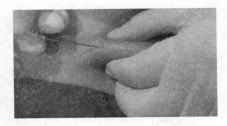

图 3 - 3　提捏进针法

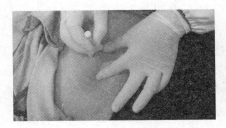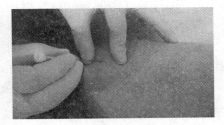

图 3 - 4　垂直进针法　　　　　　图 3 - 5　斜刺进针法

四、微创埋线的植线技术

1. **垂直植线法**　最常用的埋线方法,根据穴位解剖,将针垂直刺入一定深度或取得针感后,边推针芯,边退针管,将线体留置在穴位内。

2. **一针多线法**　将多根线体依次放入针管内(一般2～3根),将针刺入皮肤到达一定部位后,推出一根线体,然后稍稍退针,再沿另一角度刺入一定深度,推出第2根线体,同法植入第3根线体。用于小面积痹症。

3. **皮下扫散植线法**　确定痛点或穴位后,在距穴位2～3 cm处进针,方向刺向痛点或穴位,使针停留在皮下,勿过深,然后手持针柄在皮下摆动数次,可迅速止痛,待疼痛缓解后,植入线体。适用于局限性痛症。

4. **三部植线法(浮、中、沉)**　为了扩大刺激面和更有效地激动经气,可以将埋线部位根据深浅分为浮、中、沉三部。首先将3段线体装入针内,然后将针刺入最底部,将第1段植入最底部,为"沉";提针到穴位中部,植入第2段线体;再继续提针相当于皮下肌层部位,将第3段线体植入,退出埋线针,按压针孔。

沉、中、浮三部植线法,具有一穴多能、刺激面大和激动经气多的作用,可以缓解局部组织酸胀疼痛。此法特别适用于四肢部肌肉丰厚部位的穴位,例如,环跳、承扶和阳陵泉等。

5. **透穴植线法** 类似于透穴针法,多用于相邻穴位埋线。首先将一根较长的线体或两根线体放入针体,穴位消毒后,从一个穴位处进针,刺向另一穴位,到达目的位置或得气后,逐渐推出线体并缓缓退出针管,分别将两个线体留在两个穴位处。此法可用于相邻穴位的埋线,但必须注意深度控制,最好结合提捏进针法操作。另外也可用于肢体部位,如昆仑透太溪。

6. **围线法** 对于部位固定的痹症,可以从痹症位置周围不同的角度进针植线,进针方向均指向痹症中心,植入多根线体。

7. **排线法** 对于面积较大的痹症,可以将多根线体平行植入相应的部位,线体可以位于同一层次,加强对病变部位的刺激。

五、微创埋线的线体埋植深度

在进行微创埋线操作时,线体的埋置深度应该以穴位解剖作为主要依据。一般来说,线体应该埋在皮下组织和肌肉之间,肌肉较为丰厚的部位也可以埋入肌层。

四肢末端由于组织较少,埋线比较困难,尽量不要埋线或选用短而细的线体。另外,对于肌腱较多的穴位(如内关),埋线时也要慎重,尽量使用较短和相对柔软的线体,以不影响局部活动为度。

有些穴位下方有大的血管和神经,对于这些穴位应该避免深刺,以防伤及血管和神经。由于患者体质的不同,解剖学上也会有一定的差异,所以植线深度也不同。对于身体较为肥胖的患者,可以适当深刺;对于身体较瘦的患者,应当控制针刺深度,避免刺入内脏或损伤神经、血管等组织。

此外,病变部位也是线体埋植深度的一个重要依据。对于大部分局限性的痛症,应该首先使针尖到达疼痛部位,如果有软组织的粘连,可以应用针尖轻轻拨动局部,然后将线体置于病变部位。

微创埋线注入线体的深度以既有针下气至感觉,又不伤及组织器官为原则。在临床实际操作时,还必须结合患者的年龄、体质、病情、腧穴部位、经脉循行深浅、季节时令、医者针法经验和得气的需要等诸多因素作综合考虑。正如《素问·刺要论》指出:"刺有浅深,各至其理……深浅不得,反为大贼。"因此微创埋线进针的深度必须适当。

经络在人体的分布和属性有深浅和属阴属阳的不同。《灵枢·阴阳清浊》所云:"刺阴者,深而留之;刺阳者,浅而疾之"。大凡循行于肘臂、腿膝部位的经脉较深,故刺之宜深;循行于腕踝、指蹠部位的经脉较浅,故刺之应浅。进针时得气迅速以及精神紧张、惧怕微创埋线的患者,微创埋线部位应当浅些;反应迟钝或不宜得气的患者,微创埋线进针应当深些。

微创埋线进针的角度、方向和深度,这三者之间有着不可分割的关系。一般而言,深刺多用直刺,浅刺多用斜刺或平刺。对延髓部、眼区、胸腹、背腰部的腧穴,由于穴位所在处有重要脏腑、器官,更要掌握好微创埋线进针的角度、方向和深度,以防微创埋线进针意外的发生。

第三节 术后反应与注意事项

一、术后局部反应

微创埋线术后的穴位局部反应,不仅与操作和部位密切相关,而且与线体材料有关。一般来说,羊肠线因为含有动物蛋白和加工过程中的杂质,埋植容易发生感染和蛋白过敏反应,并在埋线部位产生结节等不良反应;应用高分子材料合成的线体(如 PGLA)则很少发生感染和炎症现象。为了减少术后不良反应发生,应尽可能使用优质的高分子合成线体。

1. 出血和血肿　埋线操作出针后出血时,应立即用干棉球压迫止血。术后出现青紫或血肿,可先给予冷敷止血。24 h 后出现的青紫可给予热敷。

2. 感染　一旦由于操作不当发生感染时,可以局部抗感染处理,或服用抗生素。出现化脓时应排脓。

3. 过敏　PGLA 高分子可吸收线过敏罕见。埋线后若出现红、肿、热、痛等可适当给予局部抗感染处理,严重者给予口服抗过敏药物。

4. 硬结　在进行埋线治疗后有可能出现皮下硬结,特别是使用羊肠线更容易出现。主要是由于线体的埋植深度、局部刺激或连续、反复在同一处注射,导致局部组织水肿、肌纤维受损变性、线体吸收不良而形成局部肿块、硬结。形成的硬结一般可以在 1～3 个月内吸收消失。

加快消除硬结的方法可用活血散结膏。配制:以黄芪、红花、川芎、蒲公英、王不留行、制乳香、制没药各适量制成膏剂备用。方法:用药膏贴敷局部,外用热水袋热敷,每次 30 min,早晚各 1 次。或用 3 mm 厚的生土豆片局部外敷,每日 3～5次,每次 30 min,直至肿块、硬结现象消失。艾灸亦可消除局部硬结,可每日用艾条针对硬结处悬灸 20～30 min,可促进结节吸收。

二、微创埋线治疗中的身体反应

在微创埋线治疗过程中,经常可以出现一系列类似于疾病症状的治疗反应,例如局部胀痛、倦怠乏力、饮食增加或食欲减退、睡眠增多或难以入睡、大便变干或腹泻等,也有的表现为原有症状暂时性加重。经过一段时间的继续治疗,这些症状渐渐减轻,同时伴随身体状况好转和原有疾病减轻或痊愈,这些反应就是微创埋线治疗的身体反应。

微创埋线治疗的身体反应不同于单纯的异体蛋白免疫反应。在过去的文献中,由于应用羊肠线比较多,埋线后的反应主要关注异体蛋白产生的免疫反应。当然,异体蛋白可以产生一些免疫反应,如发热、过敏、乏力等,这些反应并不伴随疾病症状的好转或痊愈。在应用来源于植物的 PGLA 线体,尽管无类似羊肠线的过敏排异反应,但上述的排异反应仍然有可能发生,而且与疗效密切相关。

微创埋线治疗中的反应实际上是人体内正邪相争的外在表现。微创埋线通过激发人体的正气,达到祛除病邪、恢复体内阴阳平衡的健康状态。微创埋线材料植入穴位后,能够通过经络传导激发人体自然的抗病能力。经过经气的疏通和调节,正气也存在不断蓄积的过程,表现为疲乏思睡、食欲增加等表现。当正气被调动和激发后,可能出现正邪相争,通过发汗、排泄等途径排除病邪的生理反应。

微创埋线治疗中的排病反应与机体的体质状态有关。若正气相对不弱,在埋线治疗时可以通过发汗或排泄等途径将病邪部分或彻底排出,如某些感冒或便秘的治疗。但是如果病情失治或误治,正气相对不足,病邪进入体内,则难以将病邪驱出体外。在埋线治疗时可能出现正气蓄积、正邪相争等反复出现的情况,表现为一系列的反应。如果疾病迁延日久或身体非常虚弱,正气严重不足,无力与邪气抗衡,病邪深入体内,也有可能不出现治疗中反应,但原始症状也不会减轻和消失。

因此,微创埋线中的反应实际上是治疗过程中一系列可能出现的、伴随疾病减轻或向愈的良性反应。当正气处于绝对优势时,这些反应可以较少、较轻甚至没有任何表现,患者仅有轻微的不适感。当正气由不足到逐渐增多,可以与邪气抗衡时,可能出现较大、较多的反应,也可以反复出现反应,此时患者可能感到痛苦不适,甚至产生对治疗的疑虑,应提前做好说明工作。

三、刺激量与疗程选择

微创埋线的作用主要是通过线体对穴位的持久刺激实现的。与针灸刺激的反复多次作用相比,微创埋线刺激具有连续性,其主要表现在线体对穴区组织的机械刺激以及由之引起的系列组织修复反应。所以,选择适当的线体产生与病情相适宜的刺激是获得最佳疗效、避免不良反应的关键。在实际操作中,微创埋线要以穴位标准定位为基础,尽量选择压痛点和敏感点进针。

微创埋线的作用还包括施术时针刺的刺激。对于某些热证或瘀血,埋线同时还常常采用刺血的方法配合治疗,所以在施术时也可以适当采用增加或减少刺激量的方法。一般来说,微创埋线技术主要根据患者的病情和体质采用恰当的刺激方式和强度。实证、热证、痛证及发作期在施术时可以加大刺激量,在大脑皮质形成强烈的兴奋灶,以抑制、消除和替代病理兴奋灶;对虚证、寒证、体弱和缓解期,则采用弱刺激方法,以起扶正补虚的作用。

根据线体在体内的分解吸收时间不同,治疗间隔一般有所差异。一般生物可降解线体每1~2周埋线1次,5次为1个疗程。患者症状控制后,应继续埋线1~3次以巩固疗效。此时可以适当延长埋线周期。

由于埋线疗法间隔较长,应当对埋线患者进行不定期随访,以了解患者埋线后的反应,及时给出处理方案,提醒患者饮食宜忌,嘱咐患者按时治疗,必要时还应进行长期随访观察。

第四章

微创埋线技术的理论基础

从微创埋线的发展和临床实际应用来看,微创埋线治疗有两大理论基石:①基于传统中医学的脏腑和经络理论;②基于神经解剖学的神经节段理论。长期以来,这两种理论并行指导着微创埋线医学的发展和临床应用,在许多临床应用中也存在两种理论的融合。

综合而言,基于传统中医学的脏腑和经络理论的埋线疗法主要应用于与脏腑功能失调相关的一些疾病,特别是应用现代医学理论无法进行明确判别病位与性质的疾病,而基于神经解剖学的神经节段理论的埋线疗法更倾向于各种神经痛症和经现代医学诊断具有明确病变部位的疾病。因此,在临床治疗上,可以根据患者病情灵活选用两种不同的理论体系,采用综合的临床治疗方案,以取得最佳的疗效。本书以脏腑经络理论为主要指导理论基础,对基于神经解剖的埋线疗法也给予简要介绍。很显然,两者的有机结合将使微创埋线疗法更加完善。

第一节　脏腑气血辨证

传统医学认为,人体是以五脏为核心的生理、病理体系。按照生理功能特点,脏腑分为五脏、六腑和奇恒之腑;脏腑以五脏为中心,一脏一腑,一阴一阳互为表里,由经络相互络属。五脏六腑是人体的核心脏器,主宰着人体的生命活动。人的五官,耳、眼、鼻、舌、口,内通五脏,分别属于五脏的外窍。例如肾与耳相通,肝与目相通,肺与鼻相通,心与舌相通,脾与口相通。人的躯体有皮、肉、脉、筋、骨,也分属五脏所主,肺主皮毛,脾主肌肉,心主脉,肝主筋,肾主骨。

五脏与六腑相配合,脏为阴属里,腑为阳属表。脏与腑之间通过经络相互关联,相互影响,相互配合,保持脏腑气血阴阳的平衡。发病后也可通过这种关系调节脏腑气血阴阳的平衡。心与小肠相配合,肺与大肠相配合,肝与胆相配合,脾与胃相配合,肾与膀胱相配合。这样以五脏为核心,配合六腑,主管五体,开窍五官,相互联系,内外沟通,形成了人的生命整体。例如:当眼患病时,可以根据肝脏通于目的关系,在治疗上选用肝经穴位;当鼻患病时,可以根据肺脏通于鼻的关系,在治疗上可选用肺经的穴位。

人体表现于外的无论是生理还是病理状态,包括四诊中获得的各种信息,如面色、症状、舌象、脉象等,都是内在五脏六腑功能活动的结果。藏象学说即是研究人体各个脏腑的生理功能、病理变化及其相互关系的学说。藏象学说是历代医家在医疗实践的基础上,在阴阳五行学说的指导下,概括总结而成的,是中医学理论体系中极其重要的组成部分。通过观察表现于外的征象,一方面可以推知内部脏腑的变化,概括形成中医的证;另一方面可以应用藏象学说指导临床治疗。

表现于外部的症状是机体内部脏腑平衡失调的外在表现,微创埋线治疗疾病的过程则是恢复内部五脏六腑的阴阳平衡的过程。在临床微创埋线治疗中,医生通过收集一系列的症状信息并根据脏腑学说定位于脏腑,然后根据经络络属和循行选取相应的穴位进行治疗,最终达到恢复脏腑阴平阳和的目的。

一、脏腑功能与微创埋线取穴

(一) 心的主要功能、病理表现和常用经穴

心有两大功能:一是主血脉,全身的血和脉都统属于心。血管和心脏连系在一起形成一个相对密闭的管道体系,心脏搏动,推动血液在血管中流行不止,环周不休。血液循环系统都有赖于心脏功能的正常,才能发挥其运输营养物质和氧气,运送代谢产物等功能,生命活动才能正常进行。心的另一个功能是主神志,神有广义和狭义之分。广义的神,是指整个人体生命活动的外在表现。心的功能反映人体生命活动的状况。狭义的神,是指人的精神、意识、思维活动。心脏是神志活动的根本,主宰精神活动。此外,心在志为喜,在液为汗,其华表现于面而开窍于舌。舌为"心之苗",由于舌面无表皮覆盖,血管又极其丰富,舌质的色泽可以直接察知气血运行和判断心主血脉的功能。《灵枢·经脉》:"手少阴之别……循经入心中,系舌本。"说明手少阴心经连系舌本。

与心相关的症状:心悸,怔忡,失眠多梦,健忘,心烦,狂躁,昏谵,心痛,面色异常,口舌生疮和汗出异常。

与心有关的经络:手少阴心经,手厥阴心包经。根据藏象学说和五行学说,也经常取用足太阴脾经和足厥阴肝经穴位。背俞穴中的心俞和任督二脉中的穴位也可以配合使用。

在微创埋线治疗中,与心有关的穴位经常选用:心俞、内关、血海、膈俞、至阳、脾俞、膻中等。

(二) 肺的主要功能、病理表现和常用经穴

肺的功能为主气、司呼吸,肺主一身之气,气之出入均由肺统制。肺对全身的气机具有调节作用。肺的呼吸运动,即是气的升降出入运动的体现;肺有节律的一呼一吸,对全身之气的升降出入起着重要的调节作用。肺的另一个功能是主宣发和肃降。宣发,是肺气将脾所转输的津液和水谷精微,布散至全身,肺脏还可以排出体内的浊气;通过出汗和呼气以调节水液代谢。肺的肃降功能包括吸入自然界的清气;使吸入的清气和由脾转输至肺的津液下行,以保证吸入的清气为机体所用;肃清肺和呼吸道内的异物,以保持呼吸道的洁净。

肺的功能还包括通调水道。通,是疏通;调,是调节。水道,是水液运行和排泄的道路。肺主通调水道,是指肺对水液的输布和排泄有疏通和调节作用。

肺与皮肤有密切的关系,《素问·经脉别论》:"经气归于肺,肺朝百脉,输精于皮毛,其荣毛也。"《素问·五脏生成》:"肺之合皮也,其荣毛也。"肺气宣发输布,主皮毛,荣肤发,协助腠理,起固卫御邪的藩篱作用。皮毛包括皮肤、汗腺、毫毛等组织,是一身之表,是与肺属于同一通外体系的。

与肺相关的症状:咳嗽、气喘、胸痛、咯血。

与肺有关的经络:手太阴肺经,手阳明大肠经,背俞穴中的肺俞和任督二脉中的穴位也可以配合使用。

在微创埋线治疗中,与肺有关的穴位经常选用:肺俞、尺泽、曲池、大椎、风门、膻中等。

(三) 脾的主要功能、病理表现和常用经穴

脾位于中焦,在膈之下。脾的功能包括了脾脏和胰腺的生理功能。脾脏为气血生化之源。脾主运化水谷,输布精微,运行水液。人体气血、津液等维持生命活动的物质均来源于水谷精微,故李东垣《脾胃论》:"脾为后天之本"。

脾主运化,运即运输;化即消化吸收。脾主运化,是指脾具有把水谷化为精微,并将精微送至全身的功能。脾将饮食化生的营养输送全身,充养肌肉四肢。因此,食欲与营养的消化、吸收与脾有直接的关系。脾主运化同时包括了运化水谷和运化水液两方面。这两方面的作用是相互连系不可分离的。

脾有吸收、输布水液,防止水液在体内停滞的作用。水液之所以能布散至全身发挥其润养作用,有赖于脾的运化功能。《素问·经脉别论》:"饮入于胃,游溢精气,上输于脾,脾气散精,上归于肺。"《景岳全书》:"水惟畏土,故其制在脾"。

脾主升清,脾具有把水谷精微向上转输至心、肺、头目等的功能,它是脾主运化功能的主要体现。脾具有主升的特性,所升之清就是水谷精微及其所化生的气血。①食物转化而来的营养物质的吸收,虽说部位在小肠,但主要是依赖脾的升清作用来完成。②其他气血津液精微的向上输布,也有赖于脾的升清功能来调节完成。③脾气主升,对维持腹腔的内脏位置有重要作用。

脾还有统血的功能,即调控血液在脉内运行,不致逸出脉外的意思。《难经·四十二难》:"脾裹血,温五脏。"脾统血的主要机制,实际上是气的固摄作用。

脾主升清,胃主降浊。大腹为脾之分野,脾气伤则运化失司,水谷精微不能化生气血。若精微物质不能很快布散全身,溢于肌肤,反而变为痰饮浊脂。此外脾不升清,胃不降浊,清者难清,浊者难降,会出现脘腹胀满、纳差、便溏,这都与脾的运化功能失调有关。

与脾相关的症状:纳少、腹胀(痛)、便溏、内脏下垂、出血。

与脾有关的经络为:足太阴脾经,足阳明胃经。背俞穴中的脾胃俞和任督二脉中的穴位也可以配合使用。

在微创埋线治疗中,与脾有关的穴位经常选用:脾俞、胃俞、中脘、阴陵泉、足三里、三阴交等。

(四) 肝的主要功能、病理表现和常用经穴

肝的生理功能为主疏泄,又主藏血,与人的情志活动有关,并促进人体的消化和气、血、水的正常运行。故其生理特性可概括为:肝为刚脏,体阴而用阳;肝喜条达而恶抑郁。

肝主疏泄。疏,即疏通;泄,即发泄、升发。肝主疏泄,指肝气具有舒展、升发、柔和的特性,以维持气血平和,性情畅达,故有"肝喜条达而恶抑郁"之说。肝主疏泄这一生理功能,涉及范围很广,一方面代表着肝本身的柔和舒展的生理状态,另一方面主要关系着人体气机的调畅。

气机,是指新陈代谢的机制,包括物质升降出入的运动功能。肝的生理特点是主升、主动,对气机运行是疏通、畅达的作用,所以对于气的升降出入运动的平衡协调,起着重要的调节作用。调畅气机,是指肝对物质代谢的转化功能,以及肝的解毒功能等。机体各种复杂的代谢活动,都在气机运动"升降出入"过程中完成。肝的疏泄功能正常,则气机调畅,气血调和,经脉通利,所有脏腑器官的活动正常协调,各种富有营养的物质不断化生,水液和糟粕排出通畅。若肝失疏泄,气机不畅,不仅会引起情志、消化、气血水液运行等多方面异常表现,而且会出现肝郁、肝火、肝风等多种肝的病理变化。

肝还具有促进脾胃的运化功能的作用,脾运化水谷的功能及脾胃升降功能有赖于肝的疏泄功能,而肝又需要依靠脾胃运化水谷精微,提供营养,才能保持疏泄功能的正常。正常的情志活动,有赖于气血运行的正常。肝的舒展发泄功能正常,则身无郁积滞塞,组织所需物质的供应顺遂,则气血运行通畅,情志自然舒畅。若肝失疏泄,影响脾胃功能,则可见抑郁、胸闷、腹胀、腹泻、便溏等肝脾不和之证。而脾失健运,水湿内停,则可使肝胆疏泄不利。

肝主藏血。肝藏血是指肝有贮藏血液和调节血量的生理功能。肝的藏血功能,主要体现于肝内必须贮存一定的血量,以制约肝的阳气升腾,勿使过亢,以维护肝的疏泄功能,使之冲和条达。其次,肝的藏血,亦有防止出血的重要作用。调节血量,是指肝对于调节人体各部分血量的分配,特别是对外周血量的调节,起着主要的作用。

与肝相关症状:胸胁少腹胀痛或窜痛,急躁易怒、头痛、眩晕、肢颤、抽搐、目疾、月经不调或睾丸疼痛等。

与肝有关的经络:足厥阴肝经,足少阳胆经,足太阴脾经,足少阴肾经。背俞穴和任督二脉的穴位也可以配合使用。

在微创埋线治疗中,与肝有关的穴位经常选用:肝俞、膈俞和胆俞、阳陵泉、太冲、行间、期门、关元、气海、血海、三阴交等。

(五) 肾的主要功能、病理表现和常用经穴

肾的功能为藏精,同时主生长、发育与生殖。精是构成人体的基本物质,也是人体生长发育及各种功能的物质基础,是生命的根本。《素问·六节藏象论》:"肾者,主蛰,封藏之本,精之处也。"说明藏精是肾的功能,肾对于精具有闭藏而不致无故流失的作用。

肾精来源于两个方面,即先天之精和后天之精。先天之精禀于父母,与生俱来,是构成胚胎的原始物质,后天之精是指出生以后,来源于摄入的饮食物,通过脾胃的消化吸收后的水谷之精气,以及脏腑生理活动中化生的精气,通过代谢平衡后的剩余部分,藏之于肾。先天之精与后天之精都归藏于肾,两者相互依存,相互为用。先天之精必须得到后天之精的不断培育和充养,才能充分发挥其效应;后天之精的化生,又依赖于先天之精的支持,两者相辅相成,组成肾中所藏之精。肾中精气与机体的生长、发育和生殖功能有关。肾中精气的盛衰决定着机体的生长壮老,并明确指出以齿、骨、发的生长状况,作为观察肾中精气盛衰的标志。

肾还有主水液的作用。肾气的蒸腾气化作用,对于体内水液的输布、排泄,维持水电解质代谢平衡,起着重要的调节作用。其功能表现在两个方面:①将水液中有营养的津液,通过肾阳的温煦蒸腾,重吸收以再发挥它的应有功用;②将利用后多余的水液特别是代谢后的浊毒物质,通过肾生成尿液而输到膀胱,排出体外。

肾主纳气,是指肾有摄纳肺吸入的清气,使清气深入人体的作用。人体的呼吸功能虽为肺所生,但必须依赖于肾的纳气作用,才能使呼吸保持一定深度,从而使肺吸入的清气能够下达深入,保证体内外气体的正常交换。

与肾相关的症状:腰膝酸软(痛)、尿频、耳鸣、水肿。

与肾有关的经络:足少阴肾经,足太阴脾经,足厥阴肝经。背俞穴和任督二脉的穴位也可以配合使用。

在微创埋线治疗中,与肾有关的穴位经常选用:肾俞、命门、腰阳关、关元、气海、太溪、血海、地机、三阴交等(表4-1)。

表4-1 微创埋线治疗五脏病证常用腧穴

五脏				腧	穴				
肝	肝俞	阳陵泉	三阴交	太冲					
心	心俞	内关	血海	膈俞	至阳	脾俞	膻中		
脾	脾俞	三阴交	血海	公孙	天枢	足三里	大横	阴陵泉	地机
肺	肺俞	风门	大椎	膻中	曲池				
肾	肾俞	太溪	三阴交	关元	腰阳关	命门			

二、气血津液学说与微创埋线取穴

气、血、津、液既是脏腑功能活动的物质基础,也是脏腑功能活动的产物,是维持人体生命活动不可缺少的物质。气、血、津、液是依赖经脉来运行、输布的,同时经脉亦是靠其来滋养的。故气、血、津、液和脏腑、经脉之间,有着相互依存,相互影响的密切关系。

(一) 气

气是构成人体和维持人体生命活动的最基本物质。人体的气是由肺、脾胃和肾等脏器的综合作用,结合来源于禀受父母的先天精气、饮食物中的水谷精气和存在于自然界的清气三者而成。气的作用包括:推动作用、温煦作用、防御作用、固摄作用、气化作用。气病的常见证候,可以概括为气虚证、气陷证、气滞证和气逆证。

在微创埋线治疗中,与气有关的穴位经常选用:气海、关元、背俞穴、足三里、太冲。

(二) 血

血是构成人体和维持人体生命活动的基本物质之一,主要由营气和津液组成,具有很强的营养和滋润作用。血在脉中循行,内至脏腑,外达皮肉筋骨,如环无端,运行不息,不断地对全身各脏腑组织器官起着充分的营养和滋润作用,以维持正常生理活动。此外,血是机体活动的主要物质基础。血气充盛,血脉调和流利,则人的精力充沛,神志清晰,神采奕奕,精神焕发。若血虚、血热或运行失常,可见精神不振、神志恍惚、目无神光。血病的常见证候,可概括为血虚证、血瘀证和血热证。

在微创埋线治疗中,与血有关的穴位经常选用:地机、三阴交血海、脾俞、肾俞、膈俞。

(三) 津液

津液是机体一切正常水液的总称。包括各脏腑组织器官的内在体液及其正常的分泌物。津液的生成、输布、排泄功能正常,则人体皮肤润泽,肌肉丰满,毛发光亮,双目有神,口唇红润。各种原因所致水液代谢障碍,或津液耗损证候,均可称为津液病。津液病变,一般可概括为津液不足和水液停聚两方面。

在微创埋线治疗中,与津液有关的穴位经常选用:肾俞、太溪、照海(表4-2)。

表4-2　微创埋线治疗虚证常用腧穴

虚证			腧　　穴		
阴虚	肾俞	三阴交	照海	涌泉	伏溜	太溪
阳虚	气海	关元	肾俞	足三里	百会	膏肓
气虚	气海	关元	肾俞	足三里	脾俞	肺俞
血虚	三阴交	血海	脾俞	肾俞	膈俞	足三里

气血津液之间有着密切的关系。人体各脏腑、经络的正常活动,血液的运行,津液的输布和排泄都有赖于气的激发和推动。若饮食失调,劳倦伤脾,或长期不作体力活动,均可致中气虚损。气虚阳微,可导致津液的生成、输布和排泄失常,津液停聚为痰,湿痰滋漫周身腠理,湿痰停滞而致发病。气为血之帅,气虚不行,则血运不畅,血瘀内停;气滞不行,血行艰涩,瘀阻脉中。

三、微创埋线取穴与病理产物的关系

水湿痰饮都是人体的津液在输布和排泄过程中发生障碍,停留于体内而形成的病理产物。一般认为湿聚为水,积水成饮,饮凝成痰,因而就形质而言,稠浊者为痰,清稀者为饮,更清者为水,而湿乃水液弥散浸渍于人体组织中状态,其形质不如痰饮和水明显。由于水湿痰饮均为津液在体内停滞而成,因而许多情况下水、湿、痰、饮并不能截然分开,故常常统称"水湿"、"水饮"、"痰湿"、"痰饮"等。

水饮进入体内后主要通过脾的运化,才能转变为被人体所吸收和利用的精华物质,以供滋润机体并为机体各种活动提供物质基础。如果脾的运化功能失常,则水饮就不能被正常转化为人体可利用和吸收的精华物质,从而导致水液在体内过多地积聚,影响人体正常的生理活动,产生内湿。脾与内湿形成的关系密切,《内经》中说"诸湿肿满,皆属于脾",即指人体大多数的水湿内停的疾病,如水肿、胀满等,都是脾的运化功能失常所导致的。此外,水液若为人体所利用,还需要肺的通调水道作用、三焦的通道作用、膀胱的贮尿排尿作用,以及肾的蒸腾气化。因此,脏器功能的失调,也会导致水液在体内循环过程的障碍,出现水液在体内异常停留的内湿症状。水湿在体内过多积聚主要表现在两个方面:①各组织器官中水分含量过多而出现的症状,如肢体水肿、头面水肿、头重而沉、胸水、腹水、大便溏泻、四肢重胀、脘腹胀满、舌苔厚腻等;②体内黏膜细胞分泌的黏液过多,如妇女的白带过多,是由于内湿引起的。此外,慢性结肠炎导致的慢性腹泻,支气管分泌黏液过多引起的慢性咳嗽、咳痰白而黏、不易咯出等,也与内湿密切相关。

瘀血是疾病过程中形成的病理产物,又是某些疾病的致病因素。瘀血一般指体内有血液停滞,包括离经之血积存体内,或血运不畅,阻滞于经脉及脏腑内的血液。瘀血形成的原因主要有两个方面:①因气虚、气滞、血寒、血热等原因,使血行不畅而凝滞。气为血帅,气虚或气滞,则不能推动血液正常运行;或寒邪客入血脉,使经脉挛缩拘急,血液凝滞不畅;或热入营血,血热搏结等,均可形成瘀血。②由于内外伤、气虚失摄或血热妄行等原因造成血离经脉,积存于体内而形成瘀血。瘀血形成之后,不仅失去正常血液的濡养作用,反过来又会影响全身或局部血液的运行,产生疼痛、出血,或经脉阻塞不通,或内脏发生瘀积,以及产生"瘀血不去,新血不生"等不良后果。瘀血的病证特点因瘀阻的部位和形成瘀血的原因不同而异,如瘀阻于心,可见心悸、胸闷、心前区痛、口唇指甲发绀;瘀阻于肺,可见胸痛、咳血;瘀阻胃肠,可见呕血、大便色黑如漆;瘀阻于肝,可见胁痛痞块;瘀血攻心,可致发狂;瘀阻胞宫,可见少腹疼痛、月经不调、痛经、闭经、经色紫暗成块,或见崩漏;瘀阻肢体末端,可成脱骨疽;瘀阻于肢体肌肤局部,则可见局部肿痛青紫。

气郁也和痰湿、瘀血等病理产物有密切关系。气机郁滞升降出入障碍,导致新陈代谢障碍。水、津液代谢的障碍促使湿、饮、痰、瘀的产生,成为气机郁滞的病理产物。"气为血帅,气行则血行",气滞不行则血流不畅而为瘀。因此湿、饮、痰、瘀等病理产物,反过来可以阻碍气机,又成为气机郁滞的原因,两者互为因果,在疾病发生中形成恶性循环。

与痰湿相关的经络和常用腧穴有足太阴脾经的阴陵泉,足阳明胃经的丰隆,背俞穴的脾俞、肺俞、三焦俞,任脉的水分、关元、气海等(表 4-3)。

表 4-3 微创埋线治疗痰、郁、瘀常用腧穴

病邪	腧 穴								
痰	丰隆	阴陵泉	水分	水道	脾俞	三焦俞	肺俞	关元	气海
郁	肝俞	阳陵泉	气海	血海	太冲	膻中	期门		
瘀	肝俞	脾俞	肾俞	膈俞	三阴交	血海	子宫		

与瘀血相关的经络和常用腧穴有足太阴脾经的血海、三阴交,背俞穴的膈俞,奇穴子宫等。

与气郁相关的经络和常用腧穴有足厥阴肝经的太冲,足少阳胆经的阳陵泉,任脉的膻中,背俞穴的肝俞等。

第二节　经络学基础

经络是联系全身上下、左右、内外、脏腑、四肢、五官各器官之间的网络和通路。经络包括经脉和络脉。经,是指路径,贯通上、下,沟通内、外,是经络系统中的主干。络,是指细小的横向网状支路。络脉从经脉别出,较经脉细小,纵横交错,遍布全身。《灵枢·脉度》云:"经脉为里,支而横者为络,络之别者为孙"。整个经脉系统包括十二经脉和奇经八脉,以及附属于十二经脉的十二经别、十二经筋、十二皮部。络脉有十五络、浮络、孙络等。

在正常生理情况下,经络是气血运行的通路,气血在五脏的主管下运行在经络之中,传递运输着各种生命信息和生命所需的物质,从而维持正常的生命活动。在发生病变时,经络就可能成为传递病邪和反映病变的途径。《素问·皮部论》中说:"邪客于皮则腠理开,开则邪入客于络脉,络脉满则注于经脉,经脉满则入舍于府藏也。"经络是外邪从皮毛腠理内传于五脏六腑的传变途径。由于脏腑之间有经脉沟通联系,所以经络还可成为脏腑之间病变相互影响的途径。如足厥阴肝经挟胃、注肺中,所以肝病可犯胃、犯肺;足少阴肾经入肺、络心,所以肾虚水泛可凌心射肺。在经络关系上互为表里的两经,因络属于相同的脏腑,因而使相为表里的一脏一腑在病理上常相互影响,如心火可下移小肠,大肠实热,腑气不通,可使肺气不利而喘咳胸满等。

经络不仅是外邪由表入里和脏腑之间病变相互影响的途径,通过经络的传导,内脏的病变还可以反映于外表,表现为某些特定的部位或与其相应的官窍病变。如肝气郁结常见两胁、少腹胀痛,是因为足厥阴肝经抵小腹、布胁肋;真心痛,不仅表现为心前区疼痛,且常放射到手少阴心经循行的上肢内侧尺侧缘出现疼痛。胃火炽盛表现为牙龈肿痛,肝火上炎表现为目赤等,也是通过经络循行络属产生的。

根据经络脏腑内外循行络属的规律,当脏腑发生病变时可根据疾病所出现的症状,结合经络循行的部位及所联系的脏腑,可以判断疾病的病位。例如:两胁疼痛,多为肝胆疾病。缺盆中痛,多为肺部病变。头痛,痛在前额者,多与阳明经有关;痛在两侧者,多与少阳经有关;痛在后头部及项部者,多与太阳经有关;痛在巅顶者,多与厥阴经有关。在微创埋线治疗的临床实践中,还发现在经络循行的部位上,或在某些穴位处(多为特定穴),有明显的压痛或有结节状、条索状的反应物,或局部皮肤的形态变化,也常有助于疾病的诊断。如肺脏有病时可在肺俞穴出现结节或中府穴有压痛,肠痈可在阑尾穴有压痛,长期消化不良的患者可在脾俞穴见到异常变化等。所以《灵枢·官能》说:"察其所痛,左右上下,知其寒温,何经所在",充分体现了经络对于指导临床诊断的意义和作用。

微创埋线疗法主要根据某一经或某一脏腑的病变,在病变的邻近部位或循行的远隔部位上取穴,调整经络气血的功能活动,从而达到治疗的目的。对于慢性脏腑病变,多在相关脏腑特定穴的基础上,再按经络学说进行辨证,断定疾病属于何脏何经后,根据经络的循行分布路线和联系范围来选穴,即"循经取穴"。对于外经病变,主要根据经络学说以病变的邻近部位或循行的远隔部位上取穴为主。

一、十二经脉

根据各经所联系内脏的阴阳属性及其在肢体循行位置的不同,十二经脉分为手三阴经、手三阳经、足三阴经、足三阳经。手足三阴三阳的走向和相互交接是有规律的。手三阴从胸走手,交手三阳;足三阳从头走足,交足三阴;足三阴从足走腹,交手三阴。这就构成了一个"阴阳相贯,如环无端"的循行径路。其中阳经属腑,行于四肢的外侧。阴经属脏,行于四肢的内侧。手经行于上肢,足经行于下肢。此外,古人结合阴阳的盛衰和消长以示事物发生、发展变化的各阶段。因此由相互对立而统一的一阴一阳衍化而为三阴三阳。

十二经脉除了分别络属于相应的脏腑,还构成了脏腑阴阳的表里相合关系。手阳明大肠经与手太阴肺经为表里,手少阳三焦经与手厥阴心包经为表里,手太阳小肠经与手少阴心经为表里,足阳明胃经与足太阴脾经为表里,足少阳胆经与足厥阴肝经为表里,足太阳膀胱经与足少阴肾经为表里。相表里的脏腑之间通过经脉相互属络、络脉、经别表里相贯,构成了特定脏腑之间的密切联系,从而决定了一脏一腑相表里这种特定生理配合关系在循行路线上,凡具有表里关系的经脉,均循行分布四肢内外两个侧面的相对位置,并在手或足相互交接。故此,它们在生理上彼此相通,在病理上相互影响。

二、奇经八脉

奇经八脉不同于正经,也不属络脏腑,无表里配合关系,是十二正经之外,"别道奇行"的特殊通路,故称奇经八脉。奇经八脉主要是沟通十二经脉之间的联系,并对十二经脉气血起着蓄积和渗灌的调节作用。奇经八脉中任、督两脉有本经所属的腧穴,其余六脉均无专属腧穴。

第三节 神经生物学基础

临床上许多疾病与神经分布支配密切相关,因此了解神经的分布不仅可以正确诊断病变位置,而且可以采用微创埋线疗法在相应的部位给予一定的刺激以达到治疗疾病的目的。多年来,人们通过大量的临床实践证明,采用微创埋线疗法通过线体刺激病变部位对应的神经根或神经节段不仅能够有效地缓解疼痛,而且可以治疗相应神经节段支配脏腑的各种疾病。值得一提的是,结合中医脏腑经络理论和神经节段理论,通过在一些神经节段分布区上埋线治疗,在某些临床疑难杂症的治疗上也取得了明显的疗效。

人的神经系统分为中枢神经系统和周围神经系统。中枢神经系统包括脑和脊髓。周围神经系统包括脊神经、脑神经。脊神经借前后根与脊髓相连,分布于躯干和四肢。脑神经与脑相连,主要分布于头面部。

一、脑神经与脊神经

脑神经是从脑内神经核团发出的,一共12对,根据排列顺序,分为Ⅰ嗅神经、Ⅱ视神经、Ⅲ动眼神经、Ⅳ滑车神经、Ⅴ三叉神经、Ⅵ展神经、Ⅶ面神经、Ⅷ前庭蜗(位听)神经、Ⅸ舌咽神经、Ⅹ迷走神经、Ⅺ副神经、Ⅻ舌下神经。脑神经含有躯体和内脏的感觉(传入)纤维成分,以及躯体和内脏运动(传出)纤维成分。

脊神经共有31对,包括8对颈神经、12对胸神经、5对腰神经、5对骶神经和1

对尾神经。脊神经由运动性纤维成分的前根和感觉性纤维成分的后根在椎间孔处汇合而成。运动性神经由脊髓前角运动神经元以及脊髓胸1～腰3节段侧角和脊髓骶2～4节段骶副交感核的神经元发出的轴突组成。感觉性神经由脊神经节中假单极神经元的中枢突组成。脊神经节是后根在椎间孔处的膨大部分。神经元发出的中枢突组成后根进入脊髓,其周围突参与组成脊神经,将躯体和内脏冲动传向中枢,分布于躯干和四肢的皮肤、骨骼肌、腱、关节和内脏等。

脊神经在椎间孔内,前方与椎间盘和椎体相邻,后方有关节突关节和韧带。因此,当这些结构发生病变时,常可累及脊神经,而出现感觉和运动障碍。脊神经经椎间孔穿出椎管,其穿出椎间孔的通路如下:

- 第1对颈神经:自寰椎与枕骨之间穿出;
- 第2～7对颈神经:经同一序数颈椎上方的椎间孔穿出;
- 第8对颈神经:经第7颈椎下方的椎间孔穿出;
- 第1～12胸神经:经相同序数椎骨下方的椎间孔穿出;
- 第1～5腰神经:经相同序数椎骨下方的椎间孔穿出;
- 第1～4对骶神经:前、后支分别经相同序数的骶前、后孔穿出;
- 第5对骶神经和尾神经:经骶管裂孔穿出。

脊神经含有感觉性和运动性两种纤维成分。脊神经出椎间孔后,立即分为前支和后支。后支较细小,向后分布于项、背、腰和臀部皮肤及相应部位的深层肌肉。脊神经前支粗大,分布于躯干前外侧和四肢的皮肤和肌肉。在人类,第2～11胸神经前支,仍保持着明显的节段性,其余的前支则先组合成神经丛,由丛再发出分支,分布于一定区域。脊神经前支形成的丛有颈丛、臂丛、腰丛和骶丛。这些解剖学特征在微创埋线临床定位诊断和治疗中具有十分重要的意义。

二、神经系统节段性支配

在具有链状神经系统的低级动物就已显示出分节的形态结构。人和脊椎动物在胚胎发育的早期,脊神经或脑神经的分布,还都保存着不同程度节段性支配的特征。胚胎性组织,沿着脊椎中线的两侧,呈现明显的节段性分化。这时连于脊椎而分布于体躯的31对脊神经从上而下,排列整齐,也呈现着分节的现象,故称神经节段。体躯各节段的皮肤感觉和肌肉运动的调节,均各受一定神经节段分支的分布。例如第1肋间的皮肤和肌肉就是接受第1胸神经的支配,称第1胸神经节段。

1. 脊髓对皮肤的节段性支配　以躯干部最为典型,自背侧中线至腹侧中线较有规律地形成连续横行的环形带,标志性的皮肤的节段性支配如下(表4-4):

- 第 2 胸段:支配胸骨角平面皮肤;
- 第 4 胸段:支配乳头平面皮肤;
- 第 6 胸段:支配剑突平面皮肤;
- 第 10 胸段:支配脐平面皮肤。

表 4-4　皮肤感觉异常的脊髓节段定位

皮肤感觉异常部位	脊髓节段定位
枕、颈	$C_1 \sim C_3$
肩胛	C_4
前臂桡侧	$C_5 \sim C_7$
前臂尺侧	$C_8 \sim T_2$
乳线	T_5
肋弓下缘	T_7
脐平面	T_{10}
腹股沟	$L_1 \sim L_2$
膝部	L_3
下肢前部	$L_1 \sim L_5$
下肢后面	$S_1 \sim L_3$
小腿内侧	L_4
小腿外侧	L_5
小腿后面	S_1、S_3

2. 脊髓对肌肉的节段性支配　每块肌多数由相邻几个节段共同支配。

- 第 1~4 颈节:支配颈肌及膈肌;
- 第 5 颈节到第 1 胸节:支配上肢肌;
- 第 2 胸节到第 1 腰节:支配躯干肌;
- 第 2 腰节到第 2 骶节:支配下肢肌;
- 第 3~5 骶节及尾节:主要支配会阴肌。

神经节段性分布可以作为诊断检查和临床定穴治疗的依据,在微创埋线治疗中具有重要的意义。当临床上症状表现为某一部位感觉异常时,可以首先根据神经节段定位于相应的脊髓节段,或相应的脊神经,然后可以取相应的部位(主要是夹脊穴附近)进行埋线治疗(图 4-1)。

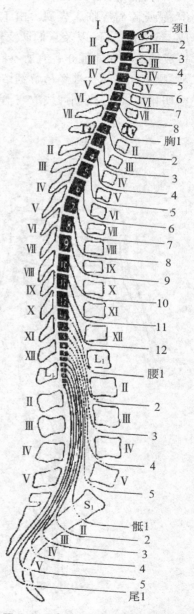

图 4-1　脊神经与椎体的相对位置

三、颈丛、臂丛、腰丛和骶丛

脊神经由运动、感觉两种神经纤维组成。脊神经受到损害时将出现运动麻痹、感觉障碍等临床表现。由于不同的神经根、神经丛及神经干各有其不同的组成、部位和走行,以及它们所支配的肌肉和皮肤,因此不同的神经、部位和病因所造成的症状和体征亦各有所不同。在临床上相对比较重要的神经结构是颈丛、臂丛、腰丛和骶丛。神经丛解剖结构与临床上的颈椎病和腰椎病以及上下肢神经痛密切相关,也是微创埋线取穴治疗重要的理论依据(图 4 - 2)。

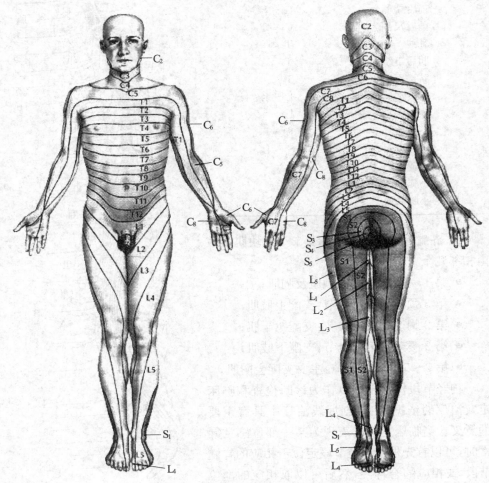

图 4 - 2　脊髓节段与皮肤的感觉支配

四、内脏神经的节段性支配

(一)内脏运动神经

交感神经低级中枢位于脊髓的全部胸节($T_1 \sim T_{12}$)和上 3 个腰节段($L_1 \sim L_3$)的灰质侧角中间外侧柱。交感神经元胞体发出节前纤维经脊神经前根出椎间孔,随即离开脊神经,经白交通支进入邻近交感神经干神经节,其进一步去向有以下几种情形(图 4 - 3)。

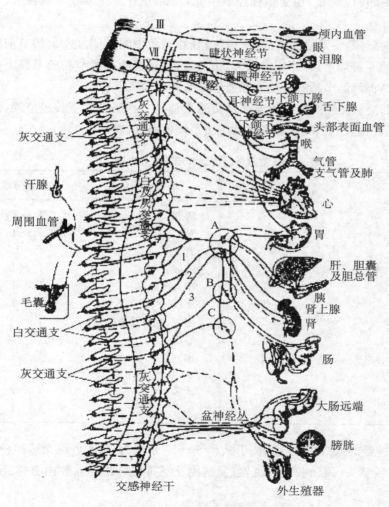

图 4 - 3 内脏神经的节段性支配

（1）在交感干神经节内换神经元，节后纤维经灰交通支返回脊髓，随脊神经分布到全身骨骼和皮肤的血管平滑肌、汗腺、竖毛肌，调节血管收缩、竖毛肌运动和汗腺分泌活动。

（2）在交感干神经节内换神经元，节后纤维分布到周围器官。如经上、中、下交感干神经节的节后纤维随血管分布到头颈各器官（如颌下腺、舌下腺、泪腺、瞳孔、瞳孔散大肌、甲状腺及头面部的血管和汗腺等），并组成心上、中、下神经分布到心脏，调节心脏活动。

（3）上胸部（$T_1 \sim T_5$）在交感神经节换元，一部分节后纤维分布到食管、支气管和肺。

（4）下胸部（$T_6 \sim T_{12}$）及腰部（$L_1 \sim L_3$）脊髓侧角中间外侧柱发出的节前纤维分别穿过交感干神经节后，组成内脏大、小神经，到达腹腔神经节和肠系膜上神经节，于节中换神经元，节后纤维随腹腔血管分布到腹腔各器官。

（5）腰部交感神经的节前纤维穿过交感干神经节在肠系膜下神经节换元，节后纤维随血管分布于直肠、膀胱和男女生殖系统各器官（表4-5）。

表4-5 交感神经传出纤维节段性支配

脏器或部位	脊髓节段	脏器或部位	脊髓节段
头颈	$T_1 \sim T_5$	脾胰	$T_6 \sim T_{10}$
上肢	$T_2 \sim T_4$	肾	$T_{10} \sim L_1$
心脏	$T_1 \sim T_5$	肾上腺	$T_8 \sim L_1$
支气管、肺	$T_2 \sim T_4$	输尿管	$T_{11} \sim L_2$
食管下段	$T_5 \sim T_6$	睾丸或卵巢	$T_{10} \sim L_1$
胃	$T_6 \sim T_{10}$	下肢	$T_{10} \sim L_2$
肝、胆囊	$T_{10} \sim L_2$	附睾、输精管及精囊	$T_{11} \sim T_{12}$
小肠	$T_9 \sim T_{10}$	膀胱	$T_{11} \sim L_2$
盲肠—脾曲 脾曲—直肠	$T_{11} \sim L_1$	前列腺	$T_{11} \sim L_1$
前列腺	$T_{11} \sim L_1$	子宫	$T_{12} \sim L_1$
		输卵管	$T_{10} \sim L_1$

副交感神经的低级中枢分别位于脑和 $S_2 \sim S_4$ 节段内，脑干各副交感神经核的纤维随脑神经至头、颈、胸、腹部脏器；骶部副交感神经纤维随盆腔内脏神经至盆腔各器官。

骶部副交感纤维起自 $S_2 \sim S_4$（或 $S_2 \sim S_5$）节段灰质中间内、外侧核，发出副交感节前纤维,随脊神经出骶前孔,随即组成盆腔内脏神经,分布到降结肠、乙状结肠、膀胱等盆腔器官,在器官附近或壁内的副交感神经节交换神经元,节后纤维分布于上述器官。

(二) 内脏感觉神经

内脏器官(如心血管、消化、呼吸、代谢和泌尿、生殖系统等)具有丰富的内脏感受器,感受各内脏器官的生理活动和内环境的变化(如渗透压、温度、压力或张力、血糖、酸碱度等物理和化学变化),经内脏传入神经至各级中枢进行调节,以维持各器官生理功能和内环境的平衡。一般认为,脑神经(迷走神经)、盆神经中感觉纤维主要传导内脏特殊感觉(如器官张力、血液气体成分变化和内脏饥饿感、渴感及膨胀感等)和一些内脏的痛觉(如食管、膀胱、直肠、尿道、前列腺等器官的痛觉),而脊神经(如膈神经)、交感神经中感觉纤维主要传导胃肠等胸、腹、盆腔器官痛觉。

第五章

微创埋线治则与处方

微创埋线疗法是在针灸经络理论和辨证论治指导下完成的，同时也在一定程度上融合了神经解剖学的内容。在实际操作中微创埋线疗法还涉及各种手法的应用以及线体选择、疗程选择等因素。此外治疗方案的确立、埋线的手法、埋植线体深浅、治疗周期以及适应证的选择等都是影响微创埋线疗效的关键因素。所以掌握微创埋线治疗的基本原则，对于确立治疗方案、增强疗效和避免治疗后疾病复发都是相当重要的。

第一节 治 疗 原 则

一、辨证选穴要少，选穴组方要精

微创埋线疗法是由针灸疗法演化发展而来的，因此，熟练掌握针灸学理论知识至关重要。穴位埋线疗法如果忽视针灸学理论对其指导，仅仅依靠几个穴位或者有效刺激区来开展埋线疗法，必然影响疗效。《灵枢·九针十二原》说"凡将用针，必先诊脉，视气之剧易，乃可以治也。"埋线治疗之前，必须明确诊断，深刻认识疾病的病因病机，辨证取穴。一定要按照选穴原则和配穴原则，选出埋线用的合适穴位，组成合理有效的埋线处方。

在穴位处方选择方面，埋线处方与针灸处方的不同点是要求穴位数量要少而精。埋线治疗不同于针灸，穴位数量过多，会增加患者的恐惧心理，医生操作起来不仅繁琐、费事，也容易增加不良反应（如晕针）的概率。埋线治疗的有效刺激时间持久，疗效较针灸长，所以应该精选处方使用的穴位。

二、重视经络反应，筛选有效穴位

在选穴后，还要根据不同疾病发生、发展和演化，以及疾病的不同阶段，在患者身上寻找相应的阳性反应点，或"以痛为腧"。要想熟练准确地找到这些反应点，就必须深刻地认识疾病的发生机制，涉及哪些脏腑经络，从而运用经穴按诊法快速找到这些敏感点。因此，熟练掌握运用经穴按诊法十分重要。临床实践证明，这些反应点多数是特定穴位，少数是经外奇穴和阿是穴。

针灸治疗，历来很重视体表经穴的检查，埋线治疗也一样。《灵枢·九针十二原》曰："五脏有疾也，应出十二原。"表明古人已经认识到，脏腑有疾可在体表一定的部位出现病理反应点，许多临床观察结果也进一步证明了这一事实。《灵枢·官能》说："察其所痛，左右上下，知其寒温，何经所在。"《灵枢·周痹》说："刺痹者，必先切循其下之六经，视其虚实，及大络之血结而不通，及虚而脉陷空者而调之。"即用切按、循摄等方法在经穴部位寻找异常变化，如压痛、寒温、结节、凹陷和皮疹等，作为辨证论治的依据。

大量事实表明，体表与内脏或经脉穴位与脏腑之间，确实存在着规律性联系。其主要表现为脏腑病理或生理改变的体表反应。例如痛觉过敏、皮下结节或条索状阳性反应物以及局部血管扩张等。不同脏腑疾病常在不同穴位出现病理反应，有比较明显的部位特征。例如，胃部疾患主要在足三里、中脘、阳陵泉等穴处出现压痛点和条索状物，而肝病则在肝俞、曲泉、太冲等穴处出现上述阳性反应。在这些穴位处进行埋线，可以取得更好的效果。

三、适当应用手法，注意补虚泻实

《灵枢·官能》说："用针之服，必有法则。"《灵枢·九针十二原》说："凡用针者，虚则实之，满则泄之，宛陈则除之，邪胜则虚之。"指出针灸临床必须根据病症的虚实实行必要的补泻手法。实践证明，埋线手法虽然不同于针灸，但如果配合一些经典的复式补泻和简单的催气手法，也能提高疗效。

在埋线时，当针具快速刺入皮下后，不要急于推放针芯，而是适当地提插、小幅度捻转，或者作"苍龙摆尾"或"白虎摇头"，即行简单而轻盈的手法，使患者产生酸、麻、胀、痛的针感后，能够提高即刻疗效，比单纯不配合手法的快速操作效果好得多。特别是在治疗痛症时，可以适当加强刺激量。如在肌肉丰厚的穴位内轻轻按压、摆动针尖，使患者产生酸重感，术后即刻有效率就会大增，远期疗效也会增强。《灵枢·九针十二原》说："刺之要，气至而有效。"此乃催气之法，故能够增强疗效。

严格来说，埋线尚未有系统的补泻手法论述和研究，临床上可以适当参照针灸补泻手法中的迎随补泻和小幅度的提插补泻进行。注意，由于埋线针与常用针灸针相比直径较粗,应避免动作过大严重损伤组织。

四、埋线深浅适度,疗效明显有别

针刺的深度是指针身刺入穴位的深浅。掌握针刺的深度,应以既要有针下气至感觉,又不伤及组织器官为原则。每个腧穴的针刺深度,在临床实际操作时,还必须结合患者的年龄、体质、病情、腧穴部位、经脉循行深浅、季节时令、医者针法经验和得气的需要等诸多因素综合考虑,灵活掌握。正如《素问·刺要论》指出:"刺有浅深,各至其理,……深浅不得,反为大贼。"强调针刺的深度必须适当。

微创埋线治疗时,穴位处的解剖结构是针刺深浅的首要依据。一般来说,凡头面和胸背部腧穴针刺宜浅,四肢和臀腹部腧穴针刺可适当深刺。老年体弱,气血衰退;小儿娇嫩,稚阴稚阳,均不宜深刺。青壮之龄,血气方刚,可适当深之。针感施针时针下酸麻胀重感应大、出现快的,以及精神紧张、惧怕针刺的患者,针刺应当浅些;感应迟钝或感应小的患者,针刺应当深些。针刺的角度、方向和深度,这三者之间有着不可分割的关系。一般而言,深刺多用直刺,浅刺多用斜刺或平刺。对延髓部、眼区、胸腹、背部的腧穴,由于穴位所在处有重要脏腑、器官,更要掌握好针刺的角度、方向和深度,必要时采取提捏进针的方式,以防针刺意外的发生。

五、结合疾病疗程,选择适宜线体

目前微创埋线疗法应用的线体有多种规格,线体埋植到穴位中后将引起一系列生物物理或生物化学变化,对人体产生缓慢、柔和、持久的刺激,以疏通经络、调和阴阳、扶正祛邪,发挥治疗作用。通过微创埋线疗法植入人体的线体,根据线体成分的不同或成分比例的不同,对人体的有效刺激有长有短。线体最终被人体吸收后,则失去刺激作用和治疗效果。因此,微创埋线疗法的疗程要适当。

线体的粗细与有效率或疗程也有关系。粗线吸收时间稍长,有效刺激时间要相应延长,对于病程长、病情顽固的疾病,选用较粗的线体为好,可以减少埋线次数,延长刺激时间,疗效提高;细线吸收、包裹时间稍短些,则有效刺激时间相应缩短,对于一些病程短、病情轻的疾病,应选用细线较为合适。

六、设定治疗频率,防止疾病复发

对于大多数疾病,由于患者多采用其他方法无效,才来选择埋线治疗,所以病情迁延日久,一般需要多次埋线治疗方能取得良好的效果,有些疾病在治疗数次后才逐渐出现疗效。因此,正确选择微创埋线治疗周期和频率也是治疗中的重要环节。有些局限性的痛症,例如小面积的肌纤维组织炎,经过 1～2 次即可治愈。对于慢性疾病,需要一定的治疗周期。一般来说,随着疗程的增加,效果逐渐出现。埋线作为一种刺激,由于线体在体内逐渐吸收,也有一定的刺激半衰期,如果不能及时进行连续治疗,症状可能复发。例如:在应用微创埋线治疗胃部疾病时,一般胃胀、胃痛症状在 1 次治疗后即可大大减轻,但是这种减轻只能维持 1 周左右,所以必须及时进行连续的治疗,才能维持疗效,使病情逐渐痊愈。

在进行多次埋线后,治疗效果或治疗反应也可能出现平台期,此时标志着 1个疗程的结束,无论是机体还是穴位都需要回复一定的状态,才能对新的治疗刺激产生反应。

微创埋线疗法涉及针灸治疗的各个方面,除了常规的针灸治疗原则外,微创埋线的长效治疗模式有独特的治疗特点,有些特点和作用方式目前尚未明确,有待于进一步研究探讨。但是中医学有自己的发展特点,微创埋线疗法应当在临床实践中不断根据临床经验进行完善,更好地发挥其治疗作用。

第二节　配穴与处方

在微创埋线治疗疾病的过程中,根据疾病症状特征、辩证结果,正确选用和组合穴位是取得疗效的关键。腧穴的选取是否恰当,处方的组成是否合理,直接关系到治疗效果。故配穴处方必须在中医学基本理论和针灸治疗原则的指导下,根据经脉的循行分布和腧穴的分布、功能及特异性,结合疾病涉及的脏腑、病情的标本缓急进行组合。微创埋线技术在治疗脏腑病症的情况下,主要采用脏腑辨证的方式,选用十二正经穴位和任督二脉穴位,并且从调理脏腑功能出发,综合选用各经穴组成配方;当治疗各种神经痛症和运动神经疾病时,一般采用神经定位诊断的模式,以选择夹脊穴和阿是穴为主,辅助以肢体穴位进行治疗。只有从临床实际情况需要出发,择优选用一种配穴方法组成处方,才能做到有法有方,配穴精练,酌情加减,灵活多变。

一、经典配穴

经典配穴方法是选取 2 个或 2 个以上、主治相同或相近,具有协同作用的腧穴加以配伍应用的方法。其目的是加强腧穴的治病作用,配穴是否得当,直接影响治疗效果。常用的配穴方法主要包括本经配穴、表里经配穴、上下配穴、前后配穴和左右配穴等。配穴时应处理好主穴与配穴的关系，尽量少而精，突出主要腧穴的作用，适当配伍次要腧穴。

1. 本经配穴法　某一脏腑、经脉发生病变而未涉及其他脏腑时，选取该病变经脉上的腧穴进行治疗。如肺病咳嗽，可取肺募中府，同时远取本经之尺泽、太渊。

2. 表里经配穴法　本法以脏腑、经脉的阴阳表里配合关系为依据。即当某一脏腑经脉发生病变时，取其表里经腧穴组成处方施治。如肝病可选足厥阴经的太冲配与其相表里的足少阳胆经的阳陵泉。

3. 同名经配穴法　根据同名经"同气相通"的理论，以手足同名经腧穴相配的方法。如牙痛可取手阳明经的合谷配足阳明经的内庭；头痛取手太阳经的后溪配足太阳经的昆仑等。

4. 上下配穴法　是指将腰部以上腧穴或上肢腧穴与腰以下或下肢腧穴配合应用的方法。上下配穴法在临床上应用广泛，如胃病取内关配足三里，牙痛取合谷配内庭，脱肛或子宫脱垂取百会配长强。此外，八脉交会穴配合，如内关配公孙、外关配临泣、后溪配申脉、列缺配照海等，也属于本法的具体应用。

5. 前后配穴法　前指胸腹，后指背腰。选取前后部位腧穴配合应用的方法称为前后配穴法，亦名"腹背阴阳配穴法"。凡治脏腑疾患，均可采用此法。例如，胃痛前取中脘、梁门，后取胃俞、胃仓；哮喘前取天突、膻中，后取肺俞、定喘等。

6. 左右配穴法　是指选取肢体左右两侧腧穴配合应用的方法。临床应用时，一般左右穴同时取用，如心病取双侧心俞、内关，胃痛取双侧胃俞、足三里等；另外，左右不同名腧穴也可同时并用，如左侧面瘫，取左侧颊车、地仓，配合右侧合谷等；左侧偏头痛，取左侧头维、曲鬓，配合右侧阳陵泉、侠溪等。

经典的配穴仅仅是一个配穴原则，尚不能说是一个完整的配方。虽然方式方法和内容都很多，但是并没有给出一个总体的治疗思路，疾病的发生有其自身的特殊规律，包括脏腑病变和外经病变。只有以脏腑和经络理论为基础，从综合的角度制订配方，才能够取得良好的疗效。

二、三维处方配穴

临床上很多疾病都是脏腑气血和经络功能长期失调的结果，在病理方面常常出现虚实错杂的情况。根据藏象学说，疾病所表现出来的外在征象，即症状，必然存在体内脏腑功能的减退或失调，因此在临床治疗中，既要去除一些主要疾病症状，同时也要调节内部脏腑功能。

微创埋线治疗脏腑功能失调疾病主要从 3 个层次进行处方配穴：①对五脏阴阳平衡的调理，以脏腑背俞穴和任督二脉穴位为主；②去除气滞和痰、热、湿、血淤等病理产物，在调理脏腑的基础上，选用去痰湿、行气血、清热、利水、通便的穴位；③解除有关的伴随症状，这些症状一般是由于脏腑失调引起的相关症状，一般在调理脏腑的同时可以恢复，但是对于正在发作的症状，仍然需要根据急则治其标的原则，配以某些经验穴和循经取穴治疗。

（一）背俞穴是五脏六腑功能调整的基础

背俞穴分布在背腰部膀胱经第一侧线上，各脏腑的背俞穴与相应的脏腑位置基本相应上、下排列。背俞穴是五脏六腑之精气输注于体表的部位，是调节脏腑功能、振奋人体正气之要穴。《类经》也谓："十二俞，……皆通于脏气。"背俞穴都分布在背腰部膀胱经上，各脏腑的背俞穴与相应的脏腑位置基本对应，如肺俞、心俞、脾俞、肾俞 5 个背俞穴所处位置的或上或下，即与相关内脏的所在部位是对应的。如肺在五脏中位置最高，故肺俞穴在五脏背俞穴中亦位居最高，肾的位置最低，故肾俞的位置也相应最低。这是与经络理论密切相关的。滑伯仁《难经本义》说："阴阳经络，气相互贯，脏腑腹背，气相通应。"《灵枢·卫气》曰："请言气街……气在胸者，止之膺与背俞。气在腹者，止之背俞……"按气街理论，十二经脉气到达胸腹头面后，均通过气街而向前后扩布。说明背部腧穴与脏腑之间的这种横向联系，实际上是通过气街实现的。同时，足太阳膀胱经为"诸阳之属"，督脉为"阳脉之海"、"督领经脉之海"，背俞穴居于督脉两旁，两者经气相互交会，为脏腑之气疏通出入之处。

神经解剖学研究表明，背俞穴邻近脊神经后根，分布规律与脊神经节段性分布特点大致吻合，内脏疾病的体表反应区常是相应穴位所在。通过对背俞穴的良性刺激可以改善局部组织代谢，同时作用于躯体感觉神经末梢、交感神经末梢及神经伴随的血管，通过神经的轴突反射、节段反射途径作用于脊髓相应阶段的自主神经中枢，调整内脏功能，并经躯体感觉纤维和内脏感觉纤维进入脊髓后传至脑，并借助与脑的相关下行传导纤维联系实现背俞穴对内脏和全身的良性调节作用。

背俞穴在生理上不仅与脏腑有着特定联系，并且与脏腑的病理密切相关。当脏腑发生疾病时，往往在背俞穴上有所反应。在微创埋线治疗定穴时，一般通过按压和观察背俞穴处的皮下组织有无压痛、隆起、皮肤色泽改变等反应，然后进行埋线治疗。

背俞穴在临床上的主治与藏象学说密切相关。首先背俞穴可以主治相应脏腑疾病。背俞穴为五脏六腑之气输注出入的部位，均与本脏腑密切相关，同时相表里的经脉相互络属脏腑，气血相互沟通。临床实践证明，背俞穴可治疗同名脏腑及相表里脏腑的疾患。其次,背俞穴主治相应脏腑的五官九窍、皮肉筋骨疾病。由于脏腑背俞穴可治疗相应脏腑疾患,而五官九窍、皮肉筋骨又由脏腑气血所濡养,故脏腑背俞穴也可主治与脏腑相关的五官九窍、皮肉筋骨病证。如肝开窍于目,肝俞可用于治疗目疾,肝藏血,肝俞又可用于治疗血虚诸证,如《玉龙歌》曰"肝家血少目昏花,宜补肝俞力便加……"肝主筋,肝俞又可治筋脉挛急,《针灸甲乙经》则曰:"痉,筋痛息,互引,肝俞主之"。对于肩、背、腰部的局部病证,背俞穴也可以治疗,这是腧穴的近治作用决定的,如背俞穴可治疗背部风寒湿痹等。

在微创埋线治疗配方中,背俞穴是五脏六腑功能调整的基础穴位,特别是需要增强脏腑功能时尤为重要,例如,脾虚泄泻取脾俞,失眠选用心俞,遗尿选用肾俞等。

(二)任脉督脉穴是调节全身经络的枢纽

微创埋线治疗时,非常注重任督二脉的穴位。任脉循行于胸腹正中线,为阴脉之海,阴经均直接或间接交与任脉,如足三阴与任脉交会于中极关元,冲脉与任脉交会于阴交,手三阴通过足三阴与任脉发生联系。在任脉穴位中,有许多穴位为脏腑募穴,如胃募中脘,膀胱募中极,小肠募关元,三焦募石门,心包募膻中。而督脉为"阳脉之海"。督脉总督一身之阳经,有调节阳经气血的作用,六条阳经都与督脉交会于大椎。督脉中的穴位和神志、热病、妇科病有密切的关系。

任督二脉穴位在微创埋线治疗处方中有重要的枢纽作用。临床上,许多久治不愈的疾病,选用任督二脉的穴位都可以达到明显的治疗效果。

对于一些全身性疾病,可以根据上中下三焦确定所应选用的穴位,上焦与上脘以上穴位相对应。上焦病症,如头昏、喘息、咳嗽、健忘、失眠等,在配方中可以选择巨阙、鸠尾等;中焦脾胃疾病可以选择中脘、建里、下脘等穴位;下焦泌尿、生殖系统疾病和月经病可以取水分、阴交、关元等。

任督二脉的穴位埋线时配合使用,具有醒神开窍、安神定志、熄风定惊、回厥逆和调阴阳的功效。

(三)循经取穴是经络治疗的基本原则

"循经取穴"是针灸治疗中的最基本原则,这是根据"经脉所通,主治所及"的原理而来的。因此,在"循经取穴"的指导下,取穴原则可包括近部取穴、远部取穴。

近部取穴是指在病痛的局部和邻近的部位选取腧穴,它是以腧穴近治作用为依据的,其应用非常广泛,大凡其症状在体表部位反映较为明显和较为局限的病证,均可按近部取穴原则选取腧穴,予以治疗。

远部取穴在距离病痛较远的部位选取腧穴,它是以腧穴的远治作用为依据的。临床上多选择肘膝以下的穴位进行治疗,在具体应用时,既可取所病脏腑经脉的本经腧穴(本经取穴),也可取与病变脏腑经脉相表里的经脉上的腧穴(表里经取穴),或名称相同的经脉上的腧穴(同名经取穴)进行治疗。例如,胃脘疼痛属胃的病证,可选取足阳明胃经的足三里,同时可选足太阴脾经的公孙(表里经);面部疾患选取合谷;目赤肿痛取行间;久痢脱肛取百会,均为远部取穴。

(四) 应用奇穴或经验穴加强疾病疗效

奇穴又称为经外奇穴,是十四经穴以外具有固定位置和有较为特殊治疗作用的腧穴。奇穴一般都是在阿是穴的基础上发展而来的,这些腧穴对某些病证具有特殊的治疗作用。在微创埋线的处方中,也往往包括一些奇穴应用,如哮喘时取定喘穴、失眠时配用安眠穴和痛经时配伍的十七椎下等。

总之,对于大多数脏腑失调症状,均可以将上述各类穴位有机组合起来形成一个完整的配方。从脏腑功能、任督调节、激发经气和加强疗效等方面进行组方治疗。例如,对于哮喘的患者,其组合配方的结构如下:
- 脏腑背俞穴:肺俞,肾俞。
- 任督二脉穴:中脘,膻中,天突。
- 循经取穴:太溪,列缺。
- 经验配穴:定喘。

当然,三维配穴方法只是提供了一种微创埋线治疗过程中的治疗思路和逻辑思维模式(图5-1),并不是固定不变的,上述处方穴位可以根据实际需要和病情进行增减,在实际应用中,也并非一次运用处方中所有穴位,而是经常在综合配方的基础上,轮流交替使用相应的腧穴进行治疗,逐渐恢复脏腑功能。

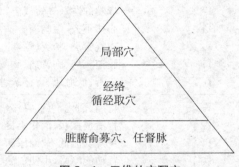

图5-1 三维处方配穴

三、基于神经节段的配穴处方

基于神经节段的配方方式主要根据为神经节段性支配的理论,选择与病变部位相应的脊神经根部穴位进行埋线治疗。一般可以用于神经痛症和神经损伤,也可以用于内脏病变。基于神经节段的配方方式一般不以传统脏腑理论为基础,病症表现或病因相对比较明确,但是可以和经络理论相互补充,或配合相应循行部位经络穴位进行治疗。处方一般由3部分组成:夹脊穴、阿是穴和循经穴。具体可以参照前述神经节段理论选择配伍。

　　基于神经节段的配穴处方既可以用于颈肩腰腿痛疾病,也可以用于内脏疾病。在治疗颈肩腰腿痛疾病时,主要根据相应的神经节段对肌肉和神经的支配,利用颈部和腰部的夹脊穴进行治疗,由于神经节段支配分布具有重叠的特性,所以不必拘泥于单一精确的治疗部位,而是可以选取多个相邻夹脊穴进行治疗(表5-1),例如在治疗颈椎疾病时,既可以选择 $C_4 \sim C_5$,也可以选择 $C_5 \sim C_6$,也可以交叉取穴第 1 次选择 C_4 和 C_6,第 2 次可以选择 C_5,C_7。治疗内脏疾病也是如此。

表5-1　疾病症状与神经节段配穴表

夹脊穴	对应症状或疾病
C_1	眩晕、偏头痛、失眠、嗜睡、头昏沉、颈性高血压、脑供血不足
C_2	眩晕、头痛、失眠、嗜睡、眼干涩、耳鸣、心动过速
C_3	眩晕、头昏沉、偏头痛、颈肩综合征
C_4	头昏、恶心、呃逆、双手麻木、肩周炎、落枕
C_5	胸痛、心动过缓、恶心、呃逆、颈肩、手掌胀痛
C_6	血压波动、肩部疼痛、肩、拇示指二指麻
C_7	气短胸闷、第 4、5 指麻痛、颈根、肩膀痛
T_1	哮喘、咳嗽、气短气急,手腕痛、凉,期前收缩(早搏)
T_2	心律不齐、短胸痛
T_3	支气管炎、肺炎、哮喘
T_4	胆道疾病、胸背痛、胸闷、长叹气
T_5	口苦、低血压、胃痉挛、慢性胃炎、失眠、癫痫
T_6	胃痛、消化不良、胃痉挛
T_7	胃溃疡症状、消化不良
T_8	免疫功能低下、糖尿病
T_9	肾功能障碍、小便白浊、尿不畅、肝胆疾病
T_{10}	肾功能障碍、性功能障碍、胆道疾病
T_{11}	肾功能障碍、尿道痛、慢性结肠炎
T_{12}	下腹痛凉、疲劳综合征、不孕症
L_1	结肠炎、便秘、腹泻、腹痛、下腹痛
L_2	下腹痛、腰酸痛、痛经、性功能减退
L_3	膀胱、月经不调、尿少、腰、膝关节痛
L_4	腰痛、坐骨神经痛、排尿困难、尿频或尿少、腿痛放射至腿肚外侧
L_5	腿血液循环不良,下肢无力、畏寒、腰腿痛麻至腿肚后外侧
$S_1 \sim S_5$	腰骶关节病变、足跟痛麻凉、膀胱病
Co	尾椎病

第六章

微创埋线常用腧穴

腧穴既是脏腑经气输注、反应病邪的部位,也是针灸施治的部位。由于微创埋线工具和材料的特殊之处,并不是所有的穴位均可以用于治疗的。一般来说,微创埋线多用腕踝关节以上穴位,且以肌肉丰厚处为佳,四肢末端由于肌肉较少,对痛觉比较敏感,所以比较少用。此外,关节之处穴位,由于关节腔的存在,不宜将线体等异物植入其中,以免影响关节活动,所以应当慎用或不用,这是明显有别于针刺治疗之处。微创埋线治疗时,应该重视穴位的解剖。无论是一些针刺危险穴位,还是一般常用的穴位,都应该熟悉穴位的大体解剖结构,这样才能将线体植入适当的位置,避免引起一些医疗事故或不良反应。

微创埋线治疗虽然应用的穴位都是针灸常用的穴位,也是通过刺激穴位发挥治疗作用的,在主治病症方面,本章节仍然沿用了针灸文献主治的内容,但是微创埋线是一种长期的刺激作用,与针刺的短暂反复刺激产生的效应可能有所不同,有待于进一步的临床研究。微创埋线在手法方面,也不像针刺那样强调许多的补泻手法。迄今为止,还缺乏微创埋线补泻手法方面的研究。在每个穴位的刺法方面仍然以解剖为基础,以安全为首要原则进行阐述。

第一节 微创埋线常用腧穴的分类

从穴位的分布来看,微创埋线常用腧穴可以分为以下几类。

一、胸腹部穴位群

主要是循行于胸腹部经络如足阳明胃经、足太阴脾经和足少阴肾经穴位。这些穴位主要分布于心、肺、肝和胃肠体表投影区,具有调节消化系统和局部治疗的双重作用。胸部属上焦,位于胸部的穴位多能主治心、肺的病症;上腹部属中焦,位于上腹部的穴位多能主治肝、胆、脾、胃的病症;下腹部属下焦,位于下腹部的穴位多能主治肾、膀胱、肠的病症。足太阴脾经经穴主治脐腹、脾胃、肠、泌尿及生殖疾患;足厥阴肝经经穴主治胁腹、少腹、颈项、肝、生殖及泌尿疾患;足少阴肾经经穴主治腰腹、咽喉、肾、发育、生殖及泌尿疾患。这些穴位既可单独使用,也可以根据部位和症状不同联合使用。胸部穴位应浅刺和平刺,腹部刺法采用直刺或透刺。

二、背俞穴位群

背俞穴全部分布于背部足太阳膀胱经第一侧线,即后正中线旁开 1.5 寸,其上下排列与脏腑位置的高低基本一致,主要依据接近某脏腑的部位来命名,如肺俞、心俞等。五脏和六腑的俞穴是五脏六腑之气聚集输注于背部的特定穴,是脏腑之气所输注、结聚的部位。这些穴位在调理相应脏腑功能方面具有重要的作用,可用于诊治相应脏腑的失调。这些穴位在刺法上应注意,以提捏刺入为主,避免伤及内脏。

三、任督二脉穴位群

任脉,"奇经八脉"之一,"任"字,有担任、任养之意。计二十四穴,分布于面、颈、胸、腹的前正中线,"手、足三阴脉之海"。起于会阴穴,阴阳相贯,任脉与督脉下交于会阴之间,上则交于唇。上至毛际曲骨端,内行腹内入胞中,是为"经络之海"。任脉为血海,又与胃脉相会,同时任脉、督脉、冲脉三脉同起于会阴,而任脉走腹部,督脉走背部,冲脉并少阴,分布于胸中。

督脉,"督"有都统之义,诸阳脉皆交会于督脉,有调节阳经气血的作用,故督脉为"阳脉之海"。督脉总督一身之阳经,六条阳经都与督脉交会于大椎。督脉中的穴位和神志、热病、妇科病有密切的关系。

四、远端肢体穴位群

由于经络内联脏腑,外络肢节,分布在四肢远端的穴位对脏腑阴阳失调具有重要的调理作用,这些穴位中有原穴如太冲、太溪、合谷等,也有重要的交会穴如三阴交,脏腑合穴如曲池、足三里、阳陵泉和阴陵泉,也有郄穴如梁丘等。

五、头部穴位群

头部与人体内的各脏腑器官的功能有密切的关系。头为诸阳之会,手足六阳经皆上循于头面。手足阳明经分布于前额及面部,手足少阳经分布于面侧部。手足太阳经分布于面颊、头颈部。头部穴位主要治疗神志、眼、鼻病、神志、咽喉、头项、舌、咽喉等疾病。微创埋线应用头穴主要治疗脑卒中、失眠、面神经炎、癫痫、三叉神经痛等疾病。除手少阴与足厥阴经脉直接上行头面之外,所有阴经的经别合入相表里的阳经之后均到达头面部。因此,人体的经气通过经脉、经别等联系集中于头面部。在气街学说中头之气街列为首位,其原因也在于此,并因此而有"气出于脑"的阐述。这些都说明头面部是经气汇集的重要部位。

第二节 微创埋线常用腧穴分布区域的解剖结构

在微创埋线治疗中,穴位不仅需要准确的定位,而且要严格掌握穴位的解剖结构。微创埋线和针灸不同,一是所用针具比针灸针粗,如果不熟悉解剖结构,容易造成穴位内部神经或血管损伤,深刺可能造成更大的内脏损伤;二是需要植入材料,材料作为异物被留置在穴位组织内部,有可能影响局部关节的运动和肌肉或肌腱活动,还有可能因为解剖结构的差异,线体不能达到一定的治疗深度。在某些部位,也有可能造成线体难以吸收。所以,在进行穴位埋线时,一定要认真研究穴位的解剖结构,以避免不必要的损伤和不良反应。

一、腹部穴位群的解剖结构

腹部浅层为皮肤及浅筋膜,腹部皮肤薄而富有弹性,浅筋膜内的动脉有前腹壁浅动脉和旋髂浅动脉。脐周围分布有丰富的静脉,上为胸腹壁静脉,下有腹壁浅静脉。在浅筋膜内分布的神经主要是第7～11对肋间神经,以及肋下神经髂腹下神经发出的前皮支和外侧皮支。在深部肌肉主要为腹前壁深筋膜和腹肌,腹前壁深筋膜共有4层,腹前外侧壁有3层阔肌被这4层深筋膜分隔。腹中线两侧为腹直肌,腹外侧由浅入深有腹外斜肌、腹内斜肌和腹横肌。针刺腹直肌处穴位时,针进至壁腹膜前,有3个阻抗较大之处,即:皮肤、腹直肌鞘前层和腹直肌鞘后层。可作为进针时控制深度的参考。

正常解剖情况下,腹部浅层脂肪的厚度为1 cm左右,明显肥胖者,其厚度可达到数厘米;浅层脂肪被紧密包裹在较小的纤维隔内,有较多的纤维组织和血管,所以十分致密和坚韧。上腹部与下腹部的脂肪组织在解剖结构上有所不同。上腹部没有深层脂肪,只有浅层脂肪。下腹部有深层脂肪但比预期的要少,而有较明显的浅层脂肪增生。

二、背部穴位群的解剖结构

脊柱区包括脊柱及其周围的软组织,为督脉与膀胱经循行分布的区域。本区用来进行穴位定位的体表标志有第 7 颈椎以及胸、腰椎各椎骨的棘突;在俯卧位两上肢置于体侧时,两侧肩胛冈内侧端连线,通过第 3 胸椎棘突(取身柱、肺俞、魄户);两侧肩胛下角连线,横过第 7 胸椎棘突(取至阳、膈俞和膈关);两侧髂嵴最高点的连线,经过第 4 腰椎棘突(取腰阳关、大肠俞)。

脊柱区软组织的解剖层次结构如下。

1. 皮肤和浅筋膜　项部皮肤较厚,浅筋膜结构比较致密,并有纤维束与深筋膜相连。腰部的浅筋膜可以分为两层,其间有丰富的脂肪组织。

皮神经主要为来自于第 2 颈神经的枕大神经及第 3 对颈神经后支分布。背部浅筋膜内的皮神经来自胸神经后支。

2. 腰背部深筋膜　项部深筋膜包绕项部的浅层肌和深层肌,与颈部深筋膜相续。胸腰筋膜分为前后两层,后层较厚,位于竖脊肌的前面,前层位于竖脊肌与腰方肌之间。

3. 背浅层肌和深层肌　项背部的肌肉可分为 3 类:①背部上肢肌,起于项背部,止于上肢带骨或肱骨,参与上肢的运动,当上肢固定时,则可运动躯干;②背部肋骨肌,起于背部,止于肋骨,参与呼吸运动;③项背部固有肌。3 类肌肉位置可分为 3 个层次:第 1 层背部上肢肌的斜方肌(上)和背阔肌(下);第 2 层在项部的头颈夹肌和属于背部上肢肌的提肩胛肌和菱形肌,在背部为上后锯肌和下后锯肌,属于背部肋骨肌;第 3 层的背部固有肌-竖脊肌,又称骶棘肌。

竖脊肌为背肌中最长、最大的肌,纵列于躯干的背面,脊柱两侧的沟内,居上述四肌的深部。从外向内由髂肋肌、最长肌及棘肌三列肌束组成。起自骶骨背面及髂嵴的后部,向上分出许多肌束,沿途止于椎骨和肋骨,并到达颞骨乳突。足太阳膀胱经的背俞穴深部肌肉即是竖脊肌。

三、上肢穴位群的主要解剖结构

上肢与胸部和颈部相接,与颈部的分界为颈部的下界,与胸部的分界为三角肌后缘与腋前后壁中点的连线。上肢由近至远分为五部,即肩部、臂部、肘部、前臂部和手部。肩部又分为肩胛区、三角肌区和腋区;臂部、肘部和前臂部各又均分为前区和后区;手部分为腕、手掌和手指,三部又各分为掌侧及背侧。

上肢主要的骨性标志:肩峰、肩胛冈、胸骨剑突、肋弓、肱骨内、外侧髁、尺骨鹰嘴、尺骨头、尺骨茎突、桡骨茎突和豌豆骨等。

上肢是由骨、骨骼肌、血管、神经及浅、深筋膜和皮肤形成的多层次鞘状局部。可分为浅、深二层结构。浅层结构由皮肤和浅筋膜构成,在浅筋膜内有丰富的浅静脉、淋巴管和皮神经。深层结构由深筋膜、骨骼肌、血管、神经和骨构成,并以血管神经及其行径形成了若干重要的局部结构。

上肢带肌共6块,可分为浅、深两层:浅层有三角肌、大圆肌和小圆肌;深层有冈上肌、冈下肌和肩下肌。冈上肌、冈下肌、小圆肌和肩胛下肌的抵止腱在肱骨大、小结节处,形成了从前、上、后三面包绕肩关节的腱膜板,并与肩关节囊相愈着,起着保护和增强关节稳固性的作用,叫做肩袖或腱袖,当肩部受到剧创时,肌肉急剧收缩,可导致肱骨大结节撕脱性骨折或肩袖撕裂,引起肩关节痛和运动障碍。

肩胛区和三角肌区神经、血管有副神经、肩胛背神经、肩胛上神经、腋神经、肩胛下神经、胸背神经等。动脉有肩胛上动脉、颈横动脉,此外,尚有腋腔的腋动脉的分支:旋肱前、后动脉,肩胛下动脉及其分支(胸背动脉和旋肩胛动脉)等,分支供给肩带肌、肩关节及附近结构。

臂和前臂前面的皮肤较薄,移动性大,浅筋膜薄而松弛,内含两条重要的浅静脉和多条皮神经。臂部前面的皮神经有臂外侧上、下皮神经,臂内侧皮神经及肋间臂神经。前臂前面有前臂内侧、外侧皮神经。

臂部深筋膜包于臂肌表面,向上与三角肌筋膜、胸部筋膜和腋筋膜相续,向下移行于前臂筋膜。筋膜向深部插入,附于肱骨两侧的骨嵴,形成内、外侧肌间隔,将臂部分隔为前、后两区,前区含臂屈肌群、神经和血管等。

前臂深筋膜包裹前臂各肌,并向深部伸入,内侧附于尺骨后缘,外侧附于桡骨,将前臂分隔为前、后两区。肘部深筋膜较细密,有肱二头肌腱膜编织,同时为前臂前面浅层肌提供了起点。前臂深筋膜在腕部增厚形成腕掌侧韧带,以约束前臂前群肌。

臂前群肌包括浅层的肱二头肌和深层的肱肌、喙肱肌。本群肌肉均受肌皮神经支配。

臂和前臂前面的血管包括肱动脉。肱动脉向上在背阔肌下缘续于腋动脉,在臂部伴正中神经行于肱二头肌内侧沟,肱动脉上段居于正中神经内侧,继则经正中神经的后方转到其外侧。经肱二头肌腱膜深面至肘窝,在桡骨颈高度分为桡动脉和尺动脉。肱动脉在肘窝位置表浅,能清楚地摸到搏动。

桡动脉为肱动脉的终支之一,在桡骨颈高度分出。于起点不远处发出桡侧返动脉,经外上髁前面上行,参与肘关节动脉网的组成。桡动脉在桡腕关节稍上方发出掌浅支入手掌,与尺动脉终支吻合构成掌浅弓。尺动脉为肱动脉较大的终支,发出后斜向内下方走行,经旋前圆肌深面和指浅屈肌的深面,继而行于前臂浅、深屈肌之间至尺侧腕屈肌深面的桡侧,沿该肌垂直下降,到豌豆骨桡侧经腕掌侧韧带和腕横韧带之间达手掌。尺动脉在前臂下 2/3 处与尺神经伴行,位于神经的外侧。臂和前臂前面深层的神经主要有正中神经、尺神经、桡神经。

臂和前臂后部的皮肤较厚,但移动性很大,而手背皮肤和皮下组织较薄,有毛、内含皮脂腺,富有弹性。皮肤有张力线,无螺纹。伸指肌腱在皮下清晰可见。浅筋膜内含浅静脉,浅淋巴管和皮神经。臂后面有臂后皮神经和臂外侧下皮神经,前臂后面有前臂后皮神经,手背及指背有桡、尺神经的手背支。

臂后面的深筋膜包绕肱三头肌;前臂后面的深筋膜厚而坚韧,在两侧分别与尺、桡骨紧紧地连在一起。臂后群肌仅有一块强大的肱三头肌,受桡神经支配。肱三头肌与肱骨桡神经沟构成桡神经管(肱骨肌管)。肘关节后面的肘肌也列入臂后群肌,亦受桡神经支配。

臂和前臂后面及手背和血管包括肱深动脉、骨间后动脉、骨间前动脉、桡动脉、尺动脉的腕背支、腕背动脉弓以及肘关节动脉网。

四、下肢穴位群的主要解剖结构

下肢与躯干相连,其上界前方以腹股沟与腹部分界;后上方以髂嵴与腰部分界;内侧以腹股沟与会阴分界;后内侧以骶尾骨外缘与骶部分界。下肢可分臀部、股部、小腿部和足部。臀部以臀沟与股部分界。股部介于髋与膝之间,又可分为股前部和股后部。小腿部为膝关节和踝关节之间的部分,也可分为小腿前部与小腿后部。踝关节以下为足部,又可分为足背与足底两区。

下肢可触摸的主要骨性标志:髂嵴、髂结节、股骨大转子、坐骨结节、耻骨联合、耻骨结节、髌骨、股骨内外上髁、胫骨内外侧髁、腓骨头、内踝和外踝、舟骨粗隆、第 5 跖骨粗隆等。这些在临床腧穴定位中常作为定位标志。

股前外侧区的皮肤较厚,股前内侧区,小腿前内侧区和足背的皮肤较薄。下肢各部的浅筋膜厚薄不一,股前部上界的浅筋膜分两层,浅层为脂肪层,深层为膜性层,均与腹前壁浅筋膜相续,但膜性层在腹股沟韧带下方一横指处与深筋膜紧密相连。小腿前内侧面和足背浅筋膜只含少量脂肪。

浅筋膜内有皮神经、浅血管、淋巴管和淋巴结等。股前部皮神经包括股外侧皮神经,股中间皮神经,股内侧皮神经,闭孔神经皮支,此外尚有腰丛发出的两小支即髂腹股沟神经和生殖股神经的股支。小腿前面和足背的皮神经包括隐神经和腓浅神经。腓深神经发自腓总神经,于第1、2跖骨间穿出深筋膜,分布于第1、2趾相对缘的皮肤。足背外侧皮神经是腓肠神经的终支,经外踝后方转至足背外侧,分布于足背和小趾外侧缘的皮肤。

下肢前面的浅静脉有足背静脉弓,每个趾的内、外侧各有一条趾背静脉,向后行至足背互相吻合形成足背静脉弓(或网),其内侧端移行为大隐静脉,外侧端移行为小隐静脉。大隐静脉为人体最长的浅静脉,起自足背静脉弓的内侧端,经内踝前方,沿小腿内侧、膝部内后方及大腿内侧上行,在耻骨结节下外方约3 cm处,穿隐静脉裂孔(卵圆窝)注入股静脉。股前部的浅动脉有腹壁浅动脉和旋髂浅动脉。

股前部的深层结构为厚而坚韧的深筋膜,称为阔筋膜,包裹在大腿及臀部的表面,并与小腿的深筋膜相延续。股部的肌肉分为前群、内侧群和后群肌。股前群肌,包括缝匠肌、股四头肌;股内侧群肌位于大腿内侧,共有5块,可分浅深两层。浅层由内侧向外侧依次是股薄肌、长收肌和耻骨肌,深层由上向下的排列顺序是短收肌和大收肌。后群为髂腰肌,由腰大肌和髂肌合成。腰大肌起于腰椎体侧面及横突,髂肌起于髂窝,向下结合成髂腰肌,经腹股沟韧带深面入股部,位于耻骨肌的外侧,止于股骨小转子,髂腰肌的主要作用是屈大腿。下肢固定时可使躯干前屈。腰大肌受腰丛的肌支支配,髂肌受股神经支配。

股前部的血管主要有股动脉、闭孔动脉和股静脉。股动脉是下肢动脉的主干,由髂外动脉延续而来。在腹股沟韧带中点的深面入股三角。在股三角内,股动脉先位于股静脉的外侧,逐渐从外侧跨到股静脉的前方,下行入收肌管,再穿收肌腱裂孔至腘窝,易名为腘动脉。股动脉的体表投影:在大腿稍屈和外展外旋位置时,由腹股沟中点到内收肌结节绘一直线,该线的上2/3是股动脉的表面投影线。闭孔动脉起自髂内动脉,与同名静脉、神经伴行穿闭膜管,出骨盆后分为前、后两终支。股静脉在股三角内位于股动脉的内侧,下接腘静脉,向上经腹股沟韧带深面移行为髂外静脉。股前部的神经有股神经和闭孔神经。

股后部浅层有股后皮神经发出分支分布于股后部和腘窝皮肤,在臀沟处发出返支,即臀下皮神经,分布于臀下部皮肤。血管为小隐静脉,穿腘筋膜汇入腘静脉。深筋膜为阔筋膜的一部分。向上与臀部深筋膜,向下与小腿部的深筋膜,向两侧与股前、内侧深筋膜相延续。腘窝部的深筋膜又称腘筋膜。

股后群肌包括股二头肌、半腱肌和半膜肌3块,它们均由坐骨神经支配。股后部的动脉为来自股深动脉的穿动脉,各穿动脉之间彼此吻合。坐骨神经在股后部,坐骨神经沿中线于股二头肌长头的深面下行,通常到达股中、下 1/3 交界处,即分为内侧的胫神经和外侧的腓总神经两终支。在臀大肌下缘与股二头肌长头外侧缘的夹角处,坐骨神经浅面仅有皮肤及筋膜覆盖,为检查坐骨神经压痛点的常用部位。

腘窝位于膝关节后方,呈菱形,可分四壁、一顶和一底。窝的上外侧壁为股二头肌,上内侧壁是半腱肌和半膜肌,下内侧壁和下外侧壁分别为腓肠肌的内、外侧头。窝的底由上向下为股骨的腘平面、膝关节囊后部(腘斜韧带)、腘肌及其筋膜。窝的顶为腘筋膜。

腘窝内除充填脂肪、淋巴结外,还有血管神经通过。其中,神经(胫神经和腓总神经)位置最浅,腘动脉位置最深,腘静脉居于两者之间,淋巴结沿腘血管排列。胫神经沿腘窝的正中线下行,至腘肌下缘,经腓肠肌内、外侧头之间进入小腿后部。腓总神经在股后部自坐骨神经分出后,沿股二头肌腱的内侧下行,至腓骨颈外侧,分为腓浅神经和腓深神经两个终支。腘静脉由胫前、后静脉合成,位于胫神经的深面。腘动脉位置深,紧贴于股骨腘平面、膝关节囊和腘肌的后方,至腘肌下缘分为胫前的胫后动脉,分别进入小腿前、后面。

小腿后部皮肤较薄,活动性较小,浅筋膜内含有少量脂肪、皮神经和小隐静脉。小腿后部深筋膜较致密,内侧附着于胫骨内侧缘,外侧向深部伸入,形成后肌间隔,附着于腓骨后缘,与胫、腓骨及其骨间膜共同围成骨性筋膜鞘,包绕小腿后群肌、胫后血管和胫神经,在小腿后群肌浅、深层之间,也有筋膜分隔。小腿后群肌分浅、深两层,共有 7 块肌肉,均受胫神经支配。浅层有腓肠肌、比目鱼肌和跖肌。深层有 4 块肌肉,上方为腘肌,其下方 3 块肌肉并列,自内侧向外侧依次为趾长屈肌,胫骨后肌和蹈长屈肌。

小腿后部的血管为胫后动脉,为腘动脉的直接延续。在腘肌下缘分出后,向下行于小腿屈肌浅、深两层之间,经内踝后方,通过屈肌支持带深面转入足底,分为足底内侧动脉和足底外侧动脉两个终支。胫后静脉有两条,伴同名动脉上行至腘窝下缘与胫前静脉合成腘静脉。胫神经为坐骨神经的两个终支之一,行经比目鱼肌腱弓的深面,伴胫后动脉下行于小腿浅、深层肌之间。经内踝后方,屈肌支持带的深面,至足底分为足底内侧神经和足底外侧神经。

五、头颈部穴位群的主要解剖结构

头部与颈部相连,两者以下颌骨下缘、下颌角、乳突、上项线和枕外隆凸的边线为界。头部由颅和面部两部分组成。

头部可以扪及若干骨性标志，这些标志在头部腧穴定位中可作为重要的标志。眉弓、颧弓、翼点、乳突、枕外隆凸、上项线、前囟点（额顶点）、人字点（顶枕点）、下颌角、下颌骨关节突、眶上孔、眶下孔、颏孔。面部浅层结构为皮肤与浅筋膜。面部皮肤薄而柔软，富于弹性，含有较多的皮脂腺、汗腺和毛囊，是皮脂腺囊肿与疖肿的好发部位。浅筋膜薄由疏松结缔组织构成，其中颊部脂肪较多称颊脂体，睑部皮下脂肪少而疏松。浅筋膜中有神经、血管和腮腺管等穿行，血管丰富，故微创埋线后愈合快，但有时出血较多，需要延长压迫时间。面部的静脉与颅内静脉有交通，故面部埋线时应该注意严格无菌，避免发生感染及向颅内蔓延。

面部表情肌属于皮肌，为一些薄而纤细的肌纤维。一般起于骨或筋膜，止于皮肤。包括颅顶肌，眼轮匝肌，口周围肌等。口周围肌包括辐射状肌和环形肌两种。面部浅层的动脉主要有面动脉、颞浅动脉、眶上动脉、眶下动脉和颏动脉。面部浅层的静脉包括面前静脉、面后静脉和眶上、下静脉。

面部的神经主要有面神经和三叉神经。面神经大部分纤维为运动性纤维，主要支配面部表情肌；小部分为内脏感觉纤维和内脏运动纤维。面神经出脑干后进入内耳门，经过内耳道底入面神经管，先向前外行，继而几成直角转向后方，再经前庭窗的上方弓形向下，出茎乳孔，向前穿入腮腺，分为数支而终。面神经出茎乳孔后进入腮腺，在腮腺内一段先分为上、下两干，再分支吻合成丛、由丛发出的分支呈辐射状自腮腺上缘、前缘和下端穿出，分布于面部表情肌。

三叉神经分为眼神经、上颌神经和下颌神经3支，分别经眶上裂、圆孔、卵圆孔出颅，穿行于面部各腔、窝中，运动纤维仅含于下颌神经中，支配咀嚼肌和与吞咽运动有关的肌肉；感觉纤维除分布于面深部的各种结构外，还形成皮支，自面颅的孔洞中穿出，分布于相应区域的皮肤。

颅顶部前起于眶上缘，后抵上项线和枕外隆凸，两侧借上颞线与颞区分界。覆盖此区的软组织，由浅入深可分为皮肤、浅筋膜、帽状腱膜及额枕肌、腱膜下组织和颅骨外膜等5层。其中浅部的三层紧密相连，不易分开，总称头皮。其解剖层次依次为：皮肤→浅筋膜→帽状腱膜与额枕肌→腱膜下疏松组织→颅骨外膜。此区皮肤厚而致密，不易进针。血管和淋巴管也极为丰富，微创埋线时出血多，需要延长压迫时间。

颅顶部浅筋膜内的血管和神经按其位置可分为前、外侧和耳后3组。前组：距正中线2 cm处有滑车动、静脉及滑车神经。外侧组：包括耳前和耳后两组。耳前组有颞浅动、静脉及其伴行的耳颞神经；耳后组包括耳后动、静脉及面神经的耳后支、颈丛的耳大神经后支和枕小神经。后组：枕动、静脉和枕大神经分布于枕部。

颞区位于颅顶的两侧。其上界为上颞线；下界为颧弓上缘；前界为颧骨的额突和额骨的颧突；后方为上颞线的后下段。颞区层次由浅入深分为皮肤、浅筋膜、颞筋膜浅层和深层、颞肌及颅骨外膜。

面侧部深区此区位于颅底下方，口腔及咽的外侧，其上部为颞下窝。区内的结构，有咀嚼肌、三叉神经、舌咽神经和上颌动脉等。

六、颈部层次解剖

颈部介于头部、胸部和上肢之间。颈部后方以颈椎为界，与项部分隔。颈部由前方的舌骨上、下肌群，外侧的胸锁乳突肌，后方（即颈椎的前方）的椎前肌和斜角肌群围成。颈部以胸锁乳突肌为标志划分为 3 区，即颈前区、胸锁乳突肌区和颈外侧区。颈前区的境界是胸锁乳突肌前缘、前正中线和下颌骨下缘，呈尖向下、底朝上的三角形，又名颈前三角。颈外侧区的边界是胸锁乳突肌后缘、斜方肌前缘和锁骨，是一个底朝下、尖向上的三角形，又名颈外侧三角。枕三角内有副神经从中点向外下方斜过。肩胛舌骨肌锁骨三角的深部有锁骨下动脉越过，并有肺尖和胸膜顶自胸腔突入。

颈部浅结构主要是皮肤和浅筋膜。颈部的浅筋膜一般较薄，含有少量脂肪，在颈前部和颈外侧部浅筋膜内含有颈阔肌。浅筋膜内还有浅静脉、浅淋巴结和皮神经，均位于颈阔肌的深面。颈部浅层肌主要是胸锁乳突肌，起点为胸骨柄和锁骨的胸骨端，两个头合成一个肌腹，斜行向外上方，止于乳突和枕骨上项线的外侧部。一侧收缩时，可使头倾向同侧面部转向对侧；两侧同时收缩，可使头后仰。受副神经和第 2、3 颈神经前支的分支支配。

颈部的深筋膜位于浅筋膜及颈阔肌的深面，包绕颈部的肌肉、血管、神经和脏器，形成浅、中、深 3 层。颈部器官借致密的筋膜互相分隔，筋膜之间的间隙称筋膜间隙，由疏松结缔组织充填。

第三节　常用腧穴定位

腧穴，是人体脏腑经络之气输注出入的特殊部位，既是疾病的反应点，又是针灸临床的刺激点。正确的腧穴定位是微创埋线治疗取得良好疗效的关键。腧穴是脏腑经络之气输注于体表的部位,古人称为"气穴"、"骨孔"等。人体的腧穴大多位于筋骨、肌肉之间。一般说来,腧穴不是体表上的一个点,而是有一定广度和深度的部位,所以腧穴的定位是相对的,而不是绝对的。所以临床取穴,要注意揣摸探寻空隙之感,避开骨骼、肌腱、血管等,而不能拘泥于定位尺寸。腧穴的大小、深浅,主要取决于腧穴处的皮肤、皮下组织、肌肉层的厚薄。因此,身体各个部位的腧穴,有的小些、浅些,如眼部的睛明穴,手指上的少商、少泽穴,足趾上的至阴、隐白穴等;有的大些、深些,如臀部的环跳穴、小腿上的足三里穴等。

腧穴的定位方法可分为骨度分寸法、体表标志法、手指比量法和简易取穴法4种。

一、骨度分寸法

骨度分寸法,古称"骨度法",即以骨节为主要标志测量周身各部的大小、长短,并依其尺寸按比例折算作为定穴的标准(表6-1)。杨上善说:"以此为定分,立经脉,并取空穴"。但分部折寸的尺度应以病人本人的身材为依据。此法的记载,最早见于《灵枢·骨度》篇,其所测量的人体高度为七尺五寸,其横度(两臂外展,两手伸直,以中指端为准)也为七尺五寸。

表6-1 常用骨度分寸表

分部	起止点	常用骨度	度量法	说　　明
头部	前发际至后发际正中	12寸	直寸	如前发际不明,从眉心量至大椎穴作18寸,眉心至前发际3寸,大椎穴至后发际3寸
	耳后两完骨(乳突)之间	9寸	横寸	头部的横寸
胸腹部	天突至歧骨(胸剑联合)	9寸	直寸	①胸部与肋部取穴直寸,一般根据肋骨计算,每一肋骨折作1寸6分;②"天突"指天突穴
	歧骨至脐中	8寸		
	脐中至横骨上廉(耻骨联合上缘)	5寸		
	两乳头之间	8寸	横寸	胸腹部取穴的横寸,可根据两乳头之间的距离折量。女性可用左右缺盆穴之间的宽度来代替两乳头之间的横寸
背腰部	大椎以下至尾骶	21椎	直寸	背部腧穴根据脊椎定穴。一般临床取穴,肩胛骨下角相当第7(胸)椎,髂嵴相当第16椎(第4腰椎棘突)
	两肩胛骨脊柱缘之间	6寸	横寸	

续　表

分部	起止点	常用骨度	度量法	说　明
上肢部	腋前纹头(腋前皱襞)至肘横纹	9寸	直寸	用于手三阴、手三阳经的骨度分寸
	肘横纹至腕横纹	12寸		
侧胸部	腋以下至季胁	12寸	直寸	"季胁"指第11肋端下方
侧腹部	季胁以下至髀枢	9寸	直寸	"髀枢"指股骨大转子高点
下肢部	横骨上廉至内辅骨上廉(股骨内髁上缘)	18寸	直寸	用于足三阴经的骨度分寸
	内辅骨下廉(胫骨内髁下缘)至内踝高点	13寸		
	髀枢至膝中	19寸	直寸	①用于足三阴经的骨度分；②"膝中"的水平线：前面相当于犊鼻穴，后面相当于委中穴

二、体表标志法

体表标志可分为固定标志和活动标志两类。

1. 固定标志　是指利用五官、毛发、爪甲、乳头、脐窝以及骨节凸起和凹陷、肌肉隆起等部位作为取穴标志而言。比较明显的标志，如鼻尖取素髎；两眉中间取印堂；两乳中间取膻中；脐旁2寸取天枢；腓骨小头前下缘取阳陵泉；俯首显示最高的第7颈椎棘突下取大椎等。在两骨分歧处，如锁骨肩峰端与肩胛冈分歧处取巨骨；胸骨下端与肋软骨分歧处取中庭等。此外，可依肩胛冈平第3胸椎棘突，肩胛骨下角平第7胸椎棘突，髂嵴平第4腰椎棘突为标志取背腰部腧穴。

2. 活动标志　是指利用关节、肌肉、皮肤，随活动而出现的孔隙、凹陷、皱纹等作为取穴标志而言。如取耳门、听宫、听会等应张口；取下关应闭口。又如曲池必屈肘于横纹头处取之；取肩髃时应将上臂外展至水平位，当肩峰与肱骨粗隆间出现两个凹陷，在前方小凹陷中是穴；取阳溪穴时应将拇指翘起，当拇长、短伸肌腱之间的凹陷中是穴；取养老穴时，正坐屈肘掌心向胸，当尺骨茎突之桡侧骨缝中是穴等。这些都是在动态情况下作为取穴定位的标志，故称为活动标志。

三、手指比量法

手指比量法是在分部折寸的基础上，医者用手指比量取穴的方法，又称"指寸法"。一般有下列几种。

1. 中指同身寸　以患者的中指屈曲时,中节内侧两端纹头之间作为 1 寸。这种方法适用于四肢及脊背作横寸折算。

2. 拇指同身寸　即指拇指指关节之横度作为 1 寸。

3. 横指同身寸　又称"一夫"法。将示、中、无名、小指相并,四横指为一夫,即四横指相并,以其中指第 2 节为准,量取四指之横度作为 3 寸。此法多用于下肢、下腹部和背部的横寸。

手指同身寸定位法,因其简便实用,故应用较广泛,如上肢取内关、下肢取足三里等。临床上医者为了方便经常用自己的手指比量取穴,但应用时应参照患者身材的高矮情况适当增减。另外,在疾病不同时期,由于气血运行情况不同,经筋濡养状况也不同,所以有相应的拘挛或舒展而导致腧穴位置随之移动。腧穴分类之一阿是穴,即是变动的"对病经穴"。因此在定位时,还要仔细揣摸穴处皮、肉、筋、骨、脉等,通过指切、按压找出与疾病直接相关的敏感点,以患者感受及指感来确定腧穴准确位置。

四、简易取穴法

简易取穴法是临床上采用自然体表标志或动作确定穴位位置的定穴方法。如半握拳以中指尖在掌心取劳宫穴;两虎口交叉,以示指尖处取列缺穴;两手臂下垂,于股外侧中指尖所达之处取风市穴等。

第四节　腧穴主治、解剖和进针方法

一、头面部穴位群

1. 迎香

【定位】在鼻翼外缘中点旁开约 0.5 寸,当鼻唇沟中取穴。

【主治】鼻塞,鼽衄;口歪。

【解剖层次】进针层次为皮肤→皮下组织→提上唇肌。神经分布:皮肤由上颌神经的眶下神经分布。血管分布:由面动、静脉及眶下动、静脉分支分布。

【刺法与注意事项】提捏进针,略向内上方斜刺或平刺 0.3～0.5 寸。

2. 太阳

【定位】正坐位或侧伏位,在颞部,当眉梢与目外眦之间,向后约一横指的凹陷处。

【主治】偏正头痛,神经血管性头痛,三叉神经痛;目赤肿痛,视神经萎缩等。

【解剖层次】进针层次为皮肤→皮下组织→眼轮匝肌→颞筋膜和颞肌。分布有颧神经的分支颧面神经,面神经的颞支和颧支,下颌神经的颞神经和颞浅动、静脉的分支或属支。

【刺法与注意事项】①直刺 0.3～0.5 寸。感应:局部酸胀感。②横刺,向后沿皮透率谷,进针 1～2 寸,用于治疗偏头痛。感应:酸胀感扩散至同侧颞部。

3. 颊车

【定位】在面颊部,下颌角前上方约一横指(中指),当咀嚼时咬肌隆起,按之凹陷处取穴,或上下齿用力咬紧,在隆起的咬肌高点处取穴。

【主治】牙髓炎,冠周炎,腮腺炎,下颌关节炎,咬肌痉挛;精神神经系统疾病:面神经麻痹,三叉神经痛;脑血管病后遗症,甲状腺肿。

【解剖层次】进针层次为皮肤→皮下组织→咬肌。皮肤由耳大神经与面神经的下颌缘支分布。针由皮肤经皮下组织,穿咬肌表面的深筋膜进入该肌。营养咬肌的动脉由上颌动脉分出的咬肌动脉,支配该肌的神经为下颌神经发出的咬肌神经。

【刺法与注意事项】①直刺 0.3～0.4 寸,局部酸胀。②向地仓方向平刺 0.8～1.5 寸。以治面瘫,可配合滞针法,即向同一方向捻转不动,然后手持针柄向患侧牵拉。③向上、下斜刺 0.5～0.8 寸,使局部酸胀并向周围扩散。

4. 率谷

【定位】正坐或侧伏,在头部,当耳尖直上入发际 1.5 寸处取穴。

【主治】偏头痛,三叉神经痛,面神经麻痹,眩晕;顶骨部疼痛,胃炎,小儿高热惊厥。

【解剖层次】进针层次为皮肤→皮下组织→耳上肌(提耳肌)→颞筋膜→颞肌。神经分布:皮肤由下颌神经的耳颞神经分布,耳上肌受面神经分支支配。血管分布:在皮下组织内,有颞浅动、静脉。

【刺法与注意事项】平刺 0.5～1 寸,局部酸胀,可扩散至颞侧头部。

5. 廉泉

【定位】仰靠坐位,在颈部,当前正中线上,喉结上方,舌骨上缘凹陷处取穴。

【主治】舌下肿痛,舌根缩急,舌纵涎出,暴喑,口舌生疮,喉痹,脑卒中失语,舌炎,声带麻痹,舌根部肌肉萎缩。

【解剖层次】进针层次为皮肤→皮下组织(含颈阔肌)→左右二腹肌前腹之间→下颌骨肌→舌骨肌→舌肌。神经分布:浅层布有面神经颈支和颈横神经上支的分支,深层有舌下神经的分支和下颌舌骨肌神经等。血管分布:深层有舌动、静脉的分支或属支。

【刺法与注意事项】针尖向咽喉部刺入 0.5～1 寸。

6. 百会

【定位】在头部,当前发际正中直上 5 寸,头部正中线与两耳尖连线的交点处取穴。

【主治】眩晕,健忘,头痛,头胀,脱肛,角弓反张,泄泻,阴挺,喘息;虚损,癫狂,痫症,癔症。高血压病,神经性头痛,梅尼埃综合征,老年性痴呆,内脏下垂,精神分裂症,脑供血不足,休克,脑卒中后偏瘫、不语。

【解剖层次】进针层次为皮肤→皮下组织→帽状腱膜→腱膜下疏松组织。神经分布:有枕大神经,眶上神经,耳颞神经的分支。血管分布:有左、右颞浅、动、静脉及枕动、静脉吻合网。

【刺法与注意事项】平刺 0.5～0.8 寸;出针后压迫止血 3～5 分钟。

7. 天柱

【定位】在项部,大筋(斜方肌)外缘之后发际凹陷中,约当后发际正中旁开 1.3 寸。

【主治】目赤肿痛,咽肿,目不明,鼻塞不知香臭,癫狂,痫证,小儿惊痫,头重,头痛,项强,眩晕,落枕,肩背痛,足不任身。

【解剖层次】进针层次为皮肤→皮下组织→项筋膜→斜方肌→头夹肌→头半棘肌→头后大直肌。神经分布:皮肤厚而坚韧,有枕下神经皮支分布,斜方肌由副神经支配,该肌上部深面有枕动、静脉经过。头夹肌、头半棘肌由第 2 颈神经后支的外侧支支配。头后大直肌则由枕下神经支配。血管分布:斜方肌由副神经支配,该肌上部深面有枕动、静脉经过。在肌肉深层,寰椎侧块与第 2 颈椎横突之间有椎动脉经过。

【刺法与注意事项】直刺 0.5～1 寸。由于在肌肉深层有椎动脉经过,所以针刺不宜过深。针尖不宜向内上方刺,以免刺伤延脑,不宜深刺,防止刺伤枕大神经。

8. 风池

【定位】正坐或俯伏,在项部,当枕骨之下,与风府相平,胸锁乳突肌与斜方肌上端之间的凹陷处取穴。

【主治】本穴为治疗头、眼、耳、口、鼻、脑、神志疾患,以及上肢病的常用要穴。脑卒中,高血压,脑动脉硬化,无脉症;电光性眼炎,视网膜出血,视神经萎缩,鼻炎,耳聋,耳鸣,甲状腺肿大,吞咽困难,癫痫,失眠,落枕,肩周炎,脑卒中后遗症,足跟痛,感冒。

【解剖层次】进针层次为皮肤→皮下组织→项筋膜→头夹肌→头半棘肌→头后大直肌与头上斜肌之间。

神经分布:皮肤有颈丛的枕小神经分布。项肌均由颈神经后支支配。第2颈神经后支可分为内外侧支。外侧支参与支配项肌,内侧支为皮支,称枕大神经。血管分布:枕大神经由枕动、静脉伴行。

【刺法与注意事项】向对侧眼内眦方向斜刺0.5～0.8寸,局部酸胀,针感可向头顶、颞部、前额和眼扩散。注意:风池穴深面重要结构为延髓及椎动脉,深度针刺深度距皮肤超过1.5寸以上,即可能刺中延髓及椎动脉;若针刺朝向对侧眼外眦,其深面正对延髓;若针刺朝向同侧眼内眦,其深面一般正对同侧椎动脉。

9. 上星

【定位】仰靠坐位,在头部中线入前发际1寸处取穴。

【主治】眩晕,头痛,目赤肿痛,面赤肿,迎风流泪,鼻渊,鼻衄,鼻痔,鼻痛,热病汗不出,疟疾,额窦炎,鼻息肉,角膜白斑,前额神经痛,神经衰弱。

【解剖层次】进针层次为皮肤→皮下组织→帽状腱膜→腱膜下疏松组织。神经分布:分布有滑车上神经和眶上神经。血管分布:有额动、静脉的分支或属支。

【刺法与注意事项】沿正中线,向百会方向平刺0.5～0.8寸。

10. 地仓

【定位】正坐或仰卧,眼向前平视,于瞳孔垂线与口角水平线之交点处取穴。

【主治】面神经麻痹,面肌痉挛,三叉神经痛,口角炎,小儿流涎。

【解剖层次】进针层次为皮肤→皮下组织→口轮匝肌→笑肌和颊肌→咬肌。神经分布:皮肤由上、下颌神经的分支双重支配。深部表情肌由面神经的分支支配,而咬肌则由下颌神经的咬肌神经支配。血管分布:有面动、静脉。

【刺法与注意事项】①直刺0.2寸,局部胀痛;②治面瘫时向颊车方向提捏平刺1.0～2.5寸;③向迎香穴透刺治疗三叉神经痛,局部酸胀可扩散至半侧面部,有时出现口角牵掣感。

二、腹部穴位群

1. 梁门

【定位】在上腹部,脐中上4寸,前正中线旁开2寸处取穴。

【主治】食欲不振,胃痛,呕吐,腹胀,大便溏薄。

【解剖层次】进针层次为皮肤→皮下组织→腹直肌鞘前壁→腹直肌→腹直肌

鞘后壁。神经分布:穴区内由肋间神经前皮支,深层由肋间神经支配。血管分布:第7肋间动、静脉分支及腹壁上动、静脉。

【刺法】直刺1～1.5寸,过饱者禁针。梁门埋线进针时,不可过深,以不穿透腹膜为宜。一般针尖触及腹膜时,患者多有较明显的痛感,即不可再深刺。

2. 滑肉门

【定位】在上腹部,脐中上1寸,前正中线旁开2寸。

【主治】胃痛,癫狂,呕吐,腹胀,腹泻。

【解剖层次】进针层次为皮肤→皮下组织→腹直肌→腹横筋膜→腹膜外组织和壁腹膜,深层为腹腔,内有大网膜和小肠等。神经分布:由肋间神经的前皮支(主要为T_9)支配。血管分布:有浅动、静脉网以及腹壁上动、静脉的分支。

【刺法与注意事项】直刺1～1.5寸。滑肉门穴位深处为大网膜和小肠等。在埋线进针时应根据人体腹壁的厚度控制进针深度,避免刺透壁腹膜入腹腔,刺伤小肠。

3. 天枢

【定位】在腹中部,脐中旁开2寸。

【主治】腹痛,腹胀,肠鸣,便秘,泄泻,痢疾,肠痈,痛经,月经不调。

【解剖层次】进针层次为皮肤→皮下组织→腹直肌→腹横筋膜→腹膜外组织和壁腹膜,深层为腹腔,内有大网膜和小肠等。神经分布:有第10肋间神经的前皮支。血管分布:有浅动、静脉网以及腹壁浅动、静脉和腹壁下动静脉的分支。

【刺法与注意事项】直刺1～1.5寸。针刺天枢穴时,针进至壁腹膜前,有3个阻抗较大之处,即皮肤、腹直肌鞘前层和腹直肌鞘后层,可作为进针时控制深度的参考。穴区深部腹腔内有大网膜和小肠。针刺天枢穴也应避免刺中大网膜和小肠。为此,埋线进针时应根据腹壁厚度,掌握针刺深度,以免刺透壁腹膜。

4. 外陵

【定位】位于下腹部,在脐中下1寸,距前正中线2寸。

【主治】腹痛,痛经,疝气。

【解剖层次】进针层次为皮肤→皮下组织→腹直肌→腹横筋膜→腹膜外组织和壁腹膜,深层为腹腔,内有大网膜和小肠等。神经分布:有肋间神经的前皮支。血管分布:有浅动、静脉网以及腹壁下动、静脉的分支。

【刺法与注意事项】穴区深部的腹腔内有大网膜和小肠。针刺外陵穴应避免刺中大网膜和小肠。为此,埋线进针时应根据腹壁的厚度控制进针深度,避免刺透壁腹膜。

5. 大巨

【定位】位于下腹部,在脐中下 2 寸,距前正中线 2 寸。

【主治】小腹胀满,小便不利,疝气,遗精,早泄。

【解剖层次】进针层次为皮肤→皮下组织→腹直肌鞘前层→腹直肌→腹横筋膜→腹膜外组织和壁腹膜。大巨穴位于从腹股沟韧带中、内 1/3 交点至脐的连线上,深部为腹壁浅动、静脉干。神经分布:有肋间神经的前皮支,腹直肌有肋间神经的肌支。血管分布:有腹壁浅动、静脉的分支以及腹壁下动、静脉的分支。

【刺法与注意事项】直刺 1～1.5 寸。深处腹腔内有大网膜和小肠。大巨穴处无腹直肌鞘后层,所以腹壁稍薄,埋线时应注意。

6. 水道

【定位】在下腹部,当脐中下 3 寸,距前正中线 2 寸。

【主治】小腹胀满,疝气,小便不利和痛经。

【解剖层次】进针层次为皮肤→皮下组织→腹直肌鞘前层→腹直肌→腹横筋膜→腹膜外组织和壁腹膜。神经分布:皮肤分布有肋下神经的前皮支,腹直肌有肋下神经的肌支。血管分布:浅层分布有腹壁浅动、静脉的分支,深层分布有腹壁下动、静脉的分支。

【刺法与注意事项】直刺 1～1.5 寸。在水道穴区针刺,也应勿刺透壁腹膜,以免损伤内脏。此穴区的腹腔内也有大网膜和小肠。另外,水道穴右侧有盲肠,左侧有乙状结肠。在腹横筋膜深面有腹壁下动静脉干,埋线进针时也应注意勿损伤这些血管。

7. 归来

【定位】在下腹部,当脐中下 4 寸,距前正中线 2 寸。

【主治】少腹疼痛,疝气。月经不调,经闭,带下,阴挺,茎中痛。

【解剖层次】进针层次为皮肤→皮下组织→腹直肌鞘前层及腹直肌的外缘→腹横筋膜→腹膜外组织和壁腹膜。神经分布:有髂腹下神经。血管分布:外侧有腹壁浅动、静脉。

【刺法与注意事项】直刺或向耻骨联合处斜刺 1～1.5 寸。归来穴应在腹壁下动、静脉表线的内侧。穴位深处腹腔内为大网膜、小肠。当膀胱充盈时,可高出耻骨联合以上到中极穴和归来穴的水平;在女性,伏在膀胱上方的子宫,此时也被推顶向上升起。针刺归来穴,如同在腹前壁上其他穴一样,避免刺透壁腹膜伤及内脏。

8. 大横

【定位】仰卧,在腹中部,距脐中 4 寸。

【主治】腹痛,便秘、泄泻,两肋胀满,减肥治疗用于收紧腰部,可以与带脉相配伍。

【解剖层次】进针层次为皮肤→皮下组织→三扁腹肌(腹外斜肌、腹内斜肌和腹横肌)→腹横筋膜→腹膜外组织和壁腹膜。神经分布:皮肤分布有第 11 肋间神经的前皮支,第 11 肋间神经的肌支。血管分布:分布有浅动、静脉网,第 11 肋间神经及同名并行的动、静脉。

【刺法与注意事项】直刺 1～1.5 寸。从壁腹膜再向深方,即为腹腔。此穴区深处腹腔内,有大网膜、小肠或升结肠(右)及降结肠(左)。埋线进针时应视腹壁之厚薄,控制进针深度,勿刺透壁腹膜。

9. 腹结

【定位】在下腹部,大横下 1.3 寸,距前正中线 4 寸。

【主治】腹痛,泄泻,便秘,痢疾,疝气。

【解剖层次】进针层次为皮肤→皮下组织→腹外斜肌→腹内斜肌→腹横肌→腹横筋膜→腹膜外组织和壁腹膜。神经分布:有肋下神经的外侧皮支,肋下神经。血管分布:有浅动、静脉网,肋下动、静脉。

【刺法与注意事项】从壁腹膜再向深方,即腹腔。此穴区腹腔内,可有大网膜以及盲肠(右)或乙状结肠(左)。在腹结穴针刺,也主要应避免刺入内脏。应根据腹壁的厚薄,控制进针深度,避免刺透壁腹膜。

10. 章门

【定位】在侧腹部,当第 11 肋游离端的下方。

【主治】胁肋痛,黄疸,腹胀痛,肠鸣,腹泻,呕吐。

【解剖层次】进针层次为皮肤→皮下组织→腹外斜肌→腹内斜肌→腹横肌→腹横筋膜→腹膜外组织和壁腹膜。神经分布:有第 10 肋间神经的外侧皮支,第 10 肋间神经。血管分布:有浅动、静脉网,肋下动、静脉。

【刺法与注意事项】斜刺 0.5～0.8 寸。章门穴深处有肝脏、脾脏和降结肠等脏器。在左侧章门穴,向内侧刺透壁腹膜可伤及降结肠,如针再向内上方深刺,还可伤及脾脏下端等。在右侧章门穴,向内侧刺入腹腔透过壁腹膜可伤及结肠;如针再向内上方深刺,还可能伤及肝脏右叶前缘。为此,针刺章门穴,宜视腹壁之厚薄,掌握适当的进针深度,勿刺穿壁腹膜。

11. 期门

【定位】在胸部,当乳头直下,第 6 肋间隙,前正中线旁开 4 寸。

【主治】胸肋胀痛,乳痛,咳喘,呕吐,吞酸,呃逆,腹胀,腹泻。

【解剖层次】进针层次为皮肤→皮下组织→胸大肌→腹外斜肌→第6肋间外膜和第6肋间内肌。神经分布:有第6肋间神经的外侧皮支,以及第6肋间神经。血管分布:有浅动、静脉网,第6肋间隙穴区内,有胸廓内动、静脉的上、下肋间前支。

【刺法与注意事项】斜刺0.5～0.8寸。期门穴深层为壁胸膜和肝脏(右)或横结肠(左)。针刺期门穴主要应避免刺入胸腔伤及壁胸膜及内脏。埋线进针时宜沿着肋的长轴方向,勿与其长轴呈垂直刺入,更不可刺透肋间内肌。

三、任督二脉穴位群

1. 中极

【定位】在下腹部,前正中线上,当脐中下4寸。

【主治】遗尿,小便不利,癃闭,月经不调,崩漏,阴挺,阴痒,也可以用于遗精,阳痿等症。

【解剖层次】进针层次为皮肤→皮下组织→腹白线→腹横筋膜→腹膜外组织和壁腹膜。神经分布:主要分布有髂腹下神经的前皮支。血管分布:浅层分布有腹壁浅动脉的分支和同名并行静脉的属支。

【刺法与注意事项】直刺0.5～1寸。壁腹膜再向内为腹腔。当膀胱充盈时,深刺可能刺中膀胱。如膀胱排空时,深刺可能刺中大网膜或小肠。在女性,由于子宫附于膀胱后上方,针刺过深可能刺中子宫。从解剖角度,针刺中极穴应该避免穿过壁腹膜入腹腔。

2. 关元

【定位】在下腹部,前正中线上,当脐中下3寸。

【主治】少腹疼痛,腹泻,脱肛,疝气,遗精,阳痿,早泄,月经不调,痛经,经闭,崩漏,带下,阴挺,不孕,小便频数,遗尿,癃闭。

关元为抗衰老的重要穴位,具有温煦作用,也是中年女性更年期综合征治疗最常用的穴位,常用于治疗气血郁亏、月经不调、痛经和尿频等。

【解剖层次】进针层次为皮肤→皮下组织→腹白线→腹横筋膜→腹膜外组织和壁腹膜。神经分布:主要分布有髂腹下神经的前皮支。血管分布:浅层分布有腹壁浅动脉的分支和同名并行静脉的属支。

【刺法与注意事项】直刺0.5～1寸或向下斜刺1.5～2寸。从壁腹膜再向深层,即进入腹腔。针刺入腹腔可能刺中大网膜或小肠等,引起出血或感染。埋线进针时勿透过壁腹膜。当膀胱充盈时亦可能刺中膀胱,因此在埋线之前最好先使膀胱排空。

3. 石门

【定位】在下腹部,前正中线上,当脐中下 2 寸。

【主治】腹痛,腹胀,泄泻,便秘;疝气,小便不利,水肿,遗精,阳痿,经闭,带下,崩漏,产后恶露不止。

【解剖层次】进针层次为皮肤→皮下组织→腹白线→腹横筋膜→腹膜外组织和壁腹膜。神经分布:主要分布有第 11 肋间神经的前皮支。血管分布:浅层分布有腹壁浅动脉的分支和同名并行静脉的属支。

【刺法与注意事项】如果针刺过深,透过壁腹膜即入腹腔,可能刺中大网膜或小肠等,引起出血或感染。所以,在此穴埋线进针时,勿刺穿壁腹膜。

4. 气海

【定位】在下腹部,前正中线上,当脐中下 1.5 寸。

【主治】腹胀,腹痛,疝气,泄泻,便秘,小便不利,遗尿,水肿,遗精,阳痿,月经不调,痛经,经闭,崩漏,带下,阴挺,中风脱证,虚劳羸瘦,保健要穴,血瘀腹胀。

【解剖层次】进针层次为皮肤→皮下组织→腹白线→腹横筋膜→腹膜外组织和壁腹膜。神经分布:皮肤主要受第 11 肋间神经的前皮支支配。血管分布:在浅筋膜内有腹壁浅动脉的分支和同名并行静脉的属支。

【刺法与注意事项】直刺 0.5～1 寸或向下斜刺 2～3 寸。如针刺气海过深,也进入腹腔,可刺中大网膜和小肠等,引起出血或感染。所以,气海穴针刺,勿刺透壁腹膜进入腹腔。

5. 水分

【定位】在上腹部,前正中线上,当脐中上 1 寸。

【主治】腹痛,泄泻,反胃吐食,小便不利,水肿。

【解剖层次】进针层次为皮肤→皮下组织→腹白线→腹横筋膜→腹膜外组织和壁腹膜。神经分布:皮肤主要分布有第 9 肋间神经的前皮支。腹直肌分布有肋间神经。血管分布:有浅动、静脉网。

【刺法与注意事项】直刺 1.0～1.5 寸。本穴深处腹腔内有大网膜和小肠;横结肠下垂部也可能垂至此处。因此,如针刺过深可能刺中这些脏器。

6. 下脘

【定位】在上腹部,前正中线上,当脐中上 2 寸。

【主治】脘痛,腹胀,呕吐,呃逆,食谷不化,肠鸣,泄泻,痞块,虚肿。

【解剖层次】进针层次为皮肤→皮下组织→腹白线→腹横筋膜→腹膜外组织和壁腹膜。神经分布:皮肤主要分布有第 8、9 肋间神经的前皮支,腹直肌分布有肋间神经。血管分布:浅筋膜分布有浅动、静脉网。

【刺法与注意事项】直刺1.0～1.5寸。针刺入穴位深处可能刺中大网膜和小肠。对于瘦长体型的患者,其胃可能垂至髂脊水平,应避免刺入过深而刺中胃壁。

7. 建里

【定位】在上腹部,前正中线上,当脐中上3寸。

【主治】胃痛,呕吐,腹胀,食欲不振,水肿。

【解剖层次】进针层次为皮肤→皮下组织→腹白线→腹横筋膜→腹膜外组织和壁腹膜。神经分布:皮肤主要分布有第8肋间神经的前皮支,腹直肌分布有肋间神经。血管分布:浅筋膜分布有浅动、静脉网。

8. 中脘

【定位】在上腹部,前正中线上,当脐中上4寸。

【主治】胃痛,呕吐,吞酸,呃逆,腹胀,纳呆,疳疾,黄疸,咳喘痰多,失眠,癫狂痫。

【解剖层次】进针层次为皮肤→皮下组织→腹白线→腹横筋膜→腹膜外组织和壁腹膜。神经分布:皮肤有第8肋间神经分布。血管分布:浅层有上述神经和胸腹壁浅静脉。胸腹壁浅静脉是腋静脉的属支。

【刺法与注意事项】直刺0.3～0.5寸,亦可向四周斜刺或向上脘透刺。此穴深刺可通过腹横筋膜、腹膜外脂肪、壁腹膜,进入腹膜腔而刺入胃。因此胃充盈时严禁针刺。若针尖向上深刺,还可能刺伤肝前缘,造成肝脏出血。在肝脾肿大的情况下更应该注意。

9. 上脘

【定位】在上腹部,前正中线上,当脐中上5寸。

【主治】胃痛,呕吐,呃逆,腹胀,食不化,黄疸,癫痫。

【解剖层次】进针层次为皮肤→皮下组织→腹白线→腹横筋膜→腹膜下组织和壁腹膜。神经分布:皮肤有第7胸神经前皮支分布,深层分布第7胸神经前支的分支。血管分布:皮下组织内腹壁浅静脉的属支。

【刺法与注意事项】上脘穴非常接近肝脏的前下缘,在选用上脘穴时,务必要检查肝脏大小。针尖如向后上方深刺,很可能刺入肝实质内导致出血。直刺过深也能刺入胃内。同时埋线进针时也勿穿透壁腹膜。

10. 巨阙

【定位】在上腹部,前正中线上,当脐中上6寸。

【主治】胃痛,呕吐,吞酸,胸痛,心悸,癫狂,痫症。

【解剖层次】进针层次为皮肤→皮下组织→腹白线→腹横筋膜→腹膜外组织和壁腹膜。神经分布:皮肤有第7胸神经前皮支分布,深层分布第7胸神经前支的分支。血管分布:皮下组织有内腹壁浅静脉的属支。

【刺法与注意事项】直刺0.5～1寸。针刺巨阙穴不宜穿透壁腹膜,以免损伤肝脏引起出血。本穴以直刺为宜,注意不可向右斜刺,以免刺入肝脏。

11. 膻中

【定位】在胸部,当前正中线上,平第4肋间,两乳头连线的中点。

【主治】胸闷,胸痛,心痛,心悸,咳嗽,气喘,呕吐,噎膈,呃逆,产后乳少,乳痈。

【解剖层次】依进针层次为皮肤→皮下组织→胸骨体。神经分布:皮肤有第4肋间神经前皮支分布。血管分布:胸廓内动、静脉的前穿支。

【刺法与注意事项】平刺,针尖向上或向乳房两侧,进针0.3～0.5寸。

12. 腰俞

【定位】在骶部,后正中线上,适对骶管裂孔处。

【主治】泄泻,痢疾,便血,便秘,痔疮,脱肛,月经不调,经闭,腰脊强痛,下肢痿痹,癫痫。

【解剖层次】穴位在骶管裂孔处,在骶后韧带、腰背筋膜中。进针层次为皮肤→皮下组织→骶尾背侧韧带→骶管。神经分布:浅层主要分布有第5骶神经的后支,深层为尾丛。血管分布:有骶中动、静脉后支。

【刺法与注意事项】向上刺0.5～1寸。

13. 腰阳关

【定位】在腰部,当后正中线上,第4腰椎棘突下凹陷中。

【主治】腰骶疼痛,下肢痿痹,月经不调,赤白带下,遗精,阳痿。

【解剖层次】在腰背筋膜、棘上韧带及棘间韧带中。进针层次为皮肤→皮下组织→棘上韧带→棘间韧带→弓间韧带。神经分布:腰神经后支的内侧支。血管分布:有腰动脉后支,棘间皮下静脉丛。

【刺法与注意事项】直刺,针尖稍向上,直刺0.5～1寸。棘上韧带在此处宽而肥厚,十分强韧,深面与棘间韧带相愈合,针刺韧性阻力很大。深刺可达弓间韧带。该韧带位于相邻两个椎弓之间,由弹力纤维构成。针刺到达此层,可以感受到很大弹性阻力。

14. 命门

【定位】在腰部,当后正中线上,第2腰椎棘突凹陷中。

【主治】肾阳虚引起的腰骶酸痛,下肢冰冷,小腹冷痛,尿频,月经不调,赤白带下,痛经,经闭,不孕和痛经。

【解剖层次】命门穴在腰背筋膜、棘上韧带及棘间韧带中。进针层次为皮肤→皮下组织→棘上韧带→棘间韧带和黄韧带。神经分布:皮肤分布有第2腰神经后支的内侧支。血管分布:腰动脉后支及棘间皮下静脉丛。

【刺法与注意事项】直刺,针尖稍向上,深0.5～1寸。命门穴埋线时,必须考虑脊髓下端的水平,脊髓在蛛网膜下隙内,针刺勿损伤脊髓。如果深刺穿黄韧带后,可经过硬膜外腔刺入硬脊膜和蛛网膜下隙。刺中马尾后,可出现下肢强烈的触电感。此穴区没有大的血管和神经,只分布着腰动、静脉和腰神经的小分支。脊髓下端在成人一般平齐第1腰椎下缘,有时平第2腰椎上部。新生儿平齐第3腰椎,随小儿之生长,脊髓相对上升。10多岁的儿童,其脊髓下端还未能上升到第1腰椎下缘。因此,对于儿童绝不宜深刺至硬脊膜以内,以防损伤脊髓。脊髓质地非常柔软,即便针尖稍微刺中,必将造成组织损伤而出血,从而引起感觉甚至运动障碍。

15. 筋缩

【定位】在背部,当后正中线上,第9胸椎棘突下凹陷中。

【主治】脊强,背痛,胃痛,黄疸,抽搐。

【解剖层次】筋缩在腰背筋膜、棘上韧带及棘间韧带中。进针层次为皮肤→皮下组织→棘上韧带→棘间韧带。神经分布:第9胸神经后支内侧支。血管分布:有第9肋间动脉后支,棘间皮下静脉丛。

【刺法与注意事项】向上斜刺0.5～1.0寸。

16. 至阳

【定位】在背部,当后正中线上,第7胸椎棘突下凹陷中。

【主治】脊背强痛,胸痹,咳嗽,气喘,胃痛,黄疸,身热。常用于失眠等症,冠心病症状和抑郁证。当按至阳穴时,可发现有阳性反应。

【解剖层次】进针层次为皮肤→皮下组织→棘上韧带→棘间韧带和黄韧带。神经分布:第7胸神经后支内侧支。血管分布:肋间后动、静脉后支。

【刺法与注意事项】向上斜刺0.5～1寸。针刺方向应顺着胸椎棘突向前上方刺入。如深刺将经过硬膜外腔、硬脊膜和蛛网膜达蛛网膜下隙,内有脊髓。如刺抵蛛网膜下隙,极易损伤脊髓。

17. 灵台

【定位】在背部,当后正中线上,第6胸椎棘突下凹陷中。

【主治】脊痛,项强,咳嗽,气喘,胃痛,疗疮。本穴具有清热作用,常用于痤疮炎症较重、有红肿热痛者。

【解剖层次】进针层次为皮肤→皮下组织→棘上韧带→棘间韧带和黄韧带。神经分布:第6胸神经后支的分支。血管分布:分布有肋间后动、静脉后支。

【刺法与注意事项】向上斜刺0.5～1寸。针刺方向应顺着棘突向前上方。注意深刺可以进入椎管,通过硬膜外腔、硬脊膜和蛛网膜而抵达蛛网膜下隙,内有脊髓。针刺如抵达蛛网膜下隙容易损伤脊髓。

18. 神道

【定位】在背部,当后正中线上,第5胸椎棘突下凹陷中。

【主治】脊背强痛,心痛,心悸,怔忡,失眠,健忘,咳嗽,气喘。

【解剖层次】神道穴在腰背筋膜、棘上韧带及棘间韧带中。进针层次为皮肤→皮下组织→棘上韧带→棘间韧带和黄韧带。神经分布:第5胸神经后支内侧支。血管分布:有肋间后动、静脉后支。

【刺法与注意事项】向上斜刺0.5～1寸。神道穴深刺可以进入椎管内,并经过硬膜外腔、硬脊膜和蛛网膜抵达蛛网膜下隙,该腔内有脊髓,所以针刺方向应顺着棘突向前上进入,针进入蛛网膜下隙后极易损伤脊髓。

19. 大椎

【定位】在后正中线上,第7颈椎棘突下凹陷中。

【主治】项强,脊痛,感冒,咳嗽,气喘,风疹,痤疮,骨蒸盗汗,疟疾,热病。用于颈椎病,可以改善局部供血,缓解头痛,头晕和颈肩综合征。也用于感冒发热,咳嗽,痤疮,主要具有清表热作用。

【解剖层次】在腰背筋膜、棘上韧带及棘间韧带中。进针层次为皮肤→皮下组织→斜方肌→棘上韧带→棘间韧带。神经分布:第8颈神经后支的皮支,副神经及第3、4颈神经前支。血管分布:有颈横动脉分支,棘间皮下静脉丛。

【刺法与注意事项】微斜向上直刺0.5～1寸。大椎穴不宜刺入过深。当刺过弓间韧带时,有针尖阻力突然消失的空松感,此时必须立即停止进针,否则针可先后穿过硬脊膜、脊蛛网膜、软脊膜而伤及脊髓。脊髓被刺中后,患者有强烈的触电感。

四、背俞穴位群

膀胱经:肺俞、厥阴俞、心俞、督俞、膈俞、肝俞、胆俞、脾俞、胃俞、三焦俞、肾俞、大肠俞。

1. 肺俞

【定位】在背部,当第 3 胸椎棘突下,旁开 1.5 寸。

【主治】咳嗽,气喘,咯血,鼻塞,骨蒸潮热,盗汗。肺主皮毛,所以也用于问题性皮肤病,痤疮。肺俞是痤疮的必选穴位,此外对于气虚气短,咳喘,大便干结也可选用。

【解剖层次】进针层次为皮肤→皮下组织→斜方肌→菱形肌→上后锯肌→竖脊肌。神经分布:皮肤分布有第 3 胸神经后支的内侧皮支,深处有略粗的第 3 胸神经后支浅出,经过穴区及其附近。埋线进针时有可能刺中其本干和分支。血管分布:有第 3 肋间动、静脉后支。

【刺法与注意事项】向内斜刺 0.5～1 寸。针刺肺俞穴,不宜直刺,并禁止向外斜刺,由于内侧肌肉较为丰厚,向内斜刺比较安全。直刺和向外斜刺容易刺穿胸壁,针尖可刺过肋间肌、壁胸膜直至肺脏,将引起血胸、气胸。或者采用提捏进针法,将穴区皮肤捏起,直接将线体埋植入皮肤下面,比较安全。

2. 厥阴俞

【定位】在背部,当第 4 胸椎棘突下,旁开 1.5 寸。

【主治】心痛,心悸,咳嗽,胸满,呕吐。

【解剖层次】进针层次为皮肤→皮下组织→斜方肌→菱形肌→竖脊肌。神经分布:皮肤分布有第 4、5 胸神经后支的皮支,深层有第 4、5 胸神经的肌支。血管分布:有浅动、静脉网,肋间后动静脉背侧支。

【刺法与注意事项】向内斜刺 0.5～1 寸。进针时沿肋骨颈长轴垂直刺入。内侧肌肉较为丰厚,向内斜刺比较安全。直刺和向外斜刺容易刺穿胸壁,针尖可刺过肋间肌、壁胸膜直至肺脏,将引起血胸、气胸。采用提捏进针法,将穴区皮肤捏起,直接将线体埋植入皮肤下面,比较安全。

3. 心俞

【定位】在背部,当第 5 胸椎棘突下,旁开 1.5 寸。

【主治】心痛,心悸,心烦,失眠,健忘,梦遗,咳嗽,盗汗,癫狂,痫症。心其华在面,可用于面色晦暗,心主神志,对于睡眠困难,多梦,睡后易醒,心俞可以改善睡眠;心主血,也可用于心率过快,心慌气短,冠心病,对于更年期患者,心情郁闷,情绪不稳患者,可以调畅情志。

【解剖层次】进针层次为皮肤→皮下组织→斜方肌→菱形肌→竖脊肌。神经分布:皮肤分布有胸神经后支的皮支,深层为第 5 胸神经后支外侧支。血管分布:有浅动、静脉网,第 5 肋间动、静脉后支。

【刺法与注意事项】向内斜刺 0.5～1 寸。注意事项同"肺俞"。进针时向内斜刺比较安全。或者采用提捏进针法,将穴区皮肤捏起,直接将线体埋植入皮肤下面,比较安全。

4. 督俞

【定位】在背部,当第 6 胸椎棘突下,旁开 1.5 寸。

【主治】心痛,胸闷,气喘,腹痛,腹胀,呃逆。

【解剖层次】进针层次为皮肤→皮下组织→斜方肌→竖脊肌。神经分布:皮肤分布有胸神经后支的皮支,肩胛背神经,深层为第 6 胸神经后支外侧支。血管分布:有浅动、静脉网,第 6 肋间动、静脉后支,颈横动脉降支。

【刺法与注意事项】向内斜刺 0.5～1 寸。注意事项同"肺俞"。进针时向内斜刺比较安全。或者采用提捏进针法,将穴区皮肤捏起,直接将线体埋植入皮肤下面,比较安全。

5. 膈俞

【定位】在背部,当第 7 胸椎棘突下,旁开 1.5 寸。

【主治】胃痛,呕吐,呃逆,吐血,咳嗽,气喘,潮热,盗汗,瘾疹。用于肝气郁结,两肋胀满和月经不调,胃气不舒引起的呃逆,皮肤病(如痤疮、黄褐斑、风疹)。

【解剖层次】进针层次为为皮肤→皮下组织→斜方肌→背阔肌→竖脊肌。神经分布:第 7 或第 8 胸神经后支的皮支,深层为第 7 胸神经后支外侧支。血管分布:有第 7 肋间动、静脉后支。

【刺法与注意事项】向内斜刺 0.5～1 寸。注意事项同"肺俞"。进针时向内斜刺比较安全。或者采用提捏进针法,将穴区皮肤捏起,直接将线体埋植入皮肤下面,比较安全。

6. 肝俞

【定位】在背部,当第 9 胸椎棘突下,旁开 1.5 寸。

【主治】黄疸,肋痛,脊背痛,吐血,目赤,目视不明,夜盲,眩晕,癫狂痫。

【解剖层次】进针层次为皮肤→皮下组织→斜方肌→背阔肌→竖脊肌。神经分布:有第 9 或第 10 胸神经后支的皮支,深层为第 9 胸神经后支外侧支。血管分布:有第 9 肋间动、静脉后支。

【刺法与注意事项】向内斜刺 0.5～1 寸。注意事项同"肺俞"。进针时向内斜刺比较安全。或者采用提捏进针法,将穴区皮肤捏起,直接将线体埋植入皮肤下面,比较安全。

7. 胆俞

【定位】在背部,当第10胸椎棘突下,旁开1.5寸。

【主治】黄疸,口苦,呕吐,饮食不化,胁肋痛,肺痨,潮热。本穴适用于肥胖伴有更年期综合征和失眠、消化不良的病人,以及用于肝郁口苦。也用于心虚胆怯,失眠梦多,实热黄疸。

【解剖层次】进针层次为皮肤→皮下组织→斜方肌下缘→背阔肌→竖脊肌。神经分布:第10胸神经后支的皮支,深层为第10胸神经后支外侧支。血管分布:有第10肋间动、静脉后支。

【刺法与注意事项】向内斜刺0.5～1寸。注意事项同"肺俞"。主要应避免刺中壁胸膜和肺。进针时向内斜刺比较安全。或者采用提捏进针法,将穴区皮肤捏起,直接将线体埋植入皮肤下面,比较安全。

8. 脾俞

【定位】在背部,当第11胸椎棘突下,旁开1.5寸。

【主治】背痛,腹胀,呕吐,泄泻,便血,纳呆,完谷不化,水肿,黄疸。

【解剖层次】进针层次为皮肤→皮下组织→背阔肌→下后锯肌腱膜→竖脊肌。神经分布:第11胸神经后支的皮支,深层为第11胸神经后支内侧支。血管分布:有第10肋间动、静脉后支。

【刺法与注意事项】向内斜刺0.5～1.5寸。脾俞穴位于肺下缘之下和胸膜下缘之上。深吸气时,肺扩张后其下缘可接近胸膜下缘,所以,针刺脾俞穴,应避免刺中壁胸膜和肺。

9. 胃俞

【定位】在背部,当第12胸椎棘突下,旁开1.5寸。

【主治】胃痛,呕吐,腹胀,肠鸣,胸胁痛。消化系统疾病,如胃炎、溃疡、泛酸、呕吐、体质消瘦等。

【解剖层次】进针层次为皮肤→皮下组织→胸腰筋膜浅层→背阔肌腱膜→下后锯肌腱膜→竖脊肌。神经分布:有第12胸神经后支的皮支。血管分布:有肋下动、静脉后支。

【刺法与注意事项】微斜向内直刺1～1.5寸。避免刺中壁胸膜和肾实质。胃俞穴的位置恰在肋胸膜与膈胸膜返折线处,如果针刺向前深入,可能刺中壁胸膜。从竖脊肌深处依次为胸膜筋膜前层、腰方肌及其筋膜、肾筋膜后层、肾脂肪囊和肾实质。胃俞穴正对肾内缘稍内侧。针刺胃俞穴也不宜向前外侧刺透腰方肌,否则可能伤及肾实质。针刺胃俞穴时以针刺向前内侧且不太深较为安全。

10. 三焦俞

【定位】在腰部,当第1腰椎棘突下,旁开1.5寸。

【主治】水肿,小便不利,腹胀肠鸣,泄泻,痢疾,腰背强痛。

【解剖层次】进针层次为皮肤→皮下组织→背阔肌腱膜→胸腰筋膜浅层→竖脊肌。神经分布:有第1、2腰神经后支的皮支,深层有第1、2腰神经后支的肌支。血管分布:有第1、2腰动静脉背侧支。

【刺法与注意事项】微斜向内直刺1～1.5寸。三焦俞穴区深处为胸腰筋膜前层、腰方肌、肾筋膜后层、肾脂肪囊和肾血管等。不要伤及肾脏及肾动、静脉以及输尿管。

11. 肾俞

【定位】在腰部,第2腰椎棘突下,旁开1.5寸。

【主治】腰痛,遗精,阳痿,月经不调,带下,遗尿,小便不利,水肿,耳鸣,耳聋,咳喘少气。此外可以用于腰肌劳损,疼痛,四肢冰冷和经前期痤疮;骨相关性疾病,如骨质疏松、骨关节增生等;肾俞也是妇科疾病和更年期综合征治疗的重要穴位。

【解剖层次】进针层次为皮肤→皮下组织→胸腰筋膜和背阔肌腱膜→竖脊肌。神经分布:有第2腰神经后支的内侧支,深层肌肉由背阔肌神经和第2、3腰神经支配。血管分布:有第2腰动、静脉后支。

【刺法与注意事项】微斜向内直刺1～2寸。如果针向内侧倾斜15°刺入,再向深部则为第2、3腰椎横突间的韧带和腰大肌。在腰大肌的背侧有腰神经丛及腰动、静脉等。如果针向外倾斜,从竖脊肌往深方,依次为胸腰筋膜前层、腰方肌,再深入为肾筋膜后层、肾脂肪囊和肾实质。肾的位置左右不同。左肾上端平第11胸椎下缘;右肾较左肾低半个椎体,第12肋斜过右肾后面上部;斜过左肾后面中部。两肾上端各距后正中线约3.8cm,下端距后正中线约7.2cm。肾门约对第1腰椎体。正常时,肾下端在肾俞穴的外侧(右肾)或上外侧(左肾)。在肾俞穴如直刺0.5～1寸或向内侧倾斜15°进针,一般不致刺伤肾脏。但如果针向外侧(右)或上外侧深刺,就可能刺中肾脏。

12. 气海俞

【定位】在腰部,当第3腰椎棘突下,旁开1.5寸。

【主治】腰痛,痛经,腹胀,肠鸣,痔疮。

【解剖层次】在腰背筋膜,最长肌和髂肋肌之间。进针层次为皮肤→皮下组织→背阔肌腱膜→胸腰筋膜→竖脊肌。神经分布:浅层分布有第3、4腰神经后支的外侧支,深层有第 3、4 腰神经后支的肌支。血管分布:有第 3、4 腰动、静脉分支。

【刺法与注意事项】直刺 0.5～1.0 寸。至局部酸胀即可。

13. 大肠俞

【定位】在腰部,当第 4 腰椎棘突下,旁开 1.5 寸。

【主治】腰痛,腹胀,泄泻,便秘,痢疾,胸闷,咳嗽。

【解剖层次】在腰背筋膜,最长肌和髂肋肌之间。进针层次依次为皮肤→皮下组织→胸腰筋膜浅层→骶脊肌。神经分布:有第 4 腰神经皮支,深层有第 4 腰神经后支的肌支。血管分布:有第 4 腰动、静脉后支。

【刺法与注意事项】直刺,深 1～2 寸或斜刺向下透小肠俞。

14. 关元俞

【定位】在腰部,当第 5 腰椎棘突下,旁开 1.5 寸。

【主治】腰痛,腹胀,泄泻,小便不利,遗尿,消渴。

【解剖层次】进针层次为皮肤→皮下组织→胸腰筋膜→竖脊肌。神经分布:有第 5 腰神经后支和第 1 骶神经后支。血管分布:有腰椎下动、静脉后支的内侧支。

【刺法与注意事项】直刺 0.8～1.0 寸,至局部酸胀即可。

15. 次髎

【定位】在骶部,当髂后上棘内下方,第 2 骶后孔处。

【主治】月经不调,痛经,带下,二便不利,遗尿,遗精,阳痿,腰骶痛。

【解剖层次】进针层次为皮肤→皮下组织→胸腰筋膜后层→竖脊肌始部→第 2 骶后孔,再向前有乙状结肠及其下续的直肠。神经分布:有臀中皮神经的分支,第 2 骶后孔有第 2 骶神经后支,在骶前孔前方有梨状肌和骶神经丛等。血管分布:有骶外侧动、静脉的分支出入。

【刺法与注意事项】直刺,深 1～2 寸。针刺次髎穴,如果过深,针体可能透过第 2 骶前孔和梨状肌等伤及乙状结肠或直肠。为此,埋线进针时应掌握深度,不宜透过第 2 骶前孔。

五、远端肢体穴位

(一)上肢

1. 合谷

【定位】在手背,第 1、2 掌骨间,第 2 掌骨桡侧中点。将拇、示两指张开,以另一手的拇指关节横纹放在虎口上,当虎口与第 1、2 掌骨结合部连线的中点;拇、示指合拢,在肌肉的最高处取穴。

【主治】热病,多汗,头痛,目赤肿痛,齿痛,咽喉肿痛,腹痛,便秘,经闭,滞产。

【解剖层次】合谷穴在第1、2掌骨之间,第1骨间背侧肌中。进针层次为皮肤→皮下组织→第1骨间背侧肌→拇收肌。神经分布:浅层分布有桡神经浅支,深层有正中神经的指掌侧固有神经,第1骨间背侧肌和拇收肌均由尺神经支配。血管分布:浅层皮下组织内有手背静脉网,为头静脉的起部,腧穴近侧正当桡动脉从手背穿向手掌之处。

【刺法与注意事项】直刺或斜刺,深0.5～1寸。针刺时针尖不宜偏向腕侧,以免刺破手背静脉网和掌深动脉而引起出血。本穴提插幅度不宜过大,以免伤及血管引起血肿。孕妇忌针,否则可引起流产。

2. 手三里

【定位】在前臂背面桡侧,当阳溪与曲池连线上,肘横纹下2寸。侧腕屈肘,在阳溪与曲池的连线上,曲池下2寸处取穴。

【主治】腰痛,肩臂痛,上肢麻痹,半身不遂,溃疡病,肠炎,消化不良,牙痛,口腔炎,颈淋巴结核,面神经麻痹,感冒,乳腺炎。

【解剖层次】进针层次为皮肤→皮下组织→前臂筋膜→桡侧腕长→短伸肌→旋后肌。神经分布:皮肤有前臂外侧皮神经分布,深层由桡神经深支支配。血管分布:有桡返动脉的分支。

【刺法与注意事项】直刺0.5～0.8寸,局部酸胀沉重,针感可向手背部扩散。

3. 曲池

【定位】屈肘取穴,在肘横纹外侧端,尺泽与肱骨外上髁连线中点处。

【主治】热病,咽喉肿痛,齿痛,目赤痛,头痛,眩晕,手臂肿痛,上肢不遂,腹痛,吐泻。

【解剖层次】进针层次为皮肤→皮下组织→桡侧腕长伸肌→肱桡肌。神经分布:浅层分布有前臂背侧皮神经,内侧深层为桡神经本干。血管分布:深层桡神经本干附近有桡侧副动、静脉前支。

【刺法与注意事项】直刺1～1.5寸。若深刺达桡神经本干,可产生前臂外侧、手背外侧向指端放射的强烈触电感。

4. 尺泽

【定位】在肘横纹中,肱二头肌腱桡侧凹陷处。

【主治】肺结核,咯血,肺炎,支气管炎,支气管哮喘,咽喉肿痛,胸膜炎,肘关节病,脑血管病后遗症,前臂痉挛,肩胛神经痛,精神病,小儿抽搐,膀胱括约肌麻痹(小便失禁)。

【解剖层次】进针层次为皮肤→皮下组织→肱桡肌→肱肌。神经分布:浅层皮肤有前臂外侧皮神经分布。肱桡肌和其深面的肱肌之间有桡神经,该神经于此分为深、浅二支。深支支配肱桡肌,肱肌由肌皮神经支配。血管分布:皮下组织内有头静脉。针由皮肤经头静脉、皮神经之间,穿肘深筋膜,进入肱桡肌。

【刺法与注意事项】直刺0.5～0.8寸,局部酸胀,针感向前臂或手部放散。

5. 孔最

【定位】在前臂掌面桡侧,当尺泽与太渊连线上,腕横纹上7寸处。

【主治】肺结核咯血,咽喉炎,扁桃体炎,支气管炎,支气管哮喘,肘臂痛,手关节痛。

【解剖层次】进针层次为皮肤→皮下组织→肱桡肌→桡侧腕屈肌→旋前圆肌→指浅屈肌→拇长屈肌。神经分布:皮肤有前臂外侧皮神经分布,深层有桡神经深支。血管分布:浅层有头静脉,深层有桡动、静脉。

【刺法与注意事项】直刺0.5～0.8寸,局部酸胀,针感可向前臂部放散。针刺时应避开桡动、静脉,以防刺破血管,引起出血。

6. 列缺

【定位】在前臂桡侧缘,桡骨茎突上方,腕横纹上1.5寸处。当肱桡肌与拇长展肌腱之间。两手虎口自然交叉,一手示指按在另一手的桡骨茎突上,当示指尖到达之凹陷处取穴。

【主治】感冒,哮喘,偏正头痛,面神经痉挛,面神经麻痹,三叉神经痛,颈椎病,脑血管后遗症,腕关节周围软组织疾患,遗精,牙痛,高血压。

【解剖层次】进针层次为皮肤→皮下组织→拇长展肌腱→旋前方肌→桡骨。神经分布:皮肤有前臂外侧皮神经和桡神经的浅支双重分布。血管分布:桡动脉有两条伴行静脉,位于肱桡肌内侧。桡动脉可由肘窝下2cm与桡骨茎突前方作一连线,该线为桡动脉的体表投影,桡神经浅支与动脉伴行,该穴位于桡动脉和浅支的外侧。

【刺法与注意事项】提捏皮肤沿皮向上斜刺0.2～0.3寸,局部酸胀,沉重或向肘、肩部放散。

7. 太渊

【定位】在腕掌侧横纹桡侧,桡动脉搏动处。仰掌,在腕横纹上,于桡动脉桡侧凹陷处取穴。

【主治】扁桃体炎,肺炎,心动过速,无脉症,脉管炎,肋间神经痛,桡腕关节及周围软组织疾患,膈肌痉挛。

【解剖层次】进针层次为皮肤→皮下组织→桡骨骨膜。神经分布:皮肤有前臂外侧皮神经分布,浅筋膜由桡神经浅支,深层肌肉由桡神经和正中神经支配。血管分布:浅筋膜有头静脉与桡动脉掌浅支,穿前臂筋膜深层有桡动、静脉。

【刺法与注意事项】直刺或提捏皮肤沿肺经向肘部横刺0.2~0.3寸。针刺时应避开动脉。

8. 鱼际

【定位】在手拇指(第1掌指关节)后凹陷处,约当第1掌骨中点桡侧,赤白肉际处。取穴时,仰掌,当第1掌指关节后,掌骨中点,赤白肉际处取穴。

【主治】感冒,扁桃体炎,支气管炎,支气管哮喘,多汗症,鼻出血,乳腺炎,小儿疳积,手指肿痛等。

【解剖层次】进针层次为皮肤→皮下组织→拇短展肌→拇对掌肌→拇短屈肌。神经分布:浅层有桡神经浅支和正中神经的第1掌侧总神经分布。除拇短屈肌深头由尺神经支配外,其他各肌则由正中神经指掌侧总神经的返支支配。血管分布:有拇指静脉回流支。

【刺法与注意事项】直刺0.5~0.8寸,局部有痛胀感。此处埋线痛苦较大,可适当局部麻醉后操作,或针刺替代。

9. 曲泽

【定位】在肘横纹中,当肱二头肌腱的尺侧缘。取穴时微屈肘,仰掌,在肘横纹上,肱二头肌腱的尺侧缘取穴。

【主治】心绞痛,风湿性心脏病,心肌炎,急性胃肠炎,支气管炎,中暑,小儿舞蹈病等。

【解剖层次】进针层次为皮肤→皮下组织→正中神经→肱肌。神经分布:皮肤有臂内侧皮神经分布,皮纹较深。深部有正中神经干,肱肌由肌皮神经支配。血管分布:皮下组织内有贵要静脉,深层布有正中静脉、贵要静脉、肱动静脉、尺侧返动、静脉的掌侧支与尺侧下副动静脉前支构成的静脉网。

【刺法与注意事项】进针时分开掌长肌腱与桡侧腕屈肌腱,直刺0.5~1寸,勿深刺,以免伤及正中神经。

10. 郄门

【定位】在前臂掌侧,当曲泽与大陵的连线上,腕横纹上5寸。取穴时微屈腕,仰掌,于掌长肌腱与桡侧腕屈肌腱之间取穴。

【解剖层次】进针层次为皮肤→皮下组织→桡侧腕屈肌→指浅屈肌→正中神经→指深屈肌→前臂骨间膜。神经分布:皮肤有前臂内、外侧皮神经双重分布。针由皮肤,浅筋膜穿前臂深筋膜后,依序入肌层,直抵其深面的骨间膜。所经肌肉除指深屈肌尺侧半由尺神经支配外,其他均由正中神经支配。血管分布:在皮下组织内有前臂正中静脉上行,注入肘正中静脉。

【主治】心绞痛,心肌炎,风湿性心脏病,心悸,膈肌痉挛,癔症,精神病,乳腺炎,胸膜炎,胃出血等。

【刺法与注意事项】进针时分开掌长肌腱与桡侧腕屈肌腱,直刺0.5～1寸,勿深刺,以免伤及正中神经。

11. 间使

【定位】在前臂掌侧,当曲泽与大陵的连线上,腕横纹上3寸,掌长肌腱与桡侧腕屈肌腱之间。

【主治】风湿性心脏病,心绞痛,心肌炎,心脏内外膜炎,癫痫,癔症,精神分裂症,脑血管病后遗症,感冒,咽喉炎,胃炎,疟疾,荨麻疹,子宫内膜炎等。

【解剖层次】进针层次为皮肤→皮下组织→指浅屈肌→指深屈肌→旋前方肌→前臂骨间隙。神经分布:皮肤有前臂内、外侧皮神经双重分布,除指深屈肌的尺侧半由尺神经支配外,其他均由正中神经的分支支配。血管分布:前臂浅筋膜内有前臂正中静脉经。

【刺法与注意事项】进针时分开掌长肌腱与桡侧腕屈肌腱,直刺0.5～1寸,勿深刺,以免伤及正中神经。

12. 内关

【定位】在前臂掌侧,伸臂仰掌,当曲泽与大陵的连线上,腕横纹上2寸,掌长肌腱与桡侧腕屈肌腱之间。

【主治】心痛,心悸,胸闷,胸痛,胃痛,呕吐,呃逆,上肢不遂,肘臂挛痛,癫痫,偏头痛,眩晕,失眠。

【解剖层次】内关穴在桡侧腕屈肌腱与掌长肌腱之间。进针层次为皮肤→皮下组织→桡侧腕屈肌腱与掌长肌腱之间部→指浅屈肌和旋前方肌。神经分布:内关穴区的皮肤有前臂内、外侧皮神经的分支。在深筋膜下,桡侧腕屈肌腱与掌长肌腱之间,有正中神经干。血管分布:浅筋膜穴区内,有浅静脉网。桡侧腕屈肌腱与掌长肌腱之间,有正中神经干伴行的动、静脉。

【刺法与注意事项】直刺0.5～1寸。内关穴埋线时主要应避免损伤正中神经干。此外由于本穴肌腱较多又有正中神经和动静脉,所以不宜埋入较长的线体,以免影响运动,最好将线体控制在 0.5 cm 以内。埋线进针时应避免偏向桡侧,以免刺伤正中神经干,在进针过程中,若稍有触电或放射感,应立即退针换位再刺。此外操作时不要反复提插捻转。

13. 少海

【定位】屈肘,在肘横纹内侧端与肱骨内上髁连线的中点处,在肘横纹尺侧纹头凹陷处取穴。

【主治】神经衰弱,精神分裂症,头痛,眩晕,三叉神经痛,肋间神经痛,尺神经炎,肺结核,胸膜炎,落枕,前臂麻木及肘关节周围软组织疾患,下肢痿痹,心绞痛,淋巴结炎,疔疮。

【解剖层次】进针层次为皮肤→皮下组织→旋前圆肌→肱肌。神经分布:皮肤有前臂内侧皮神经分布。血管分布:在皮下组织内有贵要静脉,该静脉接受前臂正中静脉或肘正中静脉的注入。

【刺法与注意事项】直刺 0.5～1.0 寸,局部酸胀,有麻电感向前臂放散。

14. 通里

【定位】在前臂掌侧,当尺侧腕屈肌腱的桡侧缘,腕横纹上 1 寸。

【主治】头痛,眩晕,神经衰弱,癔症性失语,精神分裂症,心绞痛,心动过缓,扁桃腺炎,咳嗽,哮喘,急性舌骨肌麻痹,胃出血,子宫内膜炎。

【解剖层次】进针层次为皮肤→皮下组织→桡侧腕屈肌→指深屈肌→旋前方肌。神经分布:皮肤有前臂内侧皮神经分布。血管分布:浅层有贵要静脉,深层分布有尺动、静脉。

【刺法与注意事项】直刺 0.3～0.5 寸,局部酸胀,针感可下行传到无名指或小指,或循心经上行至前臂、肘窝,个别可走向胸部。

15. 神门

【定位】在腕部,腕掌侧横纹尺侧端,尺侧腕屈肌腱的桡侧凹陷处。

【主治】精神病和心脏病的要穴。心悸,心脏扩大,心绞痛,神经衰弱,癔症,癫痫,精神病,痴呆,舌骨肌麻痹,鼻内膜炎,产后失血,淋巴腺炎,扁桃体炎。

【解剖层次】进针层次为皮肤→皮下组织→尺侧腕屈肌腱桡侧缘。神经分布:皮肤有前臂内侧皮神经和尺神经的掌皮支分布。尺侧腕屈肌(腱)由尺神经支配。血管分布:贵要静脉属支和尺神经掌支,深层分布有尺动、静脉。

【刺法与注意事项】提捏进针或直刺 0.3～0.5 寸,针刺时避开尺动、静脉,以免引起出血。

16. 天井

【定位】在上臂外侧,屈肘时,肘尖直上1寸凹陷处。以手叉腰,于肘尖(尺骨鹰嘴)后上方1寸凹陷处取穴。

【解剖层次】进针层次为皮肤→皮下组织→肱三头肌。神经分布:皮肤由臂后皮神经分布。深层肌肉由桡神经支配。血管分布:深层有肘关节动静脉网。

【主治】眼睑炎,扁桃腺炎,外眼角红肿,咽喉疼痛,中风,抑郁症,精神分裂症,支气管炎,颈淋巴结核,心痛,胸痛,偏头痛,颈项痛,肘关节及上肢软组织损伤,落枕。

【刺法与注意事项】直刺0.5～1.0寸。

17. 支沟

【定位】伸臂俯掌,于手背腕横纹中点直上3寸,尺骨与桡骨之间,阳池与肘尖的连线上。

【主治】胁痛,习惯性便秘,暴喑,咽肿,耳聋耳鸣,目赤目痛,呕吐泄泻,经闭,产后血晕不省人事,产后乳汁分泌不足,上肢麻痹瘫痪,肩背部软组织损伤,急性腰扭伤,肋间神经痛,胸膜炎,肺炎,心绞痛,心肌炎,急性舌骨肌麻痹。

【解剖层次】进针层次为皮肤→皮下组织→小指伸肌→拇长伸肌、前臂骨间膜。神经分布:皮肤有前臂后皮伸经分布。前臂后区的血管神经束由桡神经深支(骨间背侧神经)和骨间背侧动脉及两条静脉组成。血管分布:皮下组织内有贵要静脉和头静脉的属支。在前臂后区的下段,拇长伸肌的深面,有骨间掌侧动脉的穿支,穿过骨间膜的下缘,进入前臂前区。

【刺法与注意事项】直刺0.5～1.0寸,局部酸胀,针感可向上扩散至肘部,有时有麻电感向指端放射。

18. 三阳络

【定位】屈肘俯掌,在手背腕横纹上4寸,尺骨与桡骨之间取穴。

【解剖层次】进针层次为皮肤→皮下组织→指伸肌→拇长展肌→拇短伸肌。神经分布:皮肤有桡神经发出的前臂后皮神经的属支分布。深层肌由桡神经深支发出的肌支支配。血管分布:浅层有头静脉和贵要静脉的属支,深层为前臂骨间后动、静脉的分支。

【主治】暴喑卒聋,龋齿牙痛,挫闪腰痛,手臂痛不能上举,恶寒发热无汗,内伤,脑血管病后遗症,眼病,失语。

【刺法与注意事项】直刺0.5～1.0寸,局部酸胀,可扩散至肘部或斜刺2.0～3.0寸,透郄门穴,前臂感觉麻胀,并向指端传导。

19. 外关

【定位】伸臂俯掌,于手背腕横纹中点直上 2 寸,尺桡骨之间,与内关穴相对取穴。

【解剖层次】进针层次为皮肤→皮下组织→小指伸肌→指伸肌→示指伸肌。神经分布:皮肤有桡神经发出的前臂后皮神经分布。深层肌肉(腱)均由桡神经肌支支配。血管分布:有头静脉和贵要静脉的属支,骨间后动、静脉。

【主治】目赤肿痛,耳鸣耳聋,鼻衄,牙痛,上肢关节炎,桡神经麻痹,急性腰扭伤,颞颌关节功能紊乱,落枕,腹痛,便秘,肠痈,霍乱,热病,感冒,高血压,偏头痛,失眠,脑血管病后遗症,遗尿。

【刺法与注意事项】直刺 0.5～1.0 寸,或透内关穴,局部酸胀,有时可扩散至指端。向上斜刺 1.5～2.0 寸,局部酸胀,向上扩散至肘、肩部。治疗肘肩及躯干疾病。或向阳池方向斜刺运针,治疗腕关节疾病。

20. 阳池

【定位】俯掌,在腕背部横纹中,指伸肌腱的尺侧凹陷处。第 3、4 掌骨间直上与腕横纹交点处凹陷中取穴;或于腕关节背部指总伸肌腱和小指固有伸肌腱之间处取穴。

【主治】耳聋,目红肿痛,喉痹,手腕部损伤,前臂及肘部疼痛,颈肩部疼痛,流行性感冒,风湿病,糖尿病等。

【解剖层次】进针层次为皮肤→皮下组织→腕背侧韧带→三角骨(膜)。神经分布:皮肤有前臂后皮神经和尺神经的手背支双重分布。针由皮肤、浅筋膜穿过深筋膜,在小指伸肌和指伸肌腱之间,直抵三角骨面。以上二肌(腱)均包裹有腱鞘,由桡神经支配。血管分布:浅层有手背静脉网的尺侧部和小指的指背静脉渐汇成贵要静脉的起始部。深层有尺动脉腕背支的分支。

【刺法与注意事项】刺法:提捏平刺 0.5～1.0 寸。

21. 四渎

【定位】在前臂背侧,肘尖下方 5 寸,当阳池与肘尖的连线上,尺骨与桡骨之间。

【解剖层次】进针层次为皮肤→皮下组织→尺侧伸腕肌→骨间后血管神经束→拇长伸肌。神经分布:皮肤分布有桡神经发出的前臂后皮神经。针由皮肤、皮下组织穿前臂后面深筋膜,经尺侧伸腕肌和小指伸肌的交界部深进,穿经骨间后血管神经束,直抵深面拇长伸肌和前臂骨间膜的背面。血管神经束由桡神经深支(又称骨间背侧神经)和骨间背侧动脉以及两条伴行静脉,被前臂筋膜包裹而形成。行于前臂后区内浅层与深层肌之间,血管神经的分布营养并支配前臂后区的所有结构。血管分布:皮下组织内有头静脉和贵要静脉的属支,深层有肘关节动、静脉。

【主治】耳聋牙痛,咽喉痛,偏头痛,上肢麻痹瘫痪,神经衰弱,眩晕,肾炎等。

【刺法与注意事项】直刺0.5～1.0寸,局部酸胀,可向肘部和手背部放散。

22. 养老

【定位】在前臂背面尺侧,当尺骨小头近端桡侧凹陷中。取穴时屈肘,掌心向胸,在尺骨小头的桡侧缘上,与尺骨小头最高点平齐的骨缝中是穴。或掌心向下,用另一手指按捺在尺骨小头的最高点上;然后掌心转向胸部,当手指滑入的骨缝中是穴。

【主治】脑血管病后遗症,肩臂部神经痛,腰扭伤,落枕,近视眼。

【解剖层次】进针层次为皮肤→皮下组织→前臂筋膜→前臂骨间膜。神经分布:浅层皮肤有前臂内侧皮神经、前臂后皮神经、尺神经手背支分布,深层有骨间背侧神经。血管分布:皮下组织内有贵要静脉和头静脉的起始行经。深层有腕背动、静脉网。

【刺法与注意事项】提捏皮肤向上斜刺0.5～0.8寸。

23. 臑腧

【定位】正坐垂肩位,在肩部,当腋后纹头直上,肩胛冈下缘凹陷中。上臂内收时,当肩贞直上,肩胛冈下缘取穴。

【解剖层次】进针层次为皮肤→皮下组织→三角肌筋膜→三角肌→冈下肌。神经分布:皮肤有腋神经上支(皮神经)和锁骨上外侧神经分布。血管分布:肩胛上动、静脉的分支或属支。

【主治】肩周炎,脑血管病后遗症,颈淋巴结结核等。

【刺法与注意事项】直刺或斜刺0.5～1.5寸。

24. 小海

【定位】在肘内侧,当尺骨鹰嘴与肱骨内上髁之间凹陷处。屈肘抬臂位,尺骨鹰嘴与肱肌内上髁之间取穴。用手指弹敲该部时有麻电感直达小指。

【主治】头痛,癫痫,精神分裂症,舞蹈病,齿龈炎,颈淋巴结结核,网球肘等。

【解剖层次】进针层次为皮肤→皮下组织→肘筋膜→肱骨的尺神经沟。神经分布:浅层有前臂内侧皮神经尺侧支、臂内侧皮神经双重分布。深层在尺神经沟内有尺神经本干。血管分布:有尺神经和尺侧上副动、静脉形成的血管神经束,深达肱骨内上髁后面的尺神经沟底骨膜,尺神经后外侧有尺侧上副动静脉与尺动静脉的尺侧返动静脉的后支吻合成的动静脉网。

【刺法与注意事项】直刺 0.3～0.5 寸。

25. 支沟

【定位】在前臂背侧,尺骨与桡骨之间,腕背横纹上 3 寸。

【主治】肩背酸痛,落枕,胁肋痛,暴喑,耳鸣,耳聋,便秘。

【解剖层次】本穴在桡骨与尺骨之间。指总伸肌与拇长伸肌之间。进针层次为皮肤→皮下组织→小指伸肌→拇长伸肌。屈肘俯掌时则在指总伸肌的桡侧。神经分布:皮肤有前臂后侧皮神经,深层有前臂骨间后神经。血管分布:深层有前臂骨间后动、静脉。

【刺法与注意事项】直刺 1～1.5 寸。

26. 外关

【定位】在前臂背侧,当阳池与肘尖的连线上,腕背横纹上 2 寸,尺骨与桡骨之间。

【主治】肘臂屈伸不利,肩背痛,腕关节疼痛,手指疼痛,手颤,热病,头痛,目赤肿痛,耳鸣,耳聋,颈项强痛,落枕,胸胁痛。

【解剖层次】在桡骨与尺骨之间,指总伸肌与拇长伸肌之间,进针层次为皮肤→皮下组织→小指伸肌→指伸肌→拇长伸肌→示指伸肌。神经分布:皮肤有前臂后侧皮神经,深层偏尺侧有前臂骨间后神经,与同名动静脉伴行。血管分布:深层有前臂骨间后动、静脉。

【刺法与注意事项】直刺 0.5～1.5 寸。由于骨间后神经位于穴位深层尺侧,进针时偏尺侧可刺中骨间后神经,产生向腕后和手背放射的麻电感。

27. 肩髃

【定位】在肩部,三角肌上,当臂外展或向前平伸时,在肩峰前下方凹陷处。

【主治】肩臂疼痛,上肢不遂。

【解剖层次】进针层次为皮肤→皮下组织→三角肌→三角肌下囊→冈上肌腱。神经分布:皮肤及皮下组织有臂外侧上皮神经及锁骨上神经双重分布。血管分布:有旋肱后动、静脉。

【刺法与注意事项】肩髃穴深处为三角肌下囊,内有滑液,所以不宜刺入过深,绝对禁止将线体植入囊内。

28. 肩贞

【定位】在肩关节后下方,臂内收时,腋后纹头上 1 寸。

【主治】肩臂麻痛,瘰疬,耳鸣,耳聋。

【解剖层次】在肩关节后下方。进针层次为皮肤→皮下组织→三角肌→肱三头肌→大圆肌→背阔肌。神经分布:浅层分布有肋间臂神经,深层分布有腋神经、桡神经、肩胛下神经分支。最深部上方为桡神经。血管分布:在深部腋腔内有腋动脉。

【刺法与注意事项】向前下斜刺 2～2.5 寸。进针时针尖应向前与穴位上方皮肤呈 70°夹角,不可偏向内,以免损伤胸侧壁,造成气胸。禁止埋线针进入腋腔。

(二) 下肢

1. 髀关

【定位】在大腿前面,髂前上棘与髌底外侧端的连线上。屈股时,平会阴,居缝匠肌外侧凹陷处。

【主治】下肢瘫痪,股内外肌痉挛,下肢麻痹疼痛,膝关节痛,重症肌无力,腹股沟淋巴结炎。

【解剖层次】进针层次为皮肤→皮下组织→阔筋膜张肌→骨直肌→股外侧肌。神经分布:皮肤浅层有腰丛的股外侧皮神经分布。血管分布:有股外侧静脉及旋髂浅静脉,深部肌肉之间有旋股外侧动、静脉。

【刺法与注意事项】直刺 1.5～2.5 寸。

2. 伏兔

【定位】正坐屈膝位,在大腿前面,膝髌上缘上 6 寸。当髂前上棘与髌骨外上缘的连线上取穴。

【主治】风湿性关节炎,股外侧皮神经炎,下肢瘫痪,下肢痉挛,荨麻疹,脚气,腹股沟淋巴腺炎。

【解剖层次】进针层次为皮肤→皮下组织→股直肌→股中间肌。神经分布:浅层有股神经前皮支及股外侧皮神经,深层有股神经的肌支。血管分布:在股直肌和股中间肌之间,有旋股外侧动、静脉。

【刺法与注意事项】直刺:1.5～2.5 寸,局部酸胀,可下传至膝部。

3. 阴市

【定位】正坐屈膝位,在大腿前面,髌骨外上缘上 3 寸,当髂前上棘与髌骨外上缘的连线上取穴。

【主治】风湿性关节炎,髌上滑囊炎,髌骨软化症,脑血管病后遗症,糖尿病,水肿。

【解剖层次】进针层次为皮肤→皮下组织→股外侧肌。神经分布:皮肤由股前皮神经和股外侧皮神经分布,深层有股神经肌支。血管分布:旋股外侧动静脉的降支。

【刺法与注意事项】直刺 0.5～1 寸,局部酸胀,扩散至膝关节周围。

4. 梁丘

【定位】屈膝,大腿前面,当髂前上棘与髌底外侧端的连线上,髌底上 2 寸。

【主治】胃痛,关节炎。

【解剖层次】进针层次为皮肤→皮下组织→股直肌和股外侧肌间→股中间肌腱→膝关节肌腱。神经分布:浅层分布有股神经前皮支,深层有股神经肌支。血管分布:有旋股外侧动脉降支和伴行静脉。

【刺法与注意事项】直刺 0.5～1 寸。梁丘穴区深层所通行的肌腱较多,如股直肌腱、股中间肌肌腱和膝关节肌腱,因此不宜深刺,以免损伤肌腱。

5. 血海

【定位】屈膝,在大腿内侧,髌底内侧端上 2 寸,当股四头肌内侧的隆起处。

【主治】月经不调,痛经,崩漏,经闭,湿疹,瘾疹。

【解剖层次】在股骨内上髁上缘,股内侧肌中间。进针层次为皮肤→皮下组织→股内侧肌。神经分布:股前皮神经及股神经肌支。血管分布:浅层有大隐静脉属支,深层有股动、静脉肌支。

【刺法与注意事项】直刺 1～2 寸。血海穴深部主要为股内侧肌,无大的血管和神经。

6. 伏兔

【定位】在大腿前面,当髂前上棘与髌底外侧端的连线上,髌底上 6 寸。

【主治】腰膝冷痛,下肢麻痹。

【解剖层次】进针层次为皮肤→皮下组织→股直肌→股中间肌,深处为股骨。神经分布:浅层有股神经前皮支和股外侧皮神经,深层有股神经肌支。血管分布:深层分布有旋股外侧动、静脉分支。

【刺法与注意事项】直刺,沿股骨外缘进针 1～2 寸。若针刺偏外侧可能刺中旋股外侧动、静脉分支。

7. 环跳

【定位】侧卧屈股位,在股外侧部,当股骨大转子最凸点与骶骨裂孔的连线的外 1/3 与中 1/3 交点处。

【主治】坐骨神经痛,下肢麻痹,脑血管病后遗症,腰腿痛,髋关节及周围软组织疾病,脚气,感冒,神经衰弱,风疹,湿疹。

【解剖层次】进针层次为皮肤→皮下组织→臀肌筋膜→臀大肌→坐骨神经→

闭孔内肌(腱)与上下孖肌。神经分布：皮肤有髂腹下神经的外侧支和臀上皮神经的双重分布。深层有坐骨神经,臀下神经、股后皮神经。血管分布：有臀下动、静脉。

【刺法与注意事项】针尖略向下方斜刺 2.0～3.0 寸,局部酸胀,有麻电感向下肢放射,以治疗坐骨神经及下肢疾患；针尖斜向外生殖器及少腹方向刺 2.0～3.0 寸,麻胀感可达外生殖器,治疗外生殖器及少腹疾患；针尖向髋关节直刺 2.0～2.5 寸,局部酸胀感,可治疗髋关节疾患。

8. 风市

【定位】侧卧位,在大腿外侧部的中线上,当横纹上 7 寸处。或直立垂手时,中指尖处取穴。

【主治】下肢瘫痪,腰腿痛,膝关节炎,脚气,头痛,眩晕,坐骨神经痛,股外侧皮神经炎,小儿麻痹后遗症,荨麻疹,耳鸣等。

【解剖层次】进针层次依次为皮肤→皮下组织→阔筋膜→髂胫束→股外侧肌→股中间肌。神经分布：皮肤由股外侧皮神经分布,深层肌由股神经支配。血管分布：有旋股外侧动脉起自股深动脉的外侧壁,在股直肌深面分为上下支,下支营养股前外侧肌。

【刺法与注意事项】直刺 1～1.5 寸。

9. 中渎

【定位】仰卧位,在大腿外侧,当风市下 2 寸,或横纹上 5 寸,股外侧肌与股二头肌之间。

【主治】下肢麻痹,坐骨神经痛,膝关节炎,腓肠肌痉挛。

【解剖层次】进针层次为皮肤→皮下组织→髂胫束→股外侧肌→股中间肌。针由皮肤、浅筋膜穿阔筋膜,在二头肌外侧入股外侧肌,直抵股骨表面的骨膜。神经分布：浅层有股外侧皮神经分布,前肌由坐骨神经支配,后肌由股神经支配。血管分布：深层有旋骨外侧动静脉降支的肌支。

【刺法与注意事项】直刺 1～1.5 寸,局部酸胀,针感可向下扩散。

10. 光明

【定位】正坐垂足或仰卧位,在小腿外侧,当外踝尖上 5 寸,腓骨前缘,趾长伸肌和腓骨短肌之间取穴。

【主治】睑缘炎,屈光不正,夜盲,视神经萎缩,偏头痛,精神病,膝关节炎,腰扭伤。

【解剖层次】进针层次为皮肤→皮下组织→小腿筋膜→腓骨长、短肌腱→趾长伸肌→拇长伸肌。神经分布:皮肤有腓浅神经和腓肠外侧皮神经分布,深层有腓深神经。血管分布:胫前动静脉。

【刺法与注意事项】直刺 0.5~0.8 寸,局部酸胀,可向足背扩散。

11. 阳辅

【定位】正坐垂足或卧位,在小腿外侧,当外踝尖上 4 寸,腓骨前缘稍前方,当腓骨前缘处取穴。

【主治】半身不遂,下肢麻痹,膝关节炎,腰痛,偏头痛,坐骨神经痛,颈淋巴结核,颈淋巴结炎,扁桃体炎。

【解剖层次】进针层次为皮肤→皮下组织→小腿深筋膜→腓骨长、短肌腱→趾长伸肌→拇长伸肌。神经分布:皮肤有腓总神经的分支腓浅神经分布。血管分布:深层有腓动静脉。

【刺法与注意事项】直刺 0.5~0.8 寸,局部酸胀,可向下扩散。

12. 悬钟

【定位】正坐垂足或卧位,在小腿外侧,当外踝尖上 3 寸,当腓骨后缘与腓骨长、短肌腱之间凹陷处取穴。

【主治】脑卒中后遗症,下肢痿痹,踝关节及周围软组织疾病,脊髓炎,腰扭伤,落枕,头痛,扁桃体炎,鼻炎,鼻出血。

【解剖层次】进针层次为皮肤→皮下组织→小腿深筋膜→腓骨长、短肌腱→趾长伸肌→拇长伸肌。神经分布:皮肤有腓总神经的分支腓浅神经分布。腓骨长、短肌由腓浅神经的肌支支配,拇长屈肌和趾长屈肌由胫神经支配。血管分布:小腿骨间膜深层有腓动、静脉。

【刺法与注意事项】直刺 0.5~0.8 寸,深刺可透三阴交穴,局部酸胀,可扩散至足。

13. 丘墟

【定位】正坐垂足着地或侧卧位,在足外踝的前下方,当趾长伸肌腱的外侧凹陷处取穴。

【主治】踝关节及周围软组织疾病,腓肠肌痉挛,坐骨神经痛,肋间神经痛,胆囊炎,胆绞痛,腋下淋巴结炎。

【解剖层次】进针层次为皮肤→皮下组织→足背筋膜→趾短伸肌。神经分布:皮肤有腓肠神经的足背外侧皮神经分布。血管分布:足背深筋膜较薄弱,两筋膜之间有丰富的足背静脉网,分别汇入小隐静脉。

【刺法与注意事项】直刺 0.5~0.8 寸,局部酸胀。

14. 足临泣

【定位】仰卧位,在足背外侧,在第4、5跖骨结合部的前方凹陷中取穴,穴当小趾伸肌腱的外侧。

【主治】头痛,眩晕,月经不调,胎位不正,乳腺炎,退乳,中风瘫痪,足跟痛,间歇热,呼吸困难。

【解剖层次】进针层次为皮肤→皮下组织→足背筋膜→趾短伸肌→骨间背侧肌。神经分布:皮肤有足背外侧皮神经和足中间皮神经双重分布。血管分布:浅筋膜中走行有足背静脉网及大小、隐静脉的起始部。

【刺法与注意事项】直刺0.5~0.8寸。

15. 侠溪

【定位】在足背外侧,当第4、5趾缝间,趾蹼缘后方赤白肉际处,当趾蹼缘的上方纹头处取穴。

【主治】下肢麻痹,坐骨神经痛,肋间神经痛,偏头痛,脑卒中,高血压,耳鸣,耳聋,腋淋巴结炎,咯血,乳腺炎。

【解剖层次】进针层次为皮肤→皮下组织→足背筋膜→第4骨间背侧肌。神经分布:皮肤有腓浅神经的足背中间皮神经分布,深部由足底外侧神经支配。血管分布:趾静脉归流于足背静脉弓,经足背静脉网,外侧则流向小隐静脉。

【刺法与注意事项】直刺或向上斜刺0.3~0.5寸,局部酸胀,可向趾端放散。

16. 承扶

【定位】俯卧位,在大腿后面,臀横纹正中取穴。

【主治】坐骨神经痛,腰骶神经根炎,下肢瘫痪,小儿麻痹后遗症,便秘,痔疮,尿潴留,臀部炎症等。

【解剖层次】进针层次为皮肤→皮下组织→阔筋膜→坐骨神经→大收肌。神经分布:皮肤有股后皮神经的臀下皮神经分布,深层有股后皮神经本干、坐骨神经。血管分布:在臀大肌下缘;有坐骨神经伴行的动、静脉。

【刺法与注意事项】直刺1.5寸,局部酸胀。

17. 委中

【定位】俯卧位,在腘窝横纹中央,股二头肌腱与半腱肌腱的中间处取穴。

【主治】急性胃肠炎,肠炎,腹痛,遗尿,尿潴留,坐骨神经痛,脑血管病后遗症,癫痫,湿疹,风疹,荨麻疹,牛皮癣,疖疮,腰背痛,风湿性膝关节炎,腓肠肌痉挛,中暑,疟疾,鼻衄。

【解剖层次】进针层次为皮肤→皮下组织→腘窝→腘斜韧带。神经分布:皮肤有股后皮神经分布,腘窝的皮肤较柔软。血管分布:有足背静脉网外侧起始的小隐静脉,经外踝后下方上升至小腿后面,穿腘筋膜注入腘静脉。

【刺法与注意事项】解剖学研究发现,当直刺进针时,针体穿过腘筋膜深面、腓肠肌内、外侧头之间,入深面可触及粗大的胫神经和腘血管束,针体由皮肤到胫神经的深度为(1.55 ± 0.32)cm,到腘静脉的深度为(2.84 ± 0.38)cm。胫神经的体表投影相当于腘窝上、下角的连线。成年人委中穴针刺的适宜深度均值为 1.55 cm。

因此,委中穴埋线时应控制针刺深度在 1.5 cm 以内,由于深部为腘动静脉和胫神经,不宜盲目深刺。

18. 承山

【定位】俯卧位,下肢伸直,足趾挺而向上,其腓肠肌部出现人字陷纹,于其尖下取穴。

【主治】腰肌劳损,腓肠肌痉挛,下肢瘫痪,痔疮,脱肛,坐骨神经痛,小儿惊风,痛经。

【解剖层次】进针层次为皮肤→皮下组织→小腿三头肌→跗长屈肌、胫骨后肌。神经分布:皮肤有腓肠神经和股后皮神经重叠分布,深层有胫神经。血管分布:浅层有小隐静脉,深层有胫后动静脉。

【刺法与注意事项】直刺0.7~1寸。

19. 飞扬

【定位】在小腿后面,当外踝后,昆仑穴直上7寸,承山外下方1寸处。

【主治】风湿性关节炎,痔疮,膀胱炎,癫痫,眩晕等。

【解剖层次】进针层次为皮肤→皮下组织→小腿三头肌→胫骨后肌。神经分布:皮肤有腓总神经的分支腓肠外侧皮神经分布。血管分布:小隐静脉起自足背静脉网的外侧部,经外踝后下方,至小腿后面中线上行,与腓肠神经伴行。

【刺法与注意事项】直刺0.7~1寸。

20. 昆仑

【定位】在足部外踝后方,外踝尖与跟腱之间的凹陷处取穴。

【主治】坐骨神经痛,神经性头痛,眩晕;下肢瘫痪,膝关节炎,踝关节扭伤,膝关节周围软组织疾病;甲状腺肿大,脚气,鼻衄,胎盘滞留,痔疮。

【解剖层次】进针层次为皮肤→皮下组织→腓骨长、短肌。神经分布:皮肤有腓肠神经分布。血管分布:该穴深层结构的血液来自腓动脉。该动脉是胫后动脉在腘肌下方2~3 cm发出的,经胫骨后面与跗长屈肌之间下降至外踝。

【刺法与注意事项】直刺 0.5～1 寸。

21. 阳陵泉

【定位】在小腿外侧，当腓骨小头前下方的凹陷处。

【主治】胁肋痛，肩痛，黄疸，口苦，呕吐；下肢痿痹，膝髌肿痛。常用于肝郁气滞，郁闷，黄褐斑和经脉不通。

【解剖层次】进针层次为皮肤→皮下组织→腓骨长肌→趾长伸肌。深处为腓胫关节。神经分布：浅层为腓肠外侧皮神经，腓总神经在此处分为腓浅神经及腓深神经。血管分布：有膝下外侧动、静脉。

【刺法与注意事项】直刺，向胫骨后缘下刺入或向后下方斜刺，进针 1～2 寸，注意不可深刺入关节腔。

22. 阴陵泉

【定位】在小腿内侧，当胫骨内侧踝后下方凹陷处。

【主治】腹胀，泄泻，水肿，黄疸，小便不利或失禁，阴茎痛，妇人阴痛，膝痛。多用于与水湿有关的病症，下肢水肿，胃痛伴湿热，舌苔厚腻症状者。

【解剖层次】进针层次为皮肤→皮下组织→半腱肌腱→腓肠肌。神经分布：浅层分布有小腿内侧皮神经，深层有胫神经。血管分布：浅层前方有大隐静脉，膝最上动脉，最深层有胫后动、静脉。

【刺法与注意事项】直刺，沿胫骨后缘，深 1～3 寸。不可深刺，以免进入腘窝损伤胫神经和腘动、静脉。本穴进行埋线时，容易出现局部肿胀，可适当延长压迫时间，嘱患者减少活动。

23. 地机

【定位】在小腿内侧，当内踝尖与阴陵泉的连线上，阴陵泉下 3 寸。

【主治】腹痛，腹胀，泄泻，水肿，小便不利，月经不调，痛经，遗精，腿膝麻木、疼痛，腰痛。

【解剖层次】在胫骨后缘与比目鱼肌之间。进针层次为皮肤→皮下组织→腓肠肌→比目鱼肌。神经分布：有小腿内侧皮神经，深层后方有胫神经。血管分布：前方有大隐静脉及膝最上动脉的末支，深层有胫后动、静脉。

【刺法与注意事项】直刺 1～1.5 寸。

24. 足三里

【定位】在小腿前外侧，当犊鼻下 3 寸，距胫骨前缘一横指（中指）。

【主治】胃痛，呕吐，噎膈，腹胀，泄泻，痢疾，便秘，乳痈，肠痈，下肢痹痛，水肿，癫狂，脚气，虚劳羸瘦。

【解剖层次】足三里在胫骨前肌、趾长伸肌之间。其进针层次为皮肤→皮下组织→胫骨前肌,深处为小腿骨间膜。神经分布:为腓肠外侧皮神经及隐神经的皮支分布处,深层有腓深神经。血管分布:腓侧有胫前动、静脉。

【刺法与注意事项】因腓骨侧有胫前动、静脉,进针时应稍偏向胫骨方向直刺,深度 1～2 寸。

25. 三阴交

【定位】在小腿内侧,胫骨内侧缘后方,当足内踝尖上 3 寸。

【主治】痛经,崩漏,带下,月经不调,经闭,不孕,恶露不尽,遗精,阳痿,阴茎痛,疝气,遗尿,小便不利,水肿,肠鸣腹胀,泄泻,便秘,失眠,眩晕,湿疹。

【解剖层次】三阴交位于胫骨内侧缘后方。进针层次为皮肤→皮下组织→趾长屈肌→胫骨后肌。神经分布:为小腿内侧皮神经分布处,深层后方有胫神经。血管分布:有大隐静脉,深层有胫后动、静脉。

【刺法与注意事项】直刺 1～1.5 寸。该穴由于位置较浅,埋线时容易出现肿痛,在埋线时应该注意:①直刺,勿斜刺,以免刺伤血管;②手法要轻柔;③线体宜剪短。埋线后不宜做剧烈下肢运动。

26. 上巨虚

【定位】犊鼻下 6 寸,或足三里下 3 寸,胫骨前肌上,当胫腓两骨之间。

【主治】腹痛,腹胀,腹泻,肠炎,胃炎。

【解剖层次】进针层次为皮肤→皮下组织→胫骨前肌,深层有小腿骨间膜。神经分布:皮肤分布有腓肠外侧皮神经,深层近小腿骨间膜处有腓深神经。血管分布:深处有胫前动、静脉。

【刺法与注意事项】直刺,1～1.5 寸,不宜过深,以免刺中腓深神经和胫前动、静脉。

27. 下巨虚

【定位】在小腿前外侧,当犊鼻下 9 寸,距胫骨前缘一横指(中指),当犊鼻与解溪穴的连线上取穴。

【主治】急性和慢性肠炎,急性和慢性肝炎,胰腺炎,癫痫,精神病,肋间神经痛,下肢瘫痪,下肢麻痹痉挛。

【解剖层次】进针层次为皮肤→皮下组织→胫骨前肌(腱)→蹈长伸肌,小腿骨间膜。神经分布:皮肤有腓肠外侧皮神经和隐神经双重分布,深处有腓深神经。血管分布:有胫前动、静脉。

【刺法与注意事项】直刺 0.5～0.9 寸,局部酸胀,向下扩散至足背。

28. 丰隆

【定位】在胫、腓骨之间,髌骨下缘至踝关节横纹之中点水平,即胫骨前缘外侧1.5寸。

【主治】咳嗽,痰多,头痛,眩晕,脚气,四肢肿,经闭,血崩,肩周炎,烟癖,肥胖病。

【解剖层次】进针层次为皮肤→皮下组织→趾长伸肌→踇长伸肌,深层为小腿骨间膜。神经分布:浅层有腓肠外侧皮神经,深部有腓深神经。血管分布:深部有胫前动脉。

【刺法与注意事项】直刺1～1.2寸。

29. 公孙

【定位】在足内侧缘,第1趾骨基底部前下方凹陷处。

【主治】胃痛,腹痛,腹泻,呕吐,便血,消化不良,心肌炎,胸膜炎,头面部水肿,癫痫等。

【解剖层次】进针层次为皮肤→皮下组织→踇展肌→踇短屈肌,深处为踇长屈肌腱。神经分布:浅层有隐神经分支。血管分布:分布有跗内侧动脉和足背静脉网。

【刺法与注意事项】直刺深1寸,深刺有可能刺入趾底动静脉和趾底总神经。

30. 内庭

【定位】在足背,于2、3趾间,趾蹼缘后方赤白肉际处,在第2跖趾关节前方,2、3趾缝间的纹头处取穴。

【主治】牙痛,齿龈炎,扁桃体炎,胃痉挛,急性和慢性肠炎,三叉神经痛。

【解剖层次】进针层次为皮肤→皮下组织→趾短伸肌→第2跖骨间隙。皮肤有腓浅神经的足背内侧皮神经的外侧支分布。针由皮肤、浅筋膜穿足背深筋膜,在趾长伸肌(腱)和趾短伸肌腱的第2、3趾腱之间,深进入骨间肌。以上诸肌的神经支配为腓深神经。

【刺法与注意事项】直刺或斜刺0.3～0.5寸,局部酸胀。

31. 太白

【定位】仰卧位,在足内侧缘,当足大趾本节(第1跖趾关节)后下方赤白肉际凹陷处取穴。

【主治】胃痉挛,胃炎,消化不良,腹胀,便秘,肠炎,痔疮,腰痛,下肢麻痹或疼痛。

【解剖层次】进针层次为皮肤→皮下组织→趾纤维鞘→踇展肌腱→踇短屈

肌。神经分布:皮肤有腓浅神经的足背内侧皮神经的内侧支分布。针由皮肤,浅筋膜进入趾跖侧筋膜及其形成的趾纤维鞘的十字部,再进蹈展肌和蹈短屈肌,该二肌由足底内侧神经支配。血管分布:有足背静脉网,足底内侧动脉及足跗内侧动脉分支。

【刺法与注意事项】直刺 0.3～0.5 寸,局部酸胀。

32. 太溪

【定位】在足内侧,内踝后方,内踝尖与跟腱之间的凹陷处取穴。

【主治】肾炎,膀胱炎,遗精,遗尿,肺气肿,支气管炎,哮喘,慢性喉炎,口腔炎,耳鸣,下肢瘫痪,足跟痛,腰肌劳损,心内膜炎,神经衰弱,乳腺炎,膈肌痉挛。

【解剖层次】进针层次为皮肤→皮下组织→胫骨后肌腱→趾长屈肌腱与跟腱→跖肌腱之间→蹈长屈肌。跟腱前方及两侧脂肪组织较发达。胫神经和胫后动脉体表投影的下点则在内踝和跟腱之间,神经在动脉的后方。胫骨后肌、趾长屈肌肌腱均受胫神经支配。神经分布:皮肤有隐神经的小腿内侧支分布。血管分布:有胫后动、静脉分布;皮下组织内的浅静脉向前归流大隐静脉,向后归流小隐静脉。

【刺法与注意事项】直刺 0.5～0.8 寸,局部酸胀。

33. 复溜

【定位】在小腿内侧,太溪直上 2 寸,跟腱之前缘处取穴。

【主治】肾炎,睾丸炎,尿路感染,小儿麻痹后遗症,脊髓炎,功能性子宫出血,腹膜炎,痔疮,腰肌劳损。

【解剖层次】进针层次为皮肤→皮下组织→趾长屈肌→胫骨后肌。神经分布:皮肤有腓肠内侧皮神经和由隐神经的小腿内侧支分布,深层有胫神经。血管分布:浅层有大隐静脉的属支,深层为胫后动、静脉。

【刺法与注意事项】直刺 0.8～1 寸,局部酸胀,有麻电感向足底放射。

34. 行间

【定位】在足背部,当第 1、2 趾间,趾蹼缘的后方赤白肉际处取穴。

【主治】睾丸炎,阴茎痛,疝气,功能性子宫出血,痛经,小儿惊风,精神分裂症,神经衰弱,脑血管后遗症,遗尿,淋疾,消化不良,便秘,胃脘胀痛,呃逆腹胀,急性和慢性腰腿痛,膝部扭伤及慢性劳损,咳嗽气喘,齿痛喉痹,心绞痛,心悸,胸闷气短,疔疮痈肿,高血压,青光眼,肋间神经痛,腹膜炎,糖尿病,牙痛,失眠及足跟痛。

【解剖层次】进针层次为皮肤→皮下组织→骨间背侧肌。针由皮肤、皮下筋穿足背深筋膜,在踇长、短伸肌腱的外侧,穿经腓深神经的末支,继入第1骨间背侧肌,该肌由足底外侧神经的深支支配。神经分布:皮肤有腓深神经终末支的内侧支分布。血管分布:足背静脉网及第1趾背动、静脉。

【刺法与注意事项】斜刺0.5~0.8寸,局部酸胀,可放射至足背部。

35. 太冲

【定位】在足背侧,第1趾骨间隙的后方凹陷处。

【主治】头痛,眩晕,耳鸣,目赤肿痛,口歪,咽痛,月经不调,痛经,经闭,崩漏,带下,癃闭,遗尿,胁痛,腹胀,呕逆,黄疸。

【解剖层次】进针层次为皮肤→皮下组织→踇长伸肌腱、趾长伸肌腱→第1骨间背侧肌。神经分布:浅层有腓深神经的皮支,腓深神经的跖背侧神经,深层为胫神经足底内侧神经。血管分布:有足背静脉网,第1趾背动、静脉。

【刺法】斜刺,向上,进针0.5~1寸,避免刺入第1趾背动、静脉。

下 篇

临床篇

第七章

疼痛科疾病

第一节 颈 椎 病

颈椎病是因颈椎、颈椎间盘、韧带退行性改变,导致颈椎失稳、压迫邻近组织结构如脊神经根、脊髓、椎动脉、交感神经而引起的一系列症状。颈椎病临床常表现为颈、肩臂、肩胛上背及胸前区疼痛,手臂麻木,肌肉萎缩,甚至四肢瘫痪。颈椎病可发生于任何年龄,以 40 岁以上的中老年人为多。颈椎病具有发病率高、治疗时间长、治疗后极易复发等特点。

一、临床表现

根据临床表现不同,颈椎病可分为颈型、神经根型、脊髓型、椎动脉型、交感神经型和其他型。

1. 颈型 颈椎间盘退行性改变,颈部肌肉、韧带、关节囊急性和慢性损伤,小关节错缝,是本病的基本原因。引起颈椎局部或反射性的引起头、颈、肩部的疼痛。

2. 神经根型 颈椎间盘突出、颈椎增生、钩椎关节和后关节退变,刺激、压迫脊神经根,引起感觉、运动功能障碍。又分为急性和慢性两种。

3. 脊髓型 椎体后缘骨赘,椎体移位,黄韧带肥厚,脊髓损伤等因素造成脊髓受压和缺血,引起脊髓传导功能障碍。又分为中央型和周围型两种。中央型的发病是从上肢开始向下肢发展;周围型的发病是从下肢开始向上肢发展。此两型又分为轻、中、重 3 度。

4. 椎动脉型 由于钩椎关节退行性改变,刺激、压迫椎动脉,造成椎动脉供血不全;或椎间盘退变,颈椎总长度缩短,椎动脉与颈椎长度平衡被破坏所致。

5. 交感型 颈椎间盘退行性改变,刺激、压迫颈部交感神经纤维,引起一系列反射性症状。

6. 其他型　如食管压迫型,为椎体前缘骨赘压迫食管所致。

二、诊断要点

(1)临床表现与影像学检查所见均符合颈椎病者,可以确诊。

(2)具有典型颈椎病的临床表现,而颈部影像学检查尚未出现明显异常者,在除外其他疾病的前提下方可确诊为颈椎病。

(3)对临床上无主诉与体征,而在颈部影像学检查上出现异常者,不应诊断为颈椎病。但可对颈部影像学检查上所见的阳性征在病历上加以描述。

(4)对颈椎病的诊断应注明类型。

三、微创埋线治疗

微创埋线治疗颈椎病,以病变椎体部位或者受累神经根所在的夹脊穴为主要治疗穴位,同时配合循经取穴,疏经通络,行气活血,以取得消除炎症、松解受压神经和血管的目的。

1. 取穴　夹脊穴为主,结合分型配穴。患椎夹脊穴 $C_3 \sim C_7$。

(1)颈型配穴:大椎、大杼。

(2)神经根型:大杼、肩井、外关或内关。

(3)椎动脉型:完骨、风池。

2. 操作要点　根据影像学和相应的症状表现,取患处夹脊穴,标记进针部位,常规消毒后,从标记部位进针,应用微创埋线针将线体植入夹脊穴内。对于颈型,针刺时使针尖深刺向脊椎内,取得针感后缓缓退针,推出线体;神经根型,针尖刺向椎间孔附近;椎动脉型,针尖刺向横突孔方向。针刺深度为 $1 \sim 3$ cm,以得气有酸胀感为度。

四、临证经验

1. 埋线治疗颈型综合征

(1)颈性头痛:由颈椎间盘、椎间关节等骨性病变及软组织损伤引起的头痛,统称为颈性头痛。据观察,中年后慢性头痛相当多为颈椎病所致。取双侧夹脊 C_3、C_5 或 C_5、C_7。

(2)颈性眩晕:或称为椎动脉压迫综合征、椎动脉缺血综合征,是因颈椎肥大、椎间孔狭窄、骨质增生等压迫椎动脉或颈部交感神经受刺激引起椎基底动脉痉挛,而出现的因椎动脉供血不足所致的以眩晕为主症的病证。选取双侧夹脊 C_2、C_4、C_6。

（3）颈性视力障碍：又称颈性视力异常，是由于颈椎疾患所致的颈交感神经受刺激（或受压）引起的一系列眼部症状，出现视力模糊、视力下降、眼胀、眼痛、眼干、畏光流泪、眼睑下垂、复视、斜视、瞳孔不等大、眼球震颤甚至突然失明等眼部症状。眼科检查无明显的器质性病变。本病临床较常见，其患病约占颈椎病的 2%。埋线选取双侧颈穴 1 和颈穴 2（分别位于 C_5 和 C_7 棘突旁开 1.5 寸处）。

（4）颈性血压异常：是指由于颈椎外伤、劳损、感受风寒湿邪、退变等原因，使颈椎间组织失稳或错位，或组织松弛、痉挛、炎症等诸因素直接或间接刺激颈交感神经、椎动脉而引起脑内缺血，血管舒缩功能紊乱而致中枢性血压异常。发病率约占颈椎病的 6%，其高血压是低血压的 10 倍。多发生在中老年，其次是青年。埋线选取双侧颈穴 3 和颈穴 4（均为经验穴，分别位于 C_4 和 C_6 棘突旁开 1.5 寸处）。

（5）颈性耳鸣耳聋：因颈椎急性和慢性损伤所致的患者自觉耳内鸣响，如闻潮声，或细或暴，妨碍听觉；或听力减弱，妨碍交谈，甚至听觉丧失，不闻外声，影响日常生活者。埋线选取患侧翳风、双侧颈穴 1 和颈穴 2，不仅能很好地改善症状，而且远期疗效较好。

（6）颈咽综合征：又称颈性咽部异物感、颈性吞咽困难、颈源性咽炎等。是由于颈椎的轻度错缝、移位及增生，造成咽喉部的肌肉与黏膜被刺激、牵拉、挤压，使组成咽丛的各神经支及颈交感神经分支紧张，通过神经的反射和传导作用，使咽部发生感觉异常，产生一系列临床症状的病证。埋线选取膻中、天突，双侧夹脊 C_5 透 C_2 和 C_7 透 C_5 进行治疗。

（7）颈肩综合征：是一种以颈、胸椎关节失稳及其周围肌肉、韧带劳损所造成的颈后、肩背部疼痛不适甚至颈部活动受限等一系列症候群的疾患，多发于中老年人。埋线选取双侧颈穴 1 和颈穴 2，肩中俞透向肩胛内上角。

（8）颈心综合征：因颈椎病变而引起病人以心脏不适主诉及心电图改变为主的一种症候群。由于本病的病因病机、临床症状较为复杂，有颈椎性冠心病、心绞痛、心律失常等，临证常概括为颈心综合征。埋线选取双侧颈穴 1 和颈穴 2、厥阴俞透督俞，治疗发现年龄在 50 岁以下见效快，效果较明显；病程在 1 年以内见效率明显偏高。

（9）颈胃综合征：是一组以长期难愈的上腹部胀满隐痛、不思饮食、恶心嗳气为主的胃肠道疾患，同时又存在颈项僵硬不适、肩臂麻木现象，两者病情呈同步变化为主要表现的临床综合征。近年来随着颈椎增生症的低龄化和颈肌劳损患者的不断增加，该病发生率明显提高。埋线选取双侧颈穴 1 和颈穴 2、脾俞透胃俞。

（10）颈性失眠：与脊柱相关的失眠多见于颈部疾患所致的交感神经受刺激（或受压），使大脑的兴奋性增高，造成睡眠时间不足或睡眠不深，大多两者并存。交感神经受刺激常由于颈椎的退变，加上外伤或劳损，使颈椎小关节错位、椎间不稳颈肌痉挛或炎变，造成创伤性反应引起失眠，故称颈性失眠。临床较常见，但极易被误诊。穴位埋线选取双侧安眠 2（翳明与风池连线中点）、颈穴 3 和颈穴 4。

2. 挑刺与埋线结合治疗颈椎病　挑刺配合拔罐，可使局部组织松解，肌肉痉挛得到解除，消除或减轻颈部神经和血管的刺激和压迫，消除炎性水肿，改善局部血供营养，从而重新建立颈椎节段与周围各软组织的力学平衡，恢复或改善颈椎的稳定性，因而可迅速改善症状与体征。而穴位埋线有机械物理刺激作用，且刺激时间持久，其疗效巩固。挑刺与埋线合用，能迅速改善颈椎病的症状和体征，消除局部炎症和水肿，恢复和改善颈椎的稳定性。选穴：取大椎、病变椎体夹脊穴为主穴，取大杼、肩外俞、肩井、压痛点为配穴。操作：患者取俯卧位。每次取 1 个主穴和 2 个配穴，局部常规消毒后，用 2‰利多卡因作穴位局部浸润麻醉，无菌操作；用消毒的三棱针挑破皮肤，挑断穴位内色纤维并左右摇拨，再用火罐吸拔，吸出血 2～3 ml。然后进行埋线治疗。每周治疗 1 次，5 次为 1 个疗程。

3. 埋线加灸治疗椎-基底动脉供血不足　颈椎病引起的椎-基底动脉供血不足属中医学"眩晕"的范畴。风池为手足少阳、阳维脉交会穴，是治风要穴。现代研究认为，刺激风池对脑血管有解痉、扩张和收缩双重作用，可以改善脑部的血液循环；深刺颈夹脊穴，可引起针感传导直达病所的效应，通过神经体液调节作用，使病变受累的颈椎关节、肌肉、韧带等组织结构以及神经血管邻近组织产生良性反应，调整改善颈椎内外环境，使之趋于平衡。根据病情选单侧或双侧风池透翳风、颈夹脊 C_1 向下斜刺，达到相应深度后，施以一定量的刺激，然后将线体植入穴位内出针。同时灸百会穴，首先充分暴露穴位，将鲜姜切成 0.3 cm 厚上穿数孔的薄片，用熟艾绒制成（1.5 cm×1.5 cm）之圆锥形艾柱，把艾柱放在姜片上点燃施灸，以患者能耐受之最热的感觉为最佳温度，隔日 1 次，每次 7～10 壮，30 天为 1 个疗程。

五、临床治疗分析

颈椎病属于中医学"痹症"的范畴，临床上微创埋线疗法治疗颈椎病主要根据颈椎的生理解剖以及病理变化选取相应的夹脊穴为主要治疗部位进行治疗。同时结合患者的病理分型表现和经络循行部位选择适当的穴位配合治疗。夹脊穴位于督脉与足太阳膀胱经之间,督脉"总督诸阳",为"阳脉之海",督脉行于脊里,入络于脑。足太阳膀胱经在背部的循行路线上分布着脏腑的背俞穴,可调节五脏六腑气血。大椎穴为手足三阳及督脉之会,神经根型颈椎病主要表现为颈项及肢体疼痛、麻木,其疼痛分布区域多为手三阳经循行之处,而麻木多表现在与之相表里的手三阴循行区域,因此夹脊穴和大椎穴埋线或针刺,既可畅通督脉及太阳经气治疗颈椎局部疼痛,亦可以调节手三阴三阳经络气血治疗手臂疼痛和麻木。

从现代医学角度来看,神经根型颈椎病是由于颈椎间盘突出,钩椎关节或关节突关节的增生、肥大,刺激或压迫神经根形成继发性炎症损害,引起肩臂痛和肢体麻木,因此减轻神经压迫,消除炎症水肿是治疗神经根型颈椎病的关键。夹脊穴下有相应的脊神经后支及相应动脉、静脉丛分布,颈夹脊穴埋线或针刺可以形成局部反射,从而改善微循环状态,促进血液循环和局部无菌性炎症的吸收,改善脊髓、神经根、颈椎周围组织的代谢紊乱,使病变组织得到充分营养,达到消除颈项及肢体疼痛、麻木的目的。研究发现,无论是针灸还是穴位埋线均可以起到颈椎病治疗作用,但是 PGLA 微创埋线起效更加迅速,而镇痛效果也更加持久。

颈椎关节变性,不但能刺激躯体神经,也能直接或反射性地刺激交感神经,所以其他类型的颈椎病多有交感神经功能紊乱的症状。以交感神经功能紊乱症状为主要表现的颈椎病称为颈椎病交感神经型。交感型颈椎病症状复杂,如头痛或偏头痛、头沉、头昏、枕部痛或颈后痛、肢体发凉畏冷、心动过速、血压升高。埋线疗法对交感型颈椎病亦有显著的疗效,当颈椎症状改善后,这些症状同时得到改善。近年来高血压发病有年轻化倾向,对于青年人高血压,应该考虑到颈椎病因素,颈型高血压采用微创埋线疗法也有良好的效果。

埋线治疗颈椎病效果明确,在埋线治疗的过程中,特别是夹脊穴埋线治疗的第1~2天内,患者颈部多出现颈部肿痛等现象,这是线体引起局部组织反应的结果,经1~2天后肿痛症状自然消失,颈椎病症状也多有明显改善,表现为局部轻松感。在治疗过程中应当嘱咐患者注意保健。除了脊髓型颈椎病外,多数患者经过3~5次的微创埋线治疗后均有明显的症状改善,对于症状严重,保守治疗改善不佳的颈椎病,应考虑手术治疗。

第二节 肩 周 炎

肩周炎全称肩关节周围炎,是由肩关节周围软组织、关节囊及关节周围韧带、肌腱和滑囊的退行性变以及慢性非特异性炎症所引起,在临床上以肩关节疼痛、功能障碍为特征的疾病。50 岁左右的人比较常见。因肩部活动功能明显受限形成冻结粘连而称"冻结肩"、"漏结肩"或"肩凝症"。办公室的工作人员由于长期伏案工作,肩部的肌肉韧带处在紧张状态,故年龄在 50 岁以下人群中也不少见。

一、临床表现

肩周炎的发病特点为慢性过程。初期为炎症期,肩部疼痛难忍,尤以夜间为甚。睡觉时常因肩部压痛而采取特定卧位,翻身困难,疼痛不止,甚至不能入睡。如果初期治疗不当,将逐渐发展为肩关节活动受限,不能上举,呈冻结状。肩周炎常影响日常生活,吃饭穿衣,洗脸梳头均感困难。严重时生活不能自理,肩臂局部肌肉也会萎缩,患者极为痛苦。

二、诊断要点

(1) 40～50 岁以上中老年多见,常有风湿寒邪侵袭史或外伤史。
(2) 肩部疼痛及活动痛,夜间加重,可放射到手,但无感觉异常。
(3) 肩关节活动受限,尤以上举、外展、内旋、外旋明显。
(4) 肩周压痛,特别是肱二头肌长头腱沟。
(5) 肩周肌肉痉挛或肌萎缩。
(6) 早期 X 线及实验室检查一般无异常发现。

二、微创埋线疗法

肩周炎发生的原因不同,致病有寒、热、虚、实之别,邪气侵犯的经脉及病变的部位不同,所以只有在中医八纲辨证与循经辨证相结合的治疗方法下,才能得到满意疗效。取穴一般按肩关节疼痛部位及活动受限等情况以夹脊穴以及局部取穴为主,然后根据病变部位所属经络循行辅助以循经取穴。

1. 取穴　以夹脊穴为主,配合循经取穴和经验取穴。
(1) 局部取穴:患侧颈夹脊穴 C_4～C_7,肩后穴、肩髃、肩井、压痛点。
循经取穴:曲池、合谷、外关、三间。
经验取穴:条口。
2. 操作要点　每次选择 4～5 穴位,常规消毒后,用 9 号一次性埋线针,置入线体,左手拇、示指略分开固定于穴位处,右手持针对准选定好的夹脊穴快速刺入皮下,然后针体与人体矢状面约呈 45°角斜向脊柱缓慢进针 1～1.5 寸,植入线体,其他穴位可以根据穴位解剖进行相应操作。注意肩部关节处穴位不可刺入太深,以免线体进入关节腔。肩井处不可深刺,为避免刺伤肺尖,可以用提捏进针法进针。

三、临证经验

1. "肩三针"穴位注射配合埋线治疗肩周炎 取穴患侧肩髃、肩前、肩贞(合称"肩三针",肩髃为锁骨肩峰端下约 6 cm 的骨缝中、肩前为腋前皱襞头上约 1.5 cm、肩贞为腋后纹头上约 3 cm),另取患侧对侧条口穴。用复方当归注射液 2 ml,维生素 B_{12} 注射液 0.5 mg(1 ml),曲安奈德注射液 40 mg(1 ml),2% 盐酸利多卡因注射液 100 mg(5 ml)配制混合液备用。操作:穴位注射用 10 ml 一次性注射器 7 号长针头,抽取混合液 9 ml,摇匀,常规穴位局部消毒,在"肩三针"直刺入穴位轻轻提插,出现酸麻胀困感亦称"得气",回抽无血或无泡即可缓慢推药,针刺深度以"得气"为宜,肩三针各注入 3 ml 左右。4 次为 1 个疗程,每次间隔 5 天。穴位埋线采用注线法,每 2 周 1 次。

2. 埋线结合剥离治疗肩周炎 先在患肩找出压痛敏感点(或肩部活动时的痛点)3~5 个,这些痛点一般分布在喙突处、喙肱肌、肱二头肌短头、冈上肌、三角肌、冈下肌、冈上肌和小圆肌抵止端、肩峰下等。将一次性埋线针的斜刃顺着肌肉纤维走向,垂直刺入穴内,待有酸胀等针感后,轻微提插数次,然后纵行疏剥几下,再横行剥离几下,觉针下有松动感时,再推入针芯,将线体植入肌层。

四、临床治疗分析

中医学认为,本病的病变部位在肩部的经脉和经筋,五旬之人,正气不足,营卫渐虚,若局部感受风寒,或劳累闪挫,或习惯偏侧而卧,筋脉受到长期压迫,遂致气血阻滞而成肩痹。肩痛日久,局部气血运行不畅,气血瘀滞,以致患处肿胀粘连,最终关节僵直,肩臂不能举动。肩关节周围主要肌肉包括冈上肌、冈下肌、小圆肌、肩胛下肌、三角肌、胸大肌、胸小肌、背阔肌、肱二头肌、肱三头肌,主要由腋神经和肩胛上、下神经支配,源于 C_5、C_6、C_7。

肩周炎的取穴一般有以下几个思路:①最为常规的局部取穴,常用肩三针、肩井、臑俞和局部阿是穴;②根据神经节段取夹脊穴治疗,一般取颈部夹脊穴;③循经取穴治疗,根据经络循行部位一般取手三阳经相应的穴位;④经验穴治疗,例如条口、阳陵泉和三间等。鉴于患者大多是 50 岁以上的中老年人,所以除了按照外经病着重治疗局部疼痛和活动障碍之外,根据患者体质和病因病机的不同,还应该选择不同穴位进行祛风(风池、外关)、散寒(加拔火罐),除湿(阴陵泉、足三里)、补肾（肾俞、太溪）等治疗。

对于患侧肩髃、肩髎、肩贞、阿是穴等穴位，也可采用浮针埋线法，当埋线针呈15°～25°角快速刺入皮下后，沿皮平刺，左手将针下皮肤捏起，右手将针沿皮平行推进 30 mm，然后以进针点为支点，将针在皮下作左右各 15°角扇行平扫，持续3 min，然后一边退针，一边用针芯将线体推入皮下。

条口穴或条口透承山治疗肩周炎的报道很多，据报道此组穴位无论是单刺还是透刺均能收到良好疗效。取同侧条口透承山治疗，以疏通阳明、太阳两经之气。埋线可以同时采用两穴治疗，前后相配，效专力宏，能获良效。

阳陵泉为足少阳胆经所入为"合"，八会穴之一，《针灸大成》引《难经》曰："筋会阳陵泉"。足少阳经循行路线过肩，根据上病下取的原则，选筋之会穴阳陵泉，则能调和气血、活血化瘀、舒筋活络、通经止痛。患者在针刺过程中，出现肩部发热、舒适的感觉，说明该穴能使局部血管扩张，改善血液循环，使局部组织代谢旺盛，从而加速病变组织的吸收。

肩痛穴，又称"中平穴"，是平衡针法治疗肩周炎的主穴，在针灸临床中得到全面应用及推广。其定位是位于下肢腓浅神经上，位于小腿腓侧，腓骨小头与外踝高点的连线上，髌骨中线下 5 寸处，或髌骨中线与踝连线之中上 1/3 处。也可根据足三里穴下 2 寸，上巨虚穴上 1 寸，以偏于腓侧 1 寸的原则取穴。此穴埋线对于肩周炎镇痛有明显效果。

肩周炎是肩关节的关节囊和关节周围软组织发生一种范围较广的无菌性炎症反应。由于肩部肌腱、肌肉、关节囊、滑囊、韧带充血水肿、炎性细胞浸润、组织液渗出而形成瘢痕，组织萎缩，致骨肉粘连最终造成关节活动受限。对于粘连的软组织，利用埋线针刃质地较硬的优势，对局部进行切割、剥离、松解粘连，可以缓解受压的神经、血管，改善肌肉营养。患者在治疗后多能立即感到疼痛减轻和活动范围增加。

第三节　腰肌劳损

腰肌劳损又称"功能性腰痛"或"腰背肌筋膜炎"等，主要是指腰骶部肌肉、筋膜等软组织慢性损伤。在慢性腰痛中，腰肌劳损占的比例最大。多由急性腰扭伤后失治、误治，反复多次损伤；或由于劳动中长期维持某种不平衡体位，如长期从事弯腰工作，或由于习惯性姿势不良等引起。腰骶椎先天性畸形者，使腰骶部两侧活动不一致,更易导致腰骶部软组织的疲劳而引起腰痛。患者有长期腰痛史,反复发作。腰骶部一侧或两侧酸痛不适,时轻时重,经久不愈。酸痛在劳累后加剧,休息后减轻,并与天气变化有关。腰肌劳损在急性发作时,各种症状均显著加重,腰部活动受限。

急性腰扭伤未获适当治疗或治疗不彻底,长期不良姿势导致的腰部软组织劳损,使腰肌容易疲劳且易出现疼痛,称慢性腰肌劳损。

一、临床表现

腰肌劳损主要症状为腰或腰骶部疼痛,反复发作,疼痛可随气候变化或劳累程度而变化,时轻时重,经久不愈。腰部可有广泛压痛,脊椎活动多无异常。急性发作时,各种症状均明显加重,并可有肌肉痉挛,脊柱侧弯和功能活动受限。部分患者可有下肢牵拉性疼痛,但无串痛和肌肤麻木感。疼痛的性质多为钝痛,可局限于一个部位,也可散布整个背部。

二、诊断要点

(1)患者多有腰部过劳或不同程度的外伤史。

(2)腰部酸痛,时轻时重,反复发作,劳累时加重,休息后减轻。

(3)弯腰工作困难,弯腰稍久则疼痛加重,常喜用双手捶腰,以减轻疼痛。

(4)检查腰部外形多无异常,俯仰活动多无障碍。

(5)少数患者腰部活动稍受限并有压痛,压痛部位多在骶棘肌处、骶骨后面骶棘肌止点处,或髂骨嵴后部、腰椎横突部。

(6)影像学检查椎体多无异常改变,严重者腰椎可见有侧弯,双侧腰大肌不对称,少数患者可有骨质增生或脊柱畸形。

三、微创埋线疗法

腰痛的外因是外感风寒湿,内因多为肾阳虚和肾阴虚。腰痛辨证分为实证和虚证。实证,腰痛较剧烈,其痛状如锥刺,痛有定处而拒按,俯仰不便,属于瘀血腰痛,其他尚有闪挫腰痛及坐骨神经痛等;虚证,腰痛隐隐发作,腰部酸软,喜按喜揉,遇劳更甚,卧则减轻,这是属于腰肌劳损的腰痛。由于腰部为足太阳膀胱经循行部位,取穴以足太阳膀胱经为主。

1. 取穴

(1)局部取穴:患侧腰夹脊穴 $L_3 \sim L_5$,肾俞、大肠俞、压痛点。

（2）循经取穴：委中、承筋、承山、太溪。

（3）经验取穴：天柱。

2. **操作要点** 每次选择 5～10 穴位，常规消毒后，用 9 号一次性埋线针，置入 2-0 号线体。左手拇、示指略分开固定于穴位处，右手持针对准选定好的夹脊穴快速刺入皮下，然后针体与人体矢状面约呈 45°角斜向脊柱缓慢进针 1～1.5 寸，植入线体，其他穴位可以根据穴位解剖进行相应的操作。委中穴深处有腘动静脉和胫神经，不宜深刺。太溪穴容易发生肿胀，治疗后应注意休息。

四、临证经验

1. **埋线法配合超短波治疗腰肌劳损**

（1）埋线取穴：医者在患者的腰背部区以手指按压，寻找皮下及筋膜内的结节、条索、包块、敏感压痛点、张力高峰区（局部张力最高的区域）以确定进针点（3～6 个），用标记笔或用指甲压痕标记。

（2）操作方法：常规消毒后埋线，7 天 1 次。超短波治疗采用超短波电疗机，电源 220 V、50 Hz，功率 200 W，波长 7.37 m，电极 20 cm×15 cm，电容电极根据部位选择 16 cm×23 cm 或 21 cm×30 cm，间隙 1～2 cm；对置法放于患侧，连续振动与间歇振动交替进行，温度控制在 50～60℃（以患者能忍受为度），每日 1 次，每次 20 min，14 天为 1 个疗程。先埋线，后行超短波治疗。

2. **夹脊埋线法治疗慢性腰背痛** 首先明确疼痛位置，如疼痛的范围限于 1 节脊椎，则以此脊椎骨为埋线的中心点，其上下各取一穴，位置在脊椎两侧旁开 1.5 寸处足太阳膀胱经上，进针时在足太阳膀胱经外 0.5 寸处向脊椎方向以 45°角将线体植入。如疼痛为 2～3 节腰椎，则以其为中心点，各节两侧均埋线，并在上下各取 1 节无痛区埋线。

五、临床治疗分析

经常反复的积累性轻微损伤或劳损，可引起肌肉附着点、骨膜、韧带等组织的充血、水肿、渗出、纤维组织增生和粘连等病理改变，刺激和压迫神经末梢导致腰痛。病变发生以后，为了减少病变部位的活动，一些肌肉常呈痉挛状态，而持续性的腰肌痉挛也可造成软组织的积累性劳损，从而加重组织的病理改变。有些职业需要在一个固定姿势下工作，这也是劳损的重要原因。急性软组织扭伤如未能获得完全恢复，也可能转为慢性劳损。

祖国医学认为，腰为肾之府，肾虚则外荣，或劳伤气血以致经筋失于濡养而成。《灵枢·五癃津液别论》："虚,故腰背痛而胫酸。"《素问·脉要精微论》："腰者肾之府,转摇不能,肾将惫矣。"《素问·六元正纪大论》："感于寒,则病人关节禁锢,腰椎痛,寒湿推于气交而为疾也。"《灵枢·百病始生》："是故虚邪之中人也……留而不去,则传舍于输,在输之时,六经不通,四肢则肢节痛,腰脊乃强"。《三因极一病证方论》："夫腰痛虽属肾虚,亦涉三因所致。在外则脏腑经络受邪,在内则忧思恐怒,以致房室坠堕,皆能致之。"《仁斋直指方》强调:"肾气一虚,凡中风受湿,伤冷蓄热,血涩气滞,水积堕伤,与失志作劳,种种腰痛,迭见而层出矣。"《证治准绳》《医宗必读》《医学心悟》等均强调诸邪为标,肾虚为本。所以在治疗上要注重祛邪补肾,扶正治本,兼以疏通经络气血,消瘀散滞,促进病变组织康复。在治疗时,以壮腰健肾为主要指导思想,选取腰部穴位,如肾俞、腰阳关、大肠俞等。足太阳膀胱经"从巅入络脑,还出别下项,循肩膊,挟脊抵腰中,入循膂,络肾,属膀胱。其支者:从腰中,下挟脊,贯臀,入腘中。"所以足太阳膀胱经穴位为腰肌劳损远端取穴的主要穴位,常用穴如委中、承山、飞扬、昆仑等。埋线的理化刺激,在局部可解除肌肉痉挛,改善腰部血液循环,恢复变性的肌组织,在远端经穴,则可以激发经气,病变部位经气得以疏通,经脉无阻而疼痛自解。

近人有以天柱穴治疗腰肌劳损和腰扭伤的报道,天柱穴是足太阳经穴位,太阳经从天柱穴分成两条经络分布于后背和腰部。《甲乙经》："足太阳脉气所发。"可以在针刺取穴的基础上给予埋线治疗。

在埋线治疗的同时给予超短波腰部照射,可以进一步改善局部血液循环和营养代谢,解除肌肉痉挛,消除水肿,减轻神经刺激,从而提高疗效。此外,超短波作为高频电磁波,热分布均匀,效应稳定并可抵达深部组织,它所产生的高频电流能降低感觉神经的兴奋性,干扰痛冲动传导,加热后支配肌梭内的 α 纤维传导活动减弱,使肌痉挛性疼痛缓解;其生物热效应能使局部毛细血管扩张,加强局部血液和淋巴液循环,促进渗出物及致痛物质吸收,组织张力下降,改善和增加腰椎小关节周围的血液供应,能有效促进关节及其周围的慢性炎症恢复,具有消炎镇痛、解除痉挛、恢复关节功能的作用。

因此,将埋线与超短波两者有机地结合起来,在病变局部和周围协同施治,起到了叠加的效果,能取得很好的即时镇痛和远期止痛效果,较好地缓解腰肌痉挛症状。

腰肌劳损,还与身体素质和生活习惯关系密切。在治疗的同时,要注意加强锻炼。特别是长年坐着的人,腰背肌肉比较薄弱,容易损伤。因此,应有目的地加强腰背肌肉的锻炼,如做一些的屈后伸、左右腰部侧弯、回旋以及仰卧起坐的动作,使腰部肌肉发达有力,韧带坚强,关节灵活,减少发病的机会。还应注意劳逸结合,避免长期固定在一个动作上和强制的弯腰动作。生活中保持正确的姿势也很重要,如从地上提取重物时,应屈膝下蹲,避免弯腰加重负担;睡眠时应保持脊柱的弯曲,避免潮湿和受寒。

第四节　腰椎间盘突出症

腰椎间盘突出症是一种以腰痛为主要特征的常见疾病。中老年人由于年龄引起腰椎间盘的退行性改变而为常见患病人群;随着电脑的普及和工作方式的改变,"腰突"发病率在青少年人群中开始激增,成为一种严重影响人们工作、生活的多发病。

椎间盘组织变性是导致腰椎间盘突出的重要因素。椎间盘组织在活动度较大的脊柱腰段易受磨损。腰椎间盘本身缺少血液循环,修复能力弱。当纤维环发生变性,再加上腰部受到过大的压力和扭转力的作用,纤维环可发生破裂,髓核就会从破裂处脱出。纤维环最薄弱处是在脊柱后纵韧带的两侧,所以腰椎间盘突出多发生在后纵韧带的一侧或两侧。病变部位以第 4、5 腰椎间或第 5 腰椎和第 1 骶椎间为多见。

一、临床表现

脱出的髓核压迫神经根导致神经痛和其他功能障碍,临床上以腰腿痛为主要表现。髓核压迫腰神经根,引起腰痛;坐骨神经由腰神经组成,还可引起坐骨神经痛,并向下放射到小腿外侧和足背。患者弯腰、步行、咳嗽、喷嚏或用力大便时,均可使疼痛加重。此外,患者腰部姿势可发生改变。在站立时由于一侧骶棘肌紧张而出现脊柱侧凸。有的凸向健侧,有的凸向病侧,主要取决于脱出的髓核在受压神经根的"肩上"(外上方)或"腋下"(内下方)。如在神经根外上方,为了缓解神经根受压,上身倾向健侧,则腰部向病侧凸弯;如果脱出的髓核在神经根内下方,上身倾向病侧,则腰部向健侧凸弯。腰椎的生理前凸减小,消失或反而后凸。腰部各方向活动都不同程度地受到限制。

在腰椎棘突旁相当于神经根受压部位,有局限性压痛点。当用力压或叩击此处时,疼痛也向小腿外侧和足背放射。部分患者出现感觉和肌力的改变,如病侧小腿外侧和足背感觉迟钝。病侧蹬趾背伸力减弱;跟腱反射也减弱。病侧下肢直

117

腿抬高试验阳性。

X线摄片检查,可见由姿势改变所造成脊柱侧弯以及生理前凸减小或消失;有的可见有椎间隙变窄或椎体边缘增生等间接征象。需要时可考虑椎管造影等,以辅助确定诊断和鉴别诊断。CT和MRI检查可提供更清晰的病变影像学依据。

二、诊断要点

(1)有腰部外伤、慢性劳损或受寒湿史,大部分患者在发病前有慢性腰痛史。

(2)腰痛向臀部及下肢放射,腹压增加(如咳嗽、喷嚏)时疼痛加重。

(3)脊柱侧弯,腰生理弧度消失,病变部位椎旁有压痛,并向下肢放射,腰活动受限。

(4)下肢受累神经支配区有感觉过敏或迟钝,病程长可出现肌肉萎缩,直腿抬高或加强试验阳性,膝、跟腱反射减弱或消失,踇趾背伸力减弱。

(5)X线摄片检查:脊柱侧弯,腰生理前凸消失,相邻边缘有骨质增生。CT、MRI检查可显示椎间盘突出的部位及程度。

三、微创埋线疗法

腰椎间盘突出时,神经根的炎症是引起腰腿疼痛的主要原因。因此治疗的关键是消除神经根的水肿、充血、粘连等无菌炎症。微创埋线治疗以病变突出部位的夹脊穴为主要治疗穴位,同时根据症状表现配合循经取穴,必要时可以配合推拿治疗。

1. 取穴 以夹脊穴为主,配合循经取穴和辨证配穴。

(1)主穴:取病变椎体相应夹脊穴 $L_3 \sim L_4$、$L_4 \sim L_5$、$L_5 \sim S_1$。

(2)配穴:根据病变部位所在经络取穴。足太阳膀胱经:承扶、委中、承山、昆仑;足少阳胆经:环跳、风市、阳陵泉、绝骨;辨证取穴:瘀血阻络加血海;寒湿凝滞加阴陵泉;肝肾亏虚加肾俞。

2. 操作要点 微创埋线时患者俯卧,腹部垫一枕头,枕头的下缘与两髂嵴上缘对齐,充分暴露腰夹脊穴。根据神经定位诊断和椎间盘突出检查结果,取病变腰椎间盘相应的神经节段穴位,$L_{3\sim4}$椎间盘突出取 L_3 棘突旁开约1.8寸;$L_{4\sim5}$腰椎间盘突出取 L_4 棘突下旁开约2.0寸;$L_5 \sim S_1$ 腰椎突出取 L_5 棘突下旁约1.8寸,均采用双侧穴位。$L_{3\sim4}$腰椎间盘突出配患侧曲泉穴;$L_4 \sim S_1$ 椎间盘突出配患侧臀中穴。

穴位局部经碘消毒后,采用垂直进针法迅速刺入,进针30 mm时,小幅度提插,使患者出现明显的酸麻胀感,并迅速传导至患侧下肢膝部、小腿或足部,如果没有针感,则调整针刺方向,直到患者出现强烈针感并向下肢放射,然后推出线体,留置在穴位内。L₃～L₄腰椎间盘突出可在膝内侧股骨内侧骨下缘按压酸痛处埋线 1～2 针;L₄～S₁ 椎间盘突出可在臀部按压酸痛处埋线 1～3 针,首次治疗选择患侧夹脊穴,以后可根据情况或同侧或交叉取穴。

注意委中穴因深处有腘动静脉和胫神经不可深刺,但可适当配合放血。环跳穴得气即可,不可追求毫针治疗时刺中坐骨神经的下肢麻电感,因埋线针较粗,可能发生损伤。

四、临证经验

1. **小针刀配合埋线治疗**　以腰椎间盘突出的椎节部位为中心,并上下再各取一椎节,用碘伏棉球以诸椎为中心向两侧画一条延长线至膀胱经,常规消毒后,在两侧延长线的膀胱经线外 0.5 寸处向脊柱方向以 45°角埋线,单侧或双侧坐骨神经痛者均以患肢上的膀胱经穴为主埋线,疼痛明显部位取阿是穴埋线。在病变部位及疼痛较重的位置上辅以针刀疗法:针刀刺进病变区域后上下左右快速提插 5～6 次出针,在疼痛较重部位针刀刺入后剥离 2～3 次出针,5 天 1 次,待疼痛消失后,以埋线巩固治疗即可。

2. **局部封闭加埋线治疗腰椎间盘突出症**　膜外封闭在手术室由麻醉医师进行,患者侧卧,以 L₂～L₃ 或 L₃～L₄ 棘突间为进针点,术区 0.5% 碘伏常规消毒、铺洞巾,局部麻醉后以 12 号腰穿针刺入硬膜外腔此时有突破感,无脑脊液流出,注入 2 ml 净化空气无阻力,以 1% 利多卡因加泼尼松 1 ml(25 mg)加生理盐水 3～4 ml 混合后注入硬膜外腔,拔出穿刺针,改平卧位观察 10～15 min。在硬膜外封闭 2～3 日后进行微创埋线,选穴:环跳、承扶、委中。腰 4、腰 5 椎间盘突出配大肠俞、阳陵泉,腰 5、骶 1 椎间盘突出加关元俞、承山。取俯卧或侧卧位,充分暴露,0.5% 碘伏常规消毒,0.5% 利多卡因局部麻醉,以泼尼松 2 ml 加 2% 利多卡因 3 ml 混合后,用 7 号针头穴位刺入,得气后注入混合液 1 ml,拔出针头。然后将埋线针从局部麻醉针孔处刺入,得气后手把持住埋线针纵向弹拨 2～3 次横向弹拨 1～2 次,然后将针芯向前缓推,同时针体向后慢退,将线体埋入体内,拔出埋线针,按压针孔片刻。必要时 2～3 周后重复 1 次。

3. **皮内植线治疗**　穴位选取腰夹脊、环跳、委中直上 1 寸、悬钟、阿是穴。在距离所取穴位 3～5 cm 处,局部皮肤常规消毒后,将已装好线体的埋线针针尖朝穴位快速沿皮横刺进针(进针点在穴位所属经络上)3～5 cm,当针尖达所取穴位皮下(皮肤与皮下脂肪层交界处)后,用针体行扇状平扫及上提牵拉皮肤各 3～5 下,然后缓慢退针,边退针边向前推针芯,植入线体。整个过程不要求有酸、麻、胀、痛等针感。每次取 5～8 个穴位不等。埋 1 次即为 1 个疗程,1 周后行第 2 个疗程,3 个疗程后结束治疗。

五、临床治疗分析

腰椎间盘突出症多因椎间盘的髓核、纤维环及软骨板退行性改变,加上生活中扭、闪腰部等外因出现纤维环裂隙、髓核突出、压迫神经和脊髓而出现一系列症状,此病属"痹症"。微创埋线治疗是以神经学说为依据,选穴定位,将线体植入相应经穴中,抑制和中断疼痛,恢复正常生理功能。线的植入可较持久地发挥其物理化学的刺激作用,从而对肌肉、血管及神经系统产生较广泛的调整效应。一般来说,在进行微创埋线治疗的同时,还可以结合药物、推拿等方式综合治疗,可发挥止痛、消炎、改善微循环的作用。

埋线治疗的线体位置是取得良好疗效的关键,在夹脊穴埋线时,做小幅度提插,应使患者出现明显的酸麻胀感,并迅速传导至患侧下肢膝部、小腿或足部。如果没有针感,则调整针刺方向,直到患者出现强烈针感并向下肢放射为止。经验表明,在脊柱正中线旁开 1.8～2.0 寸直刺深刺更易获得针感并向下肢病所感传。皮内植线法是基于皮部理论的一种埋线方式,由于皮部是络脉在皮表的分区,也是十二经脉之气的散布所在,在自控调节系统中有着重要作用,它通过对外接受信息,对内传达命令,内外相通,才能发生效应。皮内植线法不同于一般穴位埋线,一般穴位埋线部位较深,操作时患者感到疼痛。皮内植线法埋线于皮内,即皮肤与皮下脂肪层交界处,深度有统一标准,有可重复性,无痛苦,能够提高治疗效果,是值得临床尝试的一种新的微创埋线技术。

减轻腰椎间盘的负荷,协调其与脊神经根、血管及硬膜囊的毗邻关系是巩固远期疗效的关键。为此,在临床症状消失后,要求患者坚持做腰部功能锻炼,具体方法可概括为 2 个姿势(坐如钟、站如松),5 个动作(前屈、后伸、侧屈、顺时针环行运动、逆时针环行运动)。通过上述运动,使脊柱周围的相关韧带和肌群得到充分锻炼,增强其整体应激、代偿及修复能力,最终达到巩固疗效的目的。

第五节　坐骨神经痛

坐骨神经痛是指在坐骨神经通路及其分布区内的疼痛,疼痛多自臀部沿大腿后侧、小腿外侧向远端放射,可由多种疾病引起。本病分为原发坐骨神经痛与继发坐骨神经痛两种,以继发坐骨神经痛多见。继发性坐骨神经痛主要是由于其邻近结构的病变所引起,特别是腰椎间盘突出症,以及腰椎肥大性脊柱炎、腰椎结核等,引起根性坐骨神经痛。坐骨神经干邻近的病变,如子宫附件炎、肿瘤、臀部肌内注射部位不当等,则引起干性坐骨神经痛。

一、临床表现

本病男性青壮年多见,单侧为多。疼痛程度及时间常与病因及起病缓急有关。

1. 根性坐骨神经痛　最常见的腰椎间盘突出,常在用力、弯腰或剧烈活动等诱因下,急性或亚急性起病。少数为慢性起病。疼痛常自腰部向一侧臀部、大腿后窝、小腿外侧及足部放射,呈烧灼样或刀割样疼痛,咳嗽及用力时疼痛可加剧,夜间更甚。患者为避免神经牵拉、受压,常取特殊的减痛姿势,如睡时卧向健侧,髋、膝关节屈曲,站立时着力于健侧。日久易造成脊柱侧弯,多弯向健侧,坐位时臀部向健侧倾斜,以减轻神经根的受压。患肢小腿外侧和足背常有麻木及感觉减退。

2. 干性坐骨神经痛　起病缓急因病因不同而异。如受寒或外伤诱发者多急性起病。疼痛常从臀部向股后、小腿后外侧及足外侧放射。行走、活动及牵引坐骨神经时疼痛加重。脊椎侧弯多弯向患侧以减轻对坐骨神经干的牵拉。

二、诊断要点

(1)起病比较缓慢,或有腰背部受伤病史。

(2)疼痛由臀部或骶部开始,向下沿大腿后侧、腘窝,小腿外侧向远端放射扩散。

(3)疼痛为钝痛,伴有针刺样加剧,常因咳嗽、喷嚏、弯腰,使疼痛加重。

(4)在股后、腘窝、腓骨小头、腓肠肌等部位有压痛。

(5)原发病其他体征。

(6)影像学检查可见脊柱、椎间盘、骶髂关节、髋关节、盆腔和臀部的病变。

三、微创埋线治疗

坐骨神经痛多因经络气血阻滞不通而致,故取神经通路及其分布区的穴位埋线,以促进和改善局部血液循环,疏通气血,再配以患侧经脉上的穴位,如足太阳和足少阳经穴,疏经活血,通络止痛。将线埋于穴位内,可起到持续的刺激作用,促进气血运行,而达"通则不痛"的止痛目的。

1. 取穴

(1) 原发性:环跳、秩边、承扶、殷门、委中、承筋、阳陵泉、绝骨、昆仑。

(2) 继发性:以病变部位为主,椎间盘突出引起的选用腰部夹脊穴,配合坐骨神经通路上的穴位进行埋线。

昼间痛甚加申脉,夜间痛甚加照海、三阴交。

2. 操作要点 常规消毒后,将针体缓缓刺入肌肉层,进入肌肉层后,适当摆动针体缓缓深入,避开神经、肌肉、血管等,同时加压针体做小幅度刺激按摩穴位,得气后埋入线体。注意针刺深度,不可刺中坐骨神经、胫神经。申脉、照海、三阴交由于穴位处较浅,可以选用剪短的线体,埋线后注意延长压迫时间。

四、临证经验

1. 沉中浮不同层次埋线治疗坐骨神经痛 根据脉象沉中浮的理论,采用在组织不同层次的植线方法,更有效地扩大刺激面和激动经气,使在不同层次的痹证得以消除。方法:取穴为环跳、阿是穴,同时根据症状配以膀胱经穴或胆经穴位。向埋线针内放入 3 根线体,进针时,首先刺入深层,推出 1 根线体;然后退至中层,推出第 2 个线体;最后将针尖退到皮下,推出第 3 个线体。出针后,按压针孔,胶贴覆盖。本法适用于病程日久的坐骨神经痛。

2. 埋线配合独活寄生汤治疗坐骨神经痛 根据疼痛部位取穴:秩边、环跳、承扶、殷门、阳陵泉、承山、昆仑。每次选 2～3 穴。中药独活寄生汤:熟地黄、白芍药各 20 g,独活、桑寄生、炒杜仲、当归、秦艽、牛膝、防风、党参各 15 g,川芎、细辛、桂枝各 6 g,生甘草 3 g。随证加减:气虚重用党参,加黄芪;血虚重用当归、白芍;阳虚寒重加乌头、附子、肉桂;痛甚加蜈蚣、全蝎;抽掣拘急、屈伸不利重用白芍、甘草,加木瓜;湿邪明显加薏苡仁、木瓜、防己;麻木加制马钱子 0.6～1.2 g(初始0.6 g,每 3 剂药递加 0.1 g,至肢体微有抽动感止);肾虚腰痛、仰俯不利重用杜仲、桑寄生,加续断、狗脊;瘀血疼痛加制乳香、制没药、鸡血藤;新病正虚不甚可酌减熟地黄、党参。每日 1 剂,水煎服。连用 30 剂为 1 个疗程。

五、临床治疗分析

坐骨神经痛主要表现为沿坐骨神经分布区的放射痛、不同程度的运动、感觉、反射和自主神经障碍,沿坐骨神经分布区有压痛点,如腰点、臀点、腘点、腓点、踝点等,坐骨神经牵扯征常阳性。根性坐骨神经痛经治疗和卧硬板床休息后,疼痛大多可以缓解,但少数病情较重,导致神经根粘连,出现炎症包块和坐骨神经的慢性水肿,治疗后痛点难以消失。这些症状往往应用埋线长期刺激可以取得明显的效果。在治疗过程中,如果埋线当晚反应较大,治疗效果就明显,疼痛消失也快。

坐骨神经痛患者腰骶部多有疼痛敏感点,此时也可用两点埋线法。先用手法放松腰骶部肌肉,再以拇指均匀用力地按压探寻敏感点。在敏感点及周围常可触及条索状物或结节状物,选择按压敏感点能使症状加剧或消失、减轻的为最佳敏感点,在同侧腹面确定敏感点的对应点。然后在敏感点埋线并刺血,在对应点进行埋线治疗,可获得良好效果。敏感点实际上是气滞血瘀之所在,能较好地反映病变部位及病变性质。一方面,刺激敏感点时感应直达病所,使瘀滞部位的气血正常循行,敏感消失,症状和体征即消除;另一方面,根据《难经·六十七难》记载:"阴阳经络,气相交贯,脏腑腹背,气相通应",加用敏感点的对应点来加强刺激,可以增强疗效。埋线针具较粗,针感强烈,具有《内经》所谓"制其神,令气易行"和"通其经脉,调其血气"的作用。加之其操作过程中刺破敏感点之血络,挤出数滴血液,产生刺络效应。埋线后期进一步利用线体长期温和的良性刺激来疏通气血,解除肌肉痉挛及疼痛,改善病变部位的血液循环和营养,促进局部组织的修复。

值得注意的是,治疗坐骨神经痛必须诊断明确,对于由于肿瘤压迫引起的必须手术治疗,对于椎间盘突出或骨赘形成等引起的继发性坐骨神经痛必须积极治疗原发病。

第六节　类风湿关节炎

类风湿关节炎是一种以关节滑膜炎为特征的慢性全身性自身免疫性疾病。滑膜炎持久反复发作,可导致关节内软骨和骨的破坏,关节功能障碍,甚至残疾。血管炎病变累及全身各个器官,故本病又称类风湿病。类风湿关节炎女性发病率较男性高2～3倍,女性发病高峰年龄在40～49岁和60～69岁。中老年人很多由青年时发病延续而来。多数患者发病缓慢,部分患者可急性发病。

一、临床表现

(1) 关节疼痛和肿胀。开始时疼痛较轻,以后逐渐加重。关节疼痛多为双侧对称,常累及双手、腕、膝、肘及肩关节。

（2）晨僵现象。患者有典型的晨僵现象,即清晨睡醒后关节发僵,活动时疼痛明显,关节活动一段时间后疼痛减轻。

（3）晚期关节功能受限,出现畸形。X线表现:早期表现为关节周围软组织肿胀,骨质疏松。以后关节软骨破坏,关节间隙变窄,关节变形。晚期关节间隙完全消失。实验室检查:患者有贫血,白细胞增高。红细胞沉降率快,类风湿因子阳性。部分患者抗"O"升高。晚期中老年患者类风湿因子阳性率下降。类风湿因子阴性并不能除外类风湿关节炎。

二、诊断要点

典型病例的诊断一般不难,但在早期,尤以单关节炎开始的及X线改变尚不明显时,需随访观察方能确诊。

诊断标准:①晨僵至少1 h(≥6周);②3个或3个以上关节肿(≥6周);③腕、掌指关节或近端指间关节肿(≥6周);④对称性关节肿胀(≥6周);⑤皮下结节;⑥手X线摄片骨结构改变;⑦类风湿因子阳性(滴度>1：32)。确诊为类风湿性关节炎需具备4条或4条以上标准。

三、微创埋线治疗

中医学认为类风湿关节炎是由于人体营卫失调,感受风寒湿三气合而为痹,或日久正虚,内生痰湿、瘀血,正邪相搏,使经络、肌肤、筋骨气血受阻失于濡养而出现肢体疼痛、肿胀、酸乏、重着、变形,治疗有内服药和外治法。而微创埋线治疗可减轻疼痛,控制疾病发展,保护和改善关节功能。埋线治疗类风湿关节炎,取穴以病变关节邻近穴和阿是穴为主,结合夹脊穴,以整体取穴相配合,起到长效针感、疏通经络、调节气血作用。

1. 取穴　夹脊穴为主,配合整体取穴和局部取穴。

（1）夹脊穴:上肢取 $C_5 \sim T_5$ 夹脊穴,下肢取 $L_4 \sim S_1$ 夹脊。

（2）整体取穴:背俞穴肝俞、脾俞、肾俞和命门穴,曲池,足三里,太溪。

（3）局部取穴:根据患者受累关节取穴。肩关节取肩髃、肩贞、肩内阿是穴;肘关节取曲泽;腕关节取阳池、阳谷、阳溪;指关节取八邪;膝关节取膝眼、曲泉、膝阳关、阳陵泉;踝关节取解溪、昆仑、丘墟;趾关节取八风;颞颌关节取下关穴。

2. 操作要点　常规注线操作。背部夹脊穴进针时,采用提捏进针法,应该针尖刺向脊柱侧,不可刺入太深,肝俞、脾俞应斜刺,肾俞可直刺,得气即止。命门穴提捏进针,植入皮下即可,无需进针太深,以免损伤脊髓。每周 1 次,连续 6～10 次为 1 个疗程。

四、临证经验

1. 埋线配合火针治疗类风湿关节炎 主穴取风池、大杼、肝俞、肾俞、大肠俞,每次选 2～4 穴;配穴取中脘、气海、关元、迎香、合谷、足三里、环跳、阴陵泉、阳陵泉、八风、八邪,每次选 1～3 穴。首先在上述穴位进行埋线,然后在埋线处和关节最痛处用钨制火针在酒精灯上烧红快速点刺,每穴 1～3 下,每点刺一下助手或医者按揉一下针孔,以减轻火针的锐痛。如滑囊肿大有波动感时可用三棱针烧红速刺,使其放出黏稠液体,减压减痛。每 7～15 日 1 次,5～10 次为 1 个疗程。另嘱患者自灸关元穴,每日 1 次,每次 40 min,必要时加灸最痛处,每处 10 min。

2. 中药结合穴位埋线治疗类风湿关节炎 风湿仙丹由仙灵脾、仙茅、红花、全蝎、蜈蚣、知母、生地、玄参、苏木、紫花地丁、蒲公英、白芍、巴戟天、胆南星、白芥子等组成。每次口服 10 g,每日 3 次,每个疗程 30 天。连服 2 个疗程。

穴位埋线方法:取双侧颈胸段取华佗夹脊穴(C_6～T_4),胸腰段取华佗夹脊穴(T_{10}～L_2)。取准穴位后,施术部位常规消毒,用埋线针将线体植入,深度以针尖直抵椎板为准。保持局部清洁 4 天,每月埋线 1 次,连治 6 次后评定疗效。

五、临床治疗分析

类风湿关节炎是自身免疫性结缔组织疾病,属于难治性疾病之一。治疗的根本为调养正气,辅以活血化瘀、解毒祛痰之法,以解决由于正气不足而导致的痰湿瘀毒互结的标证。对于已经确诊的早期或中期类风湿关节炎,必须坚持连续治疗 3～5 个疗程方可见效;对于关节症状较重的患者,需要适当增加治疗次数或结合火针、药物等其他疗法。火针可以温通散寒、消肿止痛、壮阳补虚,而药物如雷公藤可以抗炎和抑制免疫,多法共进,才能取得满意的效果。

C_6～T_4 及 T_{10}～L_2 夹脊穴位于督脉和传统补虚穴位的百劳和背俞穴附近,具有补益气血、调补脾胃、补益肝肾等功能。从神经解剖学上来看,夹脊穴所在的相应神经节段分布在四肢和关节,可支配四肢的运动及感觉。在此处进行穴位埋线,能长期持续刺激相应神经,广泛调节四肢的运动和感觉。研究表明,夹脊穴埋线治疗后对类风湿关节炎免疫病理状态的纠正有促进作用,可能与夹脊穴深层有脊神经后支、伴行的动静脉丛以及联系交感神经与脊神经的交通支分布有关,埋线作用的持续刺激,可以通过神经、体液途径来调节免疫功能。

第七节 膝 关 节 炎

膝关节炎全称膝关节骨关节炎,是膝关节的常见疾病。膝关节炎是由于关节慢性进行性退化或外伤引起的关节滑膜组织的感染和非感染性炎症,通常表现为关节部位的肿胀(滑膜腔积液)、疼痛和关节活动障碍。有流行病学调查表明,55岁以上老年人膝关节炎的发生率在 50％以上。由关节外伤、关节过度使用引起的继发性骨关节炎,往往与年龄因素无关。

一、临床表现

膝关节炎的主要临床表现为疼痛,常在关节负重时,如上下楼时或下蹲起立时膝关节酸、痛、胀。发病初期,休息后关节疼痛可缓解,但随病情的发展,即使休息时疼痛也较明显,甚至出现跛行,影响日常活动。临床表现第 2 个方面是关节僵硬,如晨起时或久坐起立时出现膝关节僵硬。临床表现第 3 个方面是功能障碍,可出现受累膝关节邻近肌肉萎缩、关节畸形,最终导致功能障碍。如进行 X 线检查,则发现关节间隙变窄、关节边缘有骨质增生、关节面不规则、关节畸形等。

常见的膝关节炎可分为 3 种类型:骨关节炎、创伤后关节炎和类风湿关节炎。骨关节炎是最常见的慢性进行性退化性关节炎,以软骨的慢性磨损为特点。一般在中老年发病,初期没有明显的症状,或症状轻微,伴有关节软骨发生退行性变,并在关节边缘有骨赘形成,俗称膝关节骨质增生。早期常表现为关节的僵硬不适感,活动后好转。遇剧烈活动可出现急性炎症表现,休息及对症治疗后缓解。创伤后关节炎是膝关节创伤后逐渐出现的关节炎。临床表现与骨关节炎相近,但是有明确的外伤史,如骨折、韧带损伤或半月板损伤。类风湿关节炎是关节炎的炎症性类型,可发生在任何年龄,以年轻人居多,通常累及双膝。早期以关节的滑膜炎症为主,继而侵蚀关节软骨,造成关节功能的严重丧失,晚期残留严重畸形。

二、诊断要点

1986 年美国风湿病学会提出的膝关节骨关节炎诊断要点如下。

1. 临床标准 ①1 个月里大多数时间有膝痛;②关节活动响声;③晨僵≤30 min;④年龄≥40 岁;⑤膝关节骨性肿胀伴弹响;⑥膝关节骨性肿胀不伴弹响;⑦存在①、②、③、④或①、②、③、⑤或①、⑥即可诊断膝关节骨性关节炎。

2. 临床标准加 X 线标准　①1 个月里大多数时间有膝痛；②X 线关节边缘有骨赘形成；③骨关节炎性滑液(透明、黏性、WBC<2 000/ml)；④不能查滑液，年龄≥40 岁；⑤晨僵≤30 min；⑥关节活动时弹响声。最少存在①、②或①、③、⑤、⑥或①、④、⑤、⑥即可诊断膝关节骨关节炎。

3. 其他　必要时可参考膝关节负重位 X 线摄片、CT、MRI 及实验室检查以明确诊断。

三、微创埋线治疗

本病属于中医学"痹证"、"膝痛"的范畴，膝骨关节炎多由年龄增长，肝肾渐虚，不能充养筋骨，骨枯则髓减，骨质疏松，日久负重而致变形，筋不得滋润则不利关节活动。内因主要是肝肾亏虚和脾胃虚弱，外因主要是感受风、寒、湿之邪或因外伤瘀血阻滞脉络，留于肢体、筋骨、关节之间，痹阻不通发而为痹。

1. 取穴　夹脊穴配合局部取穴。

(1) 局部取穴：梁丘、血海、阳陵泉、阴陵泉、足三里。

(2) 夹脊穴：$L_3 \sim L_5$。

(3) 背俞穴：肝俞、肾俞。

2. 操作要点　以上穴位，每次取 3～5 穴，常规埋线每周 1 次。5 次为 1 疗程。注意：不可选用犊鼻穴埋线治疗，因为线体进入关节腔不易吸收，反而加重疼痛。

四、临证经验

1. 化痰消瘀、穴位埋线结合关节镜下关节腔清理术治疗早中期膝骨关节炎　关节镜下关节腔清理，修整软骨，摘除游离体，修切破损的半月板，扩大狭窄的髁间窝，切除增生的滑膜、骨赘及肥大的脂肪垫，软骨钻孔。术后第 1 天在双侧足三里穴位埋线。服用自拟化痰消瘀蠲痹汤。(当归 15 g、川芎 15 g、红花 15 g、鸡血藤 15 g、丹参 12 g、苍术 15 g、白术 15 g、茯苓 15 g、半夏 15 g、陈皮 12 g、防己 12 g、牛膝 12 g、白芥子 12 g、胆南星 12 g、地龙 15 g)，按此方辨证加减治疗 2 周，2 周后以此为基本方随证化裁。术后常规康复功能训练。

2. 应用膝疾穴治疗膝关节疾病　膝疾穴为经外奇穴，分为内、外膝疾穴。内膝疾穴位于血海穴上 1 寸内 0.5 寸；外膝疾穴位于梁丘穴上 1 寸外 0.5 寸。操作：患者取仰卧位或坐位，标记穴位后，用 9 号埋线针向股骨方向直刺快速进针，触及股骨后稍外提，再紧贴股骨上缘刺入 1 寸左右(注意一定要沿股骨上缘)感到阻力较大说明到位，此时可有针感传到膝部，关节腔内有较强的反应，持续 30 s～1 min

后减轻,将针稍稍后退,植入线体即可。此针法对于整个膝关节内疼痛,行走无力,遇冷加重,反复发作,甚至伴有积液者,疗效较佳。埋线治疗时内、外膝疾穴交替使用,一般 1 次即可显效,此后每周 1 次。也可结合针灸治疗,用 22~24 号的长 1.5~2.5 寸的针,快速进针,不用捻转、提插手法,针尖必须紧贴股骨上行再进。5 寸左右,要突破骨膜,留针时不行针。治疗前 3 日每日 1 次,以后每 2~3 日 1 次。以后每月针 1~3 次,连续数月,以巩固疗效预防复发。

五、临床治疗分析

膝关节炎是一种病情复杂、病程较长的疾病,也是针灸临床上的常见疾病。现代医学一般给予镇痛药,再无效者考虑非甾体类抗炎药物以及麻醉镇痛药物;内科治疗无效时则考虑外科治疗。埋线治疗以邻近取穴为主,如血海、梁丘、足三里等,以疏经活络,也可以从神经支配考虑,选择夹脊穴。

采用自拟化痰消瘀蠲痹汤并双侧足三里穴位埋线结合关节镜下关节腔清理术治疗早中期膝关节炎,符合中医“急则治其标、缓则治其本”的思想,体现了中医骨伤“内外兼治、筋骨并重、整体与局部相结合”的治疗原则,可达到标本兼治的目的。

膝疾穴是非常值得注意的一个经外奇穴,如能灵活应用常常有明显的效果,加之线体的长期刺激,患者膝痛、无力等症状可以明显改善。对于一部分体重较重的老年患者,要积极减肥,减轻关节负担,运动要适当,防治结合,注意保暖,以减轻关节受损。

第八节　颈肩肌筋膜炎

颈肩肌筋膜炎是由致病因子侵犯颈、肩、背部的纤维组织使之产生损伤及无菌性炎症,由此而引起广泛的颈、肩、背部肌疼痛及痉挛等一组临床表现。颈、肩、背部软组织在遭受急性损伤未愈或长期慢性劳损后可使肌肉、筋膜、韧带、关节囊、骨膜、脂肪、肌腱等产生不同程度的创伤性无菌性炎症反应。上呼吸道感染或其他引起发热的炎症、气候改变如寒冷潮湿及身体过度劳累均为诱发因素。软组织创伤性无菌炎症及疼痛,刺激肌肉产生持久的收缩状态,出现肌紧张,肌肉长期痉挛造成局部软组织血管痉挛,肌肉和筋膜供血不足,营养障碍,组织无菌性炎症加重,如此形成恶性循环,加剧疼痛。

一、临床表现

颈肩背部广泛疼痛酸胀沉重感、麻木感,僵硬、活动受限,可向后头部及上臂放射。疼痛呈持续性,可因感染、疲劳、受凉、受潮等因素而加重。查体见颈部肌紧张,压痛点常在棘突及棘突旁斜方肌、菱形肌等,压痛局限,不沿神经走行放射。该病发病缓慢,病程较长。

二、诊断要点

根据临床表现及体征可作出诊断。按国家中医药管理局 1995 年颁布实施的《中医病证诊断要点》。本病好发于肩背、两肩胛骨之间,局部酸痛,肌肉僵硬,有沉重感,劳累后症状加重,背部有固定压痛点或痛性结节,有反复发作病史,X 线摄片检查排除颈椎病。

三、微创埋线治疗

本病虽表现为颈肩背部广泛疼痛,但多有局限性的压痛点。微创埋线治疗取穴以阿是穴为主,辅以邻近腧穴。

1. 取穴 颈部取风池、天柱、颈夹脊穴、阿是穴;肩部取大椎、肩外俞、肩井、曲垣、天宗、巨骨、阿是穴。

2. 操作要点 患者俯卧,枕头垫于前肩胸部,呈头低肩高俯卧位,暴露颈肩背部。用快刺法进针(注意针刺方向、角度和深度),出现较强的酸胀感后,施以上下左右的摇摆剥离,以解除局部的粘连、硬结和挛缩,最后植入线体。

注意:头部穴位如风池、风府、天柱在针刺时有一定的危险性,应根据解剖学注意进针深度和针刺方向,风池穴深部为椎动脉和脊髓,为了安全,建议风池穴针刺方向刺向对侧鼻尖,深度控制在 1 寸之内,或得气即止。天柱直刺 1 寸,不宜向内上方深刺,以免损伤延脑。

四、临证经验

1. 透穴为主埋线治疗颈肩肌筋膜炎 穴位主要选取病变部位阿是穴,顺着肌肉走行方向透刺,风池,C_5 棘突透 C_7,肩外俞透肩中俞,大杼透风门,秉风透曲垣,天宗。常规消毒后,将预先装有线体的埋线针刺入痛点附近的皮下位置,方向朝向痛点,对局部痛点进行剥离和扫散手法,等痛点消失后,将线体置于皮下。

2. 阿是穴合谷刺法 在埋线针内预先放入 3 个线体,选择激痛点处(指在疼痛肌肉内的痛性硬结及痛性肌束,触压时诱发整个肌肉疼痛,也是敏感的压痛点),或在肌肉痉挛处,或在肌肉起止点处,按照肌束走向刺入肌腹内,针刺至一定深度后,提针至皮下,再分别向左右两侧各斜刺,分别埋入一根线体,每针须产生得气的感应,方可显效。

五、临床治疗分析

应用埋线疗法治疗颈肩肌筋膜炎效果肯定,一般 1 次即可以有明显改善,甚至治愈。在治疗过程中,由于埋线针较粗,有一定的韧性,可以借鉴小针刀的方式,在针刺得气后进行埋线针体的摇摆,或进行与肌纤维方向一致的纵向摆动剥离,以解除局部的粘连和挛缩、硬结,这是迅速取得疗效的关键。颈肩肌筋膜炎一般位置较深,选准痛点阿是穴如激痛点、压痛点、肌束附着点、肌肉痉挛处后,采用一针多向刺法的合谷刺,分别把 3 个线体植入病变部位,可以对痛点形成深而广泛的、持久的刺激,有利于改善局部血循环,增强局部代谢,达到消除水肿、解除痉挛、松解粘连、治疗肌痹的目的。

第九节 网 球 肘

网球肘,又称肱骨外上髁炎,是肘部疾病中的常见病。好发于中老年人,网球运动爱好者及家庭主妇发病率较高。多因前臂反复做剧烈旋转运动或长期提重物所致,表现为肘关节外侧酸痛反复发作,病情严重者甚至连拿电话、扫地、刷牙等日常活动都感疼痛无力,给生活带来很大不便。

一、临床表现

临床表现为上臂外侧肘部屈曲的正下方,反复疼痛,偶尔疼痛手臂向下放射到手腕部。在上举或屈曲手臂时甚至在拿很轻的物体如茶杯时引起疼痛。严重时难以完全伸直前臂。疼痛一般持续 6～12 周,不适可持续短至 3 周,长至数年。

二、诊断要点

(1) 肘关节外侧疼痛,向前臂外侧远端放射。
(2) 肘关节屈伸活动正常,肱骨外上髁至桡骨小头有局限压痛。
(3) 伸肌腱牵拉试验(Mills)阳性。

三、微创埋线治疗

1. 取穴　手三里穴。

2. 操作要点　临床上可以参照浮针埋线法进行操作取效快捷。穴位常规消毒后,右手夹持针柄,从手三里穴沿阳明经向痛点方向进针,控制深度在皮下,勿进入肌肉层,进针 2～3 cm 后,在皮下行扫散法 1 min,当按压痛点感觉疼痛减轻或消失时,将埋线针用输液贴固定,休息 30 min,然后留置线体并退出针体。一般 1 次有效或治愈,必要时 1 周后重复治疗 1 次。

四、临证经验

1. 阿是穴埋线法治疗网球肘　取穴阿是穴、曲池、手三里为埋线点。常规消毒局部皮肤,镊取一段约 1 cm 长线体放置在埋线针管的前端,后接针芯,左手拇、示指绷紧或捏起进针部位皮肤,右手持针,刺入到所需的深度;当出现针感后,边推针芯,边退针管,将线体埋植在穴位的皮下组织或肌层内,出针后涂以碘伏,针孔处覆盖消毒纱布。每 7 天治疗 1 次。

2. 穴位埋线结合针刀治疗顽固性网球肘　先进行针刀治疗,将肘关节屈曲 90°,放在治疗台上,寻找压痛点标上甲紫,常规消毒后,铺无菌洞巾,戴无菌手套,根据患者的疼痛敏感度选择是否进行局部麻醉,选择汉章 4 号针刀,刀口线与伸腕肌纤维走向平行,按针刀四步规程进针,在进针点垂直刺入至肱骨外上髁病变部位。先纵行疏通剥离,然后返转刀口行切开剥离 2～3 刀,刮除肱骨外上髁处的锐角,最后使针刀针体与骨面呈 45°角,用横行铲剥法,使刀口紧贴骨面松解骨突周围的软组织粘连,再疏通一下伸肌总腱、旋后肌肌腱出针,按压至不出血为止。然后埋线治疗用 7 号腰穿针剪去针尖作针芯。常规消毒后镊取 1～1.5 cm 长线体,放置在套管的前端,在肱骨外上髁痛点处刺入体内(可向手三里方向斜行或平行刺入 1.5～2 cm),出现针感后,用针芯插入套管,边推针芯,边退套管,将线体埋植在穴位的皮下组织或肌层内,出针后涂以碘伏,按压片刻敷以创可贴,嘱其创口 3 天内不可沾水。所有患者每 10 日治疗 1 次,连续 3 次为 1 个疗程。

五、临床治疗分析

网球肘,为肱骨外上髁处伸肌总腱起点处的慢性损伤性炎症,肘关节过度劳损,过度伸腕、伸指和前臂旋转用力不当,致伸肌总腱起点反复受到牵拉刺激引起部分撕裂和慢性无菌性炎症,在肱骨外上髁尖部、肱骨外上髁与桡骨头之间产生肌筋膜炎、骨膜炎或肱桡关节滑膜炎,微血管神经束受压导致局部代谢障碍而出现疼痛、握物无力、手臂活动度受限等症状。临床上治疗方法较多,疗效不一。属中医学"肘劳"、"筋痹"、"伤筋"、"痹证"等范畴。多由肘部长期劳累,损伤气血,脉络空虚,寒湿之邪积聚肘关节;或长期从事旋前、伸腕等活动,使筋脉损伤,瘀血内停,筋经络脉失和而致。

针刀医学以其独特的慢性软组织损伤病因病理学及闭合性手术理论在治疗网球肘方面取得了显著成果;针刀能很好地松解局部软组织的粘连、刮除瘢痕、切断神经血管束而使局部动态平衡得到恢复。穴位埋线是集多种效应于一体的复合性治疗方法,初为机械刺激,后为生物与化学刺激,其对穴位的持续刺激大大促进了局部代谢,使其病灶部位血管床增加,血流量增大,血管通透性、血液循环得到改善,而起到消除炎症,持久刺激的作用。

第十节　强直性脊椎炎

强直性脊柱炎(ankylosing spondylitis,AS)是一种慢性进行性疾病,主要侵犯骶髂关节、脊柱骨突、脊柱旁软组织及外周关节,并可伴发关节外表现。严重者可发生脊柱畸形和关节强直。AS 是脊柱关节病的原型或称原发性 AS;其他脊柱关节病并发的骶髂关节炎为继发性 AS。

一、临床表现

逐渐出现腰背部或骶髂部疼痛和(或)发僵,半夜痛醒,翻身困难,晨起或久坐后起立时腰部发僵明显,但活动后减轻。有的患者感臀部钝痛或骶髂部剧痛,偶尔向周边放射。咳嗽、打喷嚏、突然扭动腰部疼痛可加重。疾病早期疼痛多在一侧呈间断性,数月后疼痛多在双侧呈持续性。随病情进展由腰椎向胸颈部脊椎发展,则出现相应部位疼痛、活动受限或脊柱畸形。据报道,我国患者中约 45% 的患者是从外周关节炎开始发病。24%～75% 的 AS 患者在病初或病程中出现外周关节病变,以膝、髋、踝和肩关节居多,肘及手和足小关节偶有受累。非对称性、少数关节或单关节,以及下肢大关节的关节炎为本病外周关节炎的特征。我国患者除髋关节外,膝和其他关节的关节炎或关节痛多为暂时性,极少或几乎不引起关节破坏和残疾。髋关节受累占 38%～66%,表现为局部疼痛,活动受限,屈曲挛缩及关节强直,其中大多数为双侧,而且 94% 的髋部症状起于发病后头 5 年内。发病年龄小，及以外周关节起病者易发生髋关节病变。

本病的全身表现轻微，少数重症者有发热、疲倦、消瘦、贫血或其他器官受累。跖底筋膜炎、跟腱炎和其他部位的肌腱末端病在本病常见。1/4 的患者在病程中发生眼色素膜炎，单侧或双侧交替，一般可自行缓解，反复发作可致视力障碍。神经系统症状来自压迫性脊神经炎或坐骨神经痛、椎骨骨折或不全脱位以及马尾综合征，后者可引起阳痿、夜间尿失禁、膀胱和直肠感觉迟钝、踝反射消失。极少数患者出现肺上叶纤维化。有时伴有空洞形成而被认为结核，也可因并发真菌感染而使病情加剧。主动脉瓣闭锁不全及传导障碍见于 3.5%～10% 的患者。AS 可并发 IgA 肾病和淀粉样变性。

二、诊断标准

近年来有不同标准，但现仍沿用 1966 年纽约标准，或 1984 年修订的纽约标准。但是，对一些暂时不符合上述标准者，可参考欧洲脊柱关节病初步诊断标准。

（1）纽约标准（1966 年）：有 X 线摄片证实的双侧或单侧骶髂关节炎（0～Ⅳ级分级），并分别附加以下临床表现的 1 条或 2 条：①腰椎在前屈、侧屈和后伸的 3 个方向运动均受限；②腰背痛史或现有症状；③胸廓扩展范围<2.5 cm。根据以上几点，诊断肯定的 AS 要求有：X 线摄片证实的Ⅲ～Ⅳ级双侧骶髂关节炎，并附加上述临床表现中的至少 1 条；或者 X 线摄片证实的Ⅲ～Ⅳ级单侧骶髂关节炎或Ⅱ级双侧骶髂关节炎，并分别附加上述临床表现的 1 条或 2 条。

（2）修订的纽约标准（1984 年）：①下腰背痛的病程至少持续 3 个月，疼痛随活动改善，但休息不减轻；②腰椎在前后和侧屈方向活动受限；③胸廓扩展范围小于同年龄和性别的正常值；④双侧骶髂关节炎Ⅱ～Ⅳ级，或单侧骶髂关节炎Ⅲ～Ⅳ级。如果患者具备④并分别附加①～③条中的任何 1 条可确诊为 AS。

（3）欧洲脊柱关节病研究组标准：炎性脊柱痛或非对称性以下肢关节为主的滑膜炎，并附加以下项目中的任何一项，即：①阳性家族史；②银屑病；③炎性肠病；④关节炎前 1 个月内的尿道炎、宫颈炎或急性腹泻；⑤双侧臀部交替疼痛；⑥肌腱末端病；⑦骶髂关节炎。

三、微创埋线治疗

1. 取穴　大椎、至阳、命门、骶髂关节阿是穴、委中为主穴。另外可根据发病段位，如病在胸段，脊柱向后弯凸，则应在病脊柱的脊柱棘突间选穴埋线。如侧凸向左者，应在脊柱督脉右侧旁开 1.5 寸处，相当于脊柱横突端的后缘处定穴埋线；

向右凸者,则在与左凸相反处定穴埋线。伴坐骨神经痛者,可酌情配患肢的环跳、风市、承扶、段门、委中、阳陵泉和昆仑等穴。

2. **操作要点** 常规消毒,左手拇、示指略分开固定于穴位处,右手持针对准选定好的夹脊穴快速刺入皮下,然后针体与人体矢状面约呈 45°角斜向脊柱缓慢进针 1～3 cm,植入 PGLA 线体,其他穴位可以根据解剖位置进行相应的操作。治疗期间嘱患者卧床休息。

四、临证经验

1. 采用简易穴位埋线、中药、康复训练等综合治疗强直性脊柱炎

(1)简易穴位埋线法:穴位常规消毒,取出 9 号一次性针头用持针钳取约 1.5 cm 长已消毒的线体,放在 9 号针头前端,后接无头毫针刺入穴位。深度与针刺相同。取穴:大椎、肾俞、大肠俞、环跳、单侧足三里、阳陵泉,出针后按压针孔片刻,贴上创可贴,15 天 1 次,6 次为 1 个疗程。

(2)中药治疗:采用补肾强督治偻汤加减治疗。药用:骨碎补、川断各 18 g,补骨脂、赤芍、白芍、防风、制附片、羌活各 12 g,金狗脊 40 g,鹿角片 10 g,炒杜仲 20 g,川牛膝 9 g,知母 15 g。水煎取汁 400 ml,分两次口服,早上 9～10 时、晚上 9～10 时各服 200 ml。3 个月为 1 个疗程。

(3)康复训练:①呼吸康复训练。患者最大限度进行深呼吸练习,同时做扩胸运动。②头颈部康复训练。头部尽量前曲、后仰、侧弯、旋转、圆形运动。③腰部康复训练。腰部尽量前曲、后仰、侧弯、旋转、圆形运动,运动量由小到大,每次 10～15 min。可逐渐延长至 30 min,训练强度以符合患者日常活动心率水平,训练时间选在患者的疾病恢复期。

2. 采用中药联合埋线、刺络疗法治疗强直性脊柱炎

(1)口服柔筋健步丸(骨碎补、补骨脂、生地黄、熟地黄、山茱萸、制附子、地鳖虫、桃仁、淫羊藿、鹿角胶、松节、白附子、生甘草等):每次 6 粒,每日 3 次,服用 3 个月。

(2)埋线治疗:穴取肾俞、大杼、夹脊穴(X 线摄片示有病变的脊柱关节对应体表部位,每次取压痛最明显者 1～2 对)、阳陵泉、足三里。操作方法:穴位常规消毒,医者清洗、消毒双手,将 1.5 cm 长已消毒线体装入 9 号一次性埋线针。医者以一手拇指和示指绷紧局部皮肤,另一手持埋线针,以中指或无名指固定针身,用手臂带动腕部力量,将埋线针迅速垂直刺入,力争一次性突破皮肤(此为进针第 1 次阻力)。直刺,至皮下 2 cm 左右,医者指下感觉突破第 2 次阻力(肌肉筋膜阻力),

即达到肌肉层,患者即刻出现酸胀感,然后一手前推针芯,另一手后退针管,将线体埋置在穴位处的肌层。拔去针具,局部消毒纱布按压止血后,创可贴固定。每 2 周治疗 1 次,共 6 次。

(3) 刺络治疗:选取背腰部、委中穴处若干浮络(瘀滞扩张的毛细血管)作为放血部位。操作方法:常规消毒后,医者清洗、消毒双手,医者以一手拇指和示指绷紧局部皮肤,另一手持 7 号一次性注射用针头,以中指或无名指固定针身,对准所选部位,快速点刺,不留针,每处点刺 3 针,深 3~5 mm,点刺后速用闪火法加拔火罐,留罐 10~20 min,出血量 5~10 ml,局部消毒纱布按压止血后,创可贴固定。每周治疗 1 次,共治疗 12 次。

五、临床治疗分析

强直性脊柱炎病因尚不明确,可能与遗传、肠道、泌尿系统等感染、免疫、环境等因素有关,且有高家族性。西医多采用非甾体类抗炎药(NSAID)、缓解病情药物、激素等治疗,可减缓疼痛、晨僵等症状,但对其病情进展影响不大,长期应用还存在肝肾损伤、胃肠道反应、机体免疫抑制及其他不良反应。

中医对强直性脊柱炎的认识最早见于《黄帝内经》,《素问·骨空论》曰:"督脉为病,脊强反折,腰痛不可以转摇"。《灵枢·瘅论》曰:"骨痹不已,复感于邪,内舍于肾"。根据其主要的临床表现,属中医学"痹证、督脉病"等范畴,特别与古籍中的"肾痹"、"骨痹"、"龟背风"、"竹节风"、"腰尻痛"等病的描述相似。由于 AS 发病多始于骶髂关节(腰骶部)而后沿脊柱上行发展,而"肾足少阴之脉……贯脊属肾"、"督脉者……起于下极之输,并于脊里",本病与肾经、督脉密切相关。埋线治疗的目的在于改善预后、降低致残率,治疗原则为补肾壮督兴阳、疏经通络、活血止痛。取穴以大椎、至阳、命门、病变脊柱相应的夹脊穴、骶髂关节阿是穴、委中为主。

本病重在预防,平素要注意预防肠道、泌尿系统等感染,注意饮食卫生,注意泌尿生殖系统卫生;生活中要慎起居、防受凉,注意关节保暖,加强锻炼,增强体质,保持良好愉悦的心态。早诊断、早治疗则效果满意,并结合生活方式的调理,如食用富含蛋白质及维生素类食物,平卧硬板床,忌高枕,尽量采用仰卧睡姿等。

第十一节　冈上肌腱炎

冈上肌腱炎又称冈上肌腱综合征、肩外展综合征、冈上肌腱钙化,是骨伤科临床常见的肩部疾病,好发于中青年以上体力劳动者及运动员。冈上肌腱炎属中医学"痹证"的范畴。急性发作患者往往是在扭伤、过度劳动后突然引发。冈上肌在肩关节肌群中是肩部力量集中的交叉点,受力于四方,因此比较容易受到损伤。临床上以肩部疼痛、肩关节运动障碍为主要表现,严重影响患者生活质量。

一、临床表现

(1)疼痛:以肩峰大结节处为主的疼痛,并可向颈、肩和上肢放射。肩外展时疼痛尤著,因而患者常避免这一动作。

(2)肩关节活动受限:活动受限以肩关节外展至 60°～120°时,可引起明显疼痛为主要特征,当大于或小于这一范围及肩关节其他活动不受限制,亦无疼痛,这与肱二头肌肌腱炎和肩周炎明显不同。

(3)压痛:在冈上肌抵止部的大结节处常有压痛,并随肱骨头的旋转而移动。局部封闭可使疼痛立刻消失,借此有助于诊断。

二、诊断要点

(1)多由肩部外伤、劳损或感受风寒湿邪所致。

(2)好发于中老年人,多数呈缓慢发病。

(3)肩部外侧渐进性疼痛,活动受限。

(4)肱骨大结节处或肩峰下有明显压痛,当肩关节外展至 60°～120°出现"疼痛弧"现象。

(5)部分病例有冈上肌肌腱钙化存在,应行 X 线摄片检查以明确诊断。

三、微创埋线治疗

1. 取穴　局部取穴为主。

(1)局部取穴:患侧秉风、肩髃、肩贞。

(2)配穴:臂臑、曲池、手三里、合谷。

2. 操作要点　常规消毒后,将针刺入穴位所需的深度,当出现针感后,边推针芯,边退针管,将线植在穴位的皮下组织或肌层,出针后,紧压针孔,无出血后贴创可贴保护针孔。15～30 天埋线 1 次,3 次为 1 个疗程。

四、临床治疗分析

MRI 检查证实在肩部外展 60°～120°体位时,肩峰和肱骨头之间距离最短,并且,冈上肌肌腱必须穿过肩峰下面和肱骨头上面的狭小间隙,因受到喙肩韧带和肩峰的摩擦撞击,容易挤压摩擦损伤,而产生肌腱无菌性炎症,炎症发生后肌腱容易变得脆弱。在冈上肌肌腱炎的防治上,关键还是在于预防。

在治疗方法上,既有单一疗法,也有综合疗法。各种疗法均有其优势。其中,用综合疗法治疗冈上肌肌腱炎,可灵活组合,辨证施治,疗效均好于单一疗法,已经成为一种趋势。目前关于冈上肌肌腱炎的治疗仍以非手术治疗为主,有关手术疗法的研究相对较少。一般情况下,冈上肌肌腱炎通过非手术治疗均可取得一定的疗效,若经过非手术治疗一段时间仍然无效者才考虑通过手术治疗。治疗原则以活血通络、祛风除湿、散寒止痛为主,即缓解疼痛,松解粘连,促进损伤修复,延缓退行性变。

穴位埋线治疗冈上肌肌腱炎,正是利用埋线疗法刺激量大、作用时间持久等特点,配合肩部特定穴位舒筋通络、活血化瘀的作用,较大限度地改善了病变部位的微循环状况,促进局部新陈代谢及致痛物质的清除,加快炎性渗出物的吸收,增加肩关节活动范围,从而使肩部气血调和、经脉通利。该疗法极大限度地减少了每次治疗的时间,保证了治疗的连贯性和有效性。

第八章

呼吸内科疾病

第一节　哮　　喘

支气管哮喘是支气管反应性增高，引起支气管平滑肌痉挛性收缩，血管扩张，黏膜水肿及分泌增加，导致可逆性气道阻塞。临床特征为发作性呼气困难并伴有哮鸣音、咳嗽和咳痰的一种呼吸道常见疾病。哮喘发作时持续数分钟至数小时或更长，可自行或经治疗后缓解。

一、临床表现

常在夜间或清晨突然发作，可有先兆症状，如咳嗽、胸闷、鼻痒等，随之呼吸困难，严重者可有发绀，大量冷汗，咳嗽明显，初为干咳，合并感染时可咳出黏稠痰液。患者被迫端坐或向前俯坐，表情痛苦，鼻翼煽动，面色苍白。体格检查：肺部叩诊呈过清音，听诊呼吸音减弱，呼气延长，两肺布满哮鸣音。伴有继发感染时可有湿性啰音。久病者，可有肺气肿及肺源性心脏病体征。X线检查：发作时显示肺气肿。血常规检查：白细胞计数、嗜酸性细胞均增高。

二、诊断要点

根据有反复发作的哮喘史，发作时有带哮鸣音的呼气性呼吸困难，可自行缓解或使用支气管解痉剂可缓解特征，并除外可造成气喘或呼吸困难的其他疾病，一般诊断并不困难，但过敏原常不明确。

临床表现不典型者（如无明显喘息或体征），应至少具备以下 1 项肺功能试验阳性：①支气管激发试验（常用乙酰甲胆碱或组胺作为实验药物）或运动激发试验阳性，阳性的诊断标准是 FEV_1 下降≥20％；②支气管舒张试验（常用支气管舒张剂，如沙丁胺醇、特布他林、异丙托溴铵等作为实验药物），阳性的诊断标准是

FEV$_1$ 增加≥12％,且 FEV$_1$ 增加绝对值≥200 ml；③呼气流量峰值（PEF）日内（或 2 周）变异率≥20％。

三、微创埋线治疗

中医学认为,本病的主要病因是痰饮内伏,平时可不发病,遇某种因素致使痰饮搏击于气道而发病,致病因素比较复杂,外感风寒暑热,未能及时表散,邪阻于肺,气不布津,聚液成痰；或饮食酸咸肥甘,生冷腥腻而致脾失健运,内酿痰湿,上干于肺,壅阻肺气,素禀体弱,或病后体虚,如幼年麻疹、百日咳及反复感冒,咳嗽日久,阳虚阴盛,气不化津,痰饮内生。或阴虚阳盛,热蒸液聚,痰热胶固。治疗原则为实证宣肺平喘,虚证温阳益气。取手太阴经及任脉的腧穴为主。

1. 取穴　三维配穴。

（1）脏腑背俞穴：肺俞、肾俞。

（2）任督二脉穴：天突、膻中、气海、关元。

（3）循经取穴：内关、列缺。

（4）经验配穴：喘息配定喘,咳嗽配孔最,痰多配丰隆、足三里。

2. 操作要点　每次根据症状选 5～10 穴,背部肺俞穴位提捏进针,向脊柱方向植入线体,肾俞直刺,膻中、列缺提捏进针,植入皮下即可。天突提捏进针,向下刺入皮肤后,调整针尖,沿胸骨柄后稍向下刺入 0.5 cm 即可。

四、临证经验

1. 膻中埋线法　根据症状将哮喘患者分为过敏型、感染型和混合型。主穴选取膻中和鱼际,过敏型加肺俞,感染型加太渊,混合型加肾俞。鱼际穴直刺埋入,其他穴位横向埋入。绝大多数患者初次治疗即可缓解症状,此方法对过敏性哮喘疗效最好,感染性次之,混合型较差。

2. 八华穴埋线治疗哮喘　经外奇穴八华穴位于大椎穴下脊柱两侧,左右各四。定位：用细铁丝量取两侧乳头间距离或者两侧锁骨中点间距离,分成四等分,取三等分作成等边三角形,三角形的顶点放在大椎穴上,下边两个角的顶点（距脊柱两侧相等）即为穴位,再以这两穴连线中点为顶点,下面两角顶点即为穴位。以此类推,量取其他穴位,共 8 个,左右各 4 个。植入线体,2 个月后,可进行第 2 次埋线,但埋线方向要与第 1 次成交叉形。

3. 璇玑、膻中、气海穴埋线治疗肺肾两虚型哮喘　肺肾两虚型哮喘的治疗原则为"宣肺定喘,培元固本",主穴选用璇玑、膻中、气海穴,进行埋线治疗,璇玑可以利肺清咽,宽胸理气,膻中则利上焦,宽胸胁,降气通络。而气海则可以利下焦,补元气,行气散滞,治疗虚喘。璇玑、膻中、气海三穴埋线疗法治疗哮喘既可发挥该穴功效,又可产生协同作用,增强治疗效果。

五、临床治疗分析

哮喘发作时针定喘、天突等穴,有平喘利气作用;孔最可宣通肺气而治咳嗽,取丰隆、足三里健脾胃而化痰湿;膻中、气海为调气降气之有效穴,和内关相配起宽胸、利气、定喘的作用。肺肾气虚者,配肺俞、肾俞以壮肺肾之气,关元为三焦募穴,与元气有关,取之可加强其作用。缓解期可选用大椎、肺俞、关元、足三里等穴,有减少发作或减轻发作症状的作用。

哮喘穴位埋线配方主要有两类穴位。一类是控制发作的穴位,例如天突、膻中、璇玑、鱼际和八华穴等等,这些穴位通过埋线可以较长时间刺激穴位,起到抑制过敏介质释放,抗炎和改善支气管及肺血管的微循环,解除支气管平滑肌痉挛,减少支气管内皮细胞和腺体分泌,镇静副交感神经,起到较持久的平喘作用;另一类是具有补益作用的背俞穴,为脏腑精气凝聚之处,肺主一身之气,脾胃为气血生化之源,又可运化水湿,肾主纳气。背俞穴中的肺、脾、肾俞穴,在埋线刺激后可以调整脏腑阴阳,达到补肺、健脾、益肾,化浊除痰之功,为治本之法。

研究表明,定喘、膻中能使其嗜酸性粒细胞下降,降低气道高反应性以治其标。哮喘患者肾上腺皮质功能低下,糖皮质激素分泌不足,这可能是哮喘难愈的根本内因。而肾俞、关元、大椎、足三里可使哮喘患者血浆皮质醇浓度增加到健康水平,消除变态炎症以治其本。

哮喘的发作具有一定的季节性。所以在症状缓解期的治疗和预防也相当重要。春季和不定期发病者可在立春后埋线,夏、秋和冬季发病者分别在立夏、立秋后埋线。目前根据中医"冬病夏治"理论,采取三伏天穴位贴敷治疗哮喘已经成为预防哮喘冬季发作的重要方式,所以也可以同时采用埋线配合贴敷中药治疗支气管哮喘,穴位贴敷可取白芥子 12 g、甘遂 21 g、延胡索 21 g、细辛 12 g、冰片 0.6 g,共研末密封玻璃瓶内,分 3 次使用。使用时取鲜姜汁调和成药饼,分贴各穴,用胶布固定药饼,时间是初伏、中伏、末伏各 1 次,每次 6 小时,每 2 年 6 次为 1 个疗程。埋线与药物敷贴两法同用,具有长效针灸与药物的双重作用,可以达到扶正固本、增强机体抗病能力、预防哮喘复发的目的。

第二节　慢性支气管炎

慢性支气管炎是指气管支气管黏膜及其周围组织的慢性非特异性炎症。临床上以咳嗽、咳痰或伴有喘息及反复发作的慢性过程为特征，病情若缓慢进展，常并发阻塞性肺气肿甚至肺动脉高压、肺源性心脏病。慢性支气管炎发病原因的外因主要有吸烟、病毒和细菌感染、刺激性烟雾、粉尘、大气污染的慢性刺激等理化因素和气候寒冷等；内因主要由于呼吸道局部防御及免疫功能减低以及自主神经功能失调。当机体抵抗力减弱时，在气道存在不同程度敏感性（易感性）的基础上，有一种或多种外因的存在，长期反复作用，可发展成为慢性支气管炎。

一、临床表现

慢性支气管炎的主要临床表现为咳嗽、咳痰、气喘及反复呼吸道感染。本病早期多无特殊体征，在多数患者的肺底部可以听到少许湿性或干性啰音。有时在咳嗽或咳痰后可暂时消失。喘息性慢性支气管炎发作时，可听到广泛的哮鸣音，喘息缓解后又消失。长期发作的病例可有肺气肿的征象。

二、诊断要点

（1）咳嗽、咳痰或伴喘息，每年发病 3 个月，连续 2 年或以上者。

（2）每年发病不足 3 个月，而有明确的客观检查依据（如 X 线、呼吸功能测定等）者亦可诊断。

（3）排除其他心、肺疾病（如肺结核、哮喘、支气管扩张、肺癌、心脏病等）。

三、微创埋线治疗

本病的发生与发展常与外邪的反复侵袭，肺、脾、肾三脏功能失调密切相关。急性发作期，大多因肺气虚弱，卫外不固外邪入侵，以致咳嗽反复发作；或因年老体虚，肺脾肾气虚，水津不布，痰饮内停，阻遏于肺，引起长期咳喘，或因吸烟、饮酒等因素伤及于肺。病变经久不愈，可损及于肾，故病情严重者常伴有气喘不能平卧，动则尤甚等肾不纳气之候。治疗当以补肾健脾、利湿化痰为选穴原则。

1. 取穴　三维配穴。

（1）脏腑背俞穴：肺俞、肾俞、脾俞。

（2）任督二脉穴：膻中、大椎、天突。

（3）循经取穴：孔最、丰隆、足三里、列缺、太溪。

（4）经验配穴：定喘。

2. 操作要点　　每次根据症状选 5～10 穴，背部肺俞提捏进针，向脊柱方向植入线体，肾俞直刺，膻中、列缺提捏进针，植入皮下即可。天突提捏进针，向下刺入皮肤后，调整针尖，沿胸骨柄后稍向下刺入 0.5 cm 即可。每周 1 次，5 次为 1 个疗程。

四、临证经验

1. 左旋咪唑加穴位埋线治疗慢性支气管炎　　主穴：肺俞、定喘、膻中。配穴：①痰湿型。咳嗽痰多，痰白而粘，胸闷纳呆，苔白腻，脉濡数，配天突、丰隆。②肺热型。气冲作咳，胸肋隐痛，口苦咽干，甚者吐血痰，舌质红，苔黄少津，脉弦数。配鱼际、大椎、尺泽。③肾虚型。咳嗽气喘，动则更甚，腰膝酸软，颜面及下肢水肿，舌质淡，脉沉迟。配肾俞、关元、气海。④肺气虚型。咳嗽少痰，气短自汗，畏风，舌淡红，苔薄白，脉缓无力。配膏肓、肺俞、身柱、足三里、玉堂。⑤脾虚型。咳吐黏痰，胸闷脘胀，便溏，舌淡胖，苔白腻，脉沉细。配脾俞、足三里、太白。埋线每 7 天 1 次，2～3 次 1 个疗程。另服左旋咪唑片：2～3 mg/(kg·d)，分 2～3 次口服，服 3 天停 4 天，连用 3 个月。

2. 穴位"八"字形埋线治疗慢性支气管炎　　取穴部位：大椎、定喘。以大椎穴为中心，以后正中线为对称轴，在两旁从上到下做 2 个"八"字形埋线，"八"字埋线是一侧一撇，另一侧一捺。每针用线约 1 cm，共 4 针。气喘严重者，加一侧定喘穴，"纵型"埋线 1 针，共 5 针。

五、临床治疗分析

慢性支气管炎属中医学"咳嗽"、"喘证"、"痰饮"等范畴。起因多为脏腑功能失调所致，为素体脾肾不足，阳虚不运，因而痰湿内盛，如遇外邪犯肺，则引动痰饮，上渍于肺，使肺气不得下降，或因劳倦过度，复伤脾阳，则痰湿更盛，阻遏肺气而发病。从辨证分析，可有虚、实、寒、热之不同证候，但本虚标实乃是本病之特征。所以治疗之法，当以温阳培本、化浊通络、调理肺气，借以达到扶正祛邪、标本兼顾之目的。

支气管炎急性发作期感染是主要矛盾。如果诊断为病毒感染，因西医尚无可靠的抗病毒药，一般以中医辨证论治为主；如果诊断为细菌感染，为了迅速控制病情,可在中医辨证论治基础上酌加敏感的抗菌药物。慢性迁延期常常以非特异性炎症为主,患者咳、痰、喘等症状较突出,这时应以中医治疗为主,按辨证的不同,分别给予先祛邪后扶正,或祛邪与扶正并举等治疗。

外感之后久咳不愈,往往是外感风寒或风热之邪后,余邪未尽,留滞于肺系溃于咽喉,肺清肃失常,气道不利所致。现代医学则认为其主要原因是上呼吸道感染后,支气管黏膜对外界刺激敏感性升高,当受到外界刺激后,引起支气管平滑肌痉挛收缩,及咽喉部尚存在炎症,易受刺激,反射性引起咳嗽。埋线治疗重点在于疏风宣肺,可取肺俞、风门疏风祛邪,配列缺疏风宣肺利咽,配天突通调肺气利咽而止咳。实验表明,肺俞、风门、天突等穴,有缓解支气管痉挛作用。许多学者对针灸作用机制的研究表明,通过针灸可调整人体的免疫功能,提高白细胞吞噬能力,改善微血管和淋巴循环,促进炎症性渗出物吸收,可使感染性变态反应患者血清中 IgG 明显增多,而血清中 IgE 水平降低,因此在临床中通过针灸上述穴位而达到抗炎、抗过敏、止咳的目的。

根据"急则治其标,缓则治基本"的原则,在慢性期,根据"肾为先天之本,脾胃为后天之本"的原理,首先选择定喘、风门、肺俞益气定喘,用大椎疏散风寒、预防感冒;其次选择足三里,配合丰隆,以补脾和胃、利湿化痰、培土生金;选择太溪为肾经原穴,配合肾俞以补肾中真原之气、固本。膻中为八会的气会穴,是治疗咳喘验穴。诸穴合用,补肾纳气、培土化元、调理肺气、扶正,从而起到治愈慢性支气管炎的目的。

第三节　慢性阻塞性肺病

慢性阻塞性肺疾病(COPD)是一种可以预防和可以治疗的常见疾病,包括慢性支气管炎及肺气肿,其特征是持续存在的气流受限且不完全可逆,气流受限通常呈进行性发展,并伴有气道和肺对有害颗粒或气体的异常炎症反应。患者可有气促、咳嗽、咳痰等症状。多于中年时起病,病情缓慢进展。吸烟是引起 COPD 最重要的危险因素,接触职业性粉尘和化合物、室内空气污染、户外大气污染、被动吸烟、幼儿期呼吸道感染等因素,都是诱发 COPD 发生的重要危险因素。COPD主要累及肺脏,但也可引起全身(或称肺外)的不良效应。

一、临床表现

1. 症状　主要表现为慢性咳嗽、咳痰、气短或呼吸困难,咳嗽以清晨为多,痰呈白色黏液,或带泡沫,继发感染时,出现脓性痰。部分患者,特别是重度患者可出现喘息症状。晚期患者常有体重下降、食欲减退、精神抑郁和(或)焦虑等,合并感染时可咳血痰或咯血。

2. 病史特征　大多有长期较大量吸烟史和(或)较长期粉尘、烟雾、有害颗粒或有害气体接触史。可有家族聚集倾向。一般多于中年以后发病,症状好发于秋冬寒冷季节,常有反复呼吸道感染及急性加重史。

3. 体征　COPD 早期体征可不明显。随疾病进展,可以出现桶状胸,呼吸变浅,频率增快,重症者可见胸腹矛盾运动。肺部叩诊可呈过清音。听诊两肺呼吸音可减低,呼气相延长,平静呼吸时可闻干性啰音,两肺底或其他肺野可闻及湿性啰音;心音遥远,剑突部心音较清晰响亮。

4. 肺功能检查　存在不完全可逆性气流受限是诊断慢性阻塞性肺病(COPD)的必备条件。肺功能检查是诊断慢性阻塞性肺病(COPD)的金标准。用支气管舒张剂后 $FEV_1 < 80\%$ 预计值及 $FEV_1/FVC < 70\%$,表明存在不完全可逆性气流受限。

5. 胸部 X 线检查　早期胸片可无异常,随病情进展可出现肺纹理增多、紊乱等非特异性改变;发生肺气肿时可见胸廓扩张,肋间隙增宽,两肺野透亮度增加;并发肺动脉高压和肺源性心脏病时,除右心增大的 X 线征象外,还可有肺动脉圆锥膨隆,肺门血管影扩大及右下肺动脉增宽等。

二、诊断要点

COPD 的诊断应根据其慢性咳嗽、咳痰和(或)呼吸困难的临床症状、危险因素接触史、体征及实验室检查等资料综合分析确定。肺功能测定指标是诊断COPD 的金标准。用支气管舒张剂后 $FEV_1/FVC < 70\%$ 可确定为不完全可逆性气流受限。COPD 早期轻度气流受限时可有或无临床症状,仅在肺功能检查时发现 $FEV_1/FVC < 70\%$,在除外其他疾病后,亦可诊断为 COPD。胸部 X 线检查有助于确定肺过度充气的程度及与其他肺部疾病鉴别。

三、微创埋线治疗

慢性阻塞性肺病(COPD)的病因病机认识可概括为"本虚标实",本虚以肺、脾、肾虚为主,标实主要指痰浊与血瘀,无论在急性期还是缓解期均存在"痰、瘀、虚"的病理现象。COPD 的发生是在本虚基础上,因外邪入侵(以外感六淫为主)而诱发本病,久病成痰成瘀,虚实夹杂,痰、瘀、虚互为因果,致使本病反复发作,病情逐渐加重。急性期微创埋线治疗以治肺为主,或祛邪佐以扶正,稳定期治疗以治脾肾扶正为主。

1. 取穴

(1) 急性期:天突、膻中、丰隆、定喘、曲池、上巨虚。

(2) 稳定期:中脘、膻中、关元、肺俞、脾俞、肾俞、足三里。

2. 操作要点　每次根据症状选 5～10 穴,背部肺俞提捏进针,向脊柱方向植入线体,肾俞直刺,膻中、列缺提捏进针,植入皮下即可。天突提捏进针,向下刺入皮肤后,调整针尖,沿胸骨柄后稍向下刺入 0.5 cm 即可。每周 1 次,5 次为 1 个疗程。

四、临证经验

穴位埋线配合西药治疗肺肾两虚型慢性阻塞性肺病　西药常规治疗根据患者具体情况,要求戒烟;给予支气管扩张剂沙丁胺醇,每次 1～2 喷,每日 1～2 次,和(或)异丙托溴胺 2～4 喷,每日 1～2 次;应用后症状与肺功能明显改善,或反复加重者吸入糖皮质激素,如沙美特罗替卡松粉吸入剂(舒利迭)每次 1 吸,每日 2 次;Ⅲ级重度 COPD 患者应用经鼻导管吸入氧气,流量 1.0～2.0 L/min,每日吸氧持续时间>15 h。选定一侧丰隆、定喘、肺俞、肾俞、足三里穴位后,将 1 cm 长 PGLA 医用可吸收缝合线放入埋线套管针内,右手持埋线套管针,左手固定穴位,以 90°角将针快速刺入皮下,然后向下慢慢进针,深度基本同针刺深度,得气后,边推针芯,边退针管,将 PGLA 线体植入穴位内,2 周埋线 1 次,左右侧穴位交替取穴,6 次为 1 个疗程。

五、临床治疗分析

COPD 属于中医学"肺胀"、"喘证"、"咳嗽"、"痰饮"等范畴,肺气虚是本病发生的首要条件之一,而外邪入侵是本病急性发作的重要因素,且七情、饮食等亦可致病,因其可影响脏腑和气血的生理及病理改变,致使肺气宣降功能失常。

COPD 的发病内因在于正气之虚和痰瘀之实,二者并存贯穿本病始终,相互影响、相互促进,只是在 COPD 不同阶段,二者程度偏倚而已。本病病机归纳为肺脾肾虚,痰瘀阻肺,主要病理因素为痰浊与瘀血,两者相互影响,兼见同病。本虚标实是 COPD 的基本病理特征,在 COPD 发展的不同阶段,本虚多涉及肺、脾、肾等脏腑,标实多与痰瘀、六淫外邪等有关,"肺虚痰瘀"是 COPD 的病机关键。

在缓解期,治疗当补肺、健脾、益肾扶助正气治其本。肺为储痰之器,脾为生痰之源。治疗选取肺俞补肺利气,固表以防邪气入侵;脾俞为健脾要穴,可健脾化湿以祛痰,加脾俞以绝生痰之源;肾为呼吸之根,主津液,如肾不能纳气归,或不能主津液化气,水气上逆,皆可出现喘息,取肾俞益肾气、壮肾阳,配关元固摄下元,摄纳真气。而丰隆为祛痰要穴,膻中宽胸理气,定喘和天突解痉平喘,多用于急性发作期,在稳定期亦可根据症状预防应用。

临床观察表明穴位埋线可改善 COPD 稳定期患者咳嗽、胸闷等症状,提高患者生活质量及机体免疫功能,并能改善焦虑抑郁状态,埋线可使胸腺重量增加,提高细胞免疫及非特异性免疫力。穴位埋线可减少 COPD 患者发病次数,特别是重度严重发病次数,改善近期生活质量。

无论在急性期还是在稳定期,都需要根据患者的病情,配合西医常规治疗,采用戒烟,支气管扩张剂,吸入糖皮质激素,祛痰药,抗氧化剂,免疫调节剂,氧疗,康复治疗(包括呼吸生理治疗,肌肉训练,营养支持,精神治疗与教育等多方面措施)。根据疾病的严重程度,逐步增加治疗,如果没有出现明显的药物不良反应或病情的恶化,可在同一水平维持长期规律治疗,必要时根据患者对治疗的反应及时调整治疗方案。

第四节 鼻　　炎

鼻炎是指鼻黏膜或黏膜下组织因为病毒感染、细菌感染、刺激物刺激等,导致鼻黏膜或黏膜下组织受损所引起的急性或慢性炎症。表现为充血或者水肿,患者经常会出现鼻塞,流清水涕,鼻痒,打喷嚏,喉部不适,咳嗽,头昏,头痛等症状。其表现多种多样,从鼻腔黏膜的病理学改变来说,有慢性单纯性鼻炎、慢性肥厚性鼻炎、干酪性鼻炎、萎缩性鼻炎等;从发病的急缓及病程的长短来说,可分为急性鼻炎和慢性鼻炎。此外,有一些鼻炎,虽发病缓慢,病程持续较长,但有特定的致病原因,因而便有特定的名称,如变态反应性鼻炎(亦即过敏性鼻炎)、药物性鼻炎等等。

一、临床表现

鼻炎的典型症状为鼻塞。鼻塞特点为:①间歇性,在白天、天热、劳动或运动时鼻塞减轻,而夜间,静坐或寒冷时鼻塞加重。②交替性,如侧卧时,居下侧之鼻腔阻塞,上侧鼻腔通气良好。多涕,常为黏液性或黏脓性,偶成脓性。脓性多于继发性感染后出现,同时还可有嗅觉下降、头痛、头昏等。常伴有全身表现,如食欲不振、易疲倦、记忆力减退及失眠等。

二、诊断要点

根据鼻塞为交替性和间歇性的特点,结合前鼻镜、鼻内窥镜等临床检查,不难诊断。

三、微创埋线治疗

鼻炎的表现虽在于肺,而其根本病因则是肺、脾、肾三脏的虚损。治疗以宣肺利气、疏通鼻窍、补益脾肾为原则。

1. 取穴

(1) 主穴:迎香、印堂、肺俞、风门、合谷。

(2) 配穴:肺气虚配足三里、太渊;脾气虚配脾俞、丰隆;肾气虚配肾俞。

2. 操作要点　每次根据症状选5～10穴,背部肺俞、风门提捏进针,向脊柱方向植入线体,迎香提捏进针,沿鼻唇沟向上刺入,印堂提捏进针向鼻尖方向刺入,植入皮下即可。

四、临证经验

1. 培土生金穴位埋线法治疗变应性鼻炎　根据中医五行相生理论及脏腑学说,应用培土生金法治疗脾肺气虚之鼻鼽证,按虚则补其母的治疗原则,取中脘、气海、足三里等穴补益脾土,调理中州,益气血生化之源,另取穴迎香、肺俞宣通鼻窍。迎香穴线体长度用 0.6 cm,其余穴位线长 1.5 cm,置入一次性埋线针。常规穴位消毒,迎香针尖向同侧平刺;肺俞针尖顺经斜刺;操作时对准穴位快速进针过皮肤,将针送至一定深度(按毫针刺法操作),左手轻提针头,右手推针芯将线体埋植在穴位内,出针后用消毒棉签轻压针孔。每15天治疗1次,4次为1个疗程,总疗程需要 8 个月左右。

2. 穴位埋线配合取嚏治疗过敏性鼻炎　穴位埋线:取印堂、迎香、足三里。皮肤常规消毒后,印堂穴采用提捏进针法,针尖沿鼻根方向向下平刺13 mm左右,待出现针感后,推动针芯将线体埋植于穴位内;迎香穴采用斜刺法,针尖向内上方斜刺8～15 mm;足三里穴采用直刺法,进针约 40 mm,埋植方法与印堂穴相同。治疗期间每日按压穴位 2 min,20 天埋线 1 次,3 次为 1 个疗程。取嚏用羽毛或卫生纸搓成的纸捻,做成适合患者的"取嚏棒",当患者病情发作或有发作先兆时,自己用"取嚏棒"不断刺激双侧鼻腔内壁,人为地诱发连续打喷嚏,直至刺激后打不出喷嚏为止,治疗第 1 个月每日 1～2 次,至症状解除停止。

五、临床治疗分析

祖国医学将鼻炎归入"鼻渊"、"鼻鼽"、"鼻枯"的范畴,《诸病源候论》认为:"肺气通于鼻,其脏有冷,冷随气入乘于鼻,故使津涕不能自收。"《圣济总论》也说:"鼻之窒塞,或冷风乘肺,或肺经壅热……皆肺气不和,气不宣通故也。"故此病主要由于素体肺气虚弱,外邪乘虚而入,内伤于肺,鼻为肺窍,肺卫失宣,津液停聚,鼻窍壅塞,而出现鼻塞、鼻痒、打喷嚏、流鼻涕等症状。由于肺气的充实,有赖于脾气的输布,脾气虚则肺气虚;而且气之根在肾,肾虚则摄纳无权,气不能归元,阳气易于耗散,风邪得以内侵致病。在《素问·宣明五气论》说:"五气所病……肾为欠、为嚏。"

埋线治疗时首选印堂、迎香、风门、合谷、肺俞五穴为主穴。印堂位于督脉循行线上,督脉沿此下行经鼻柱达鼻尖,为经外奇穴,"经脉所过,主治所及";迎香为手阳明经穴,手阳明与手太阴互为表里,取之既可疏调手阳明经气,又可宣肺而通鼻窍,是治疗鼻病的要穴。《甲乙经》:"鼻鼽不利,窒洞气塞,喎僻多涕,鼽衄有病,迎香主之";二穴为通鼻窍之要穴。现代研究表明针刺迎香穴能抑制和降低局部毛细血管壁和细胞壁的通透性,减少炎性渗出,抑制组胺的形成和释放。风门祛风散寒;合谷为手阳明大肠经之原穴,其经脉上挟鼻孔,既能疏风解表,又能宣肺通鼻,"面口合谷收"为治疗头面、五官诸疾之常用穴;肺俞穴为肺脏的俞穴,肺主气,司呼吸,主宣发肃降,开窍于鼻,鼻为肺之门户,《内经》曰"阴病治阳",故取之可补益肺气,疏通鼻窍。上述五穴相和,既可疏风通窍治其标,又可补益肺气治其本,选穴精当而标本兼顾,是为主穴。肺气虚者,可配肺经之"原"穴太渊以补益肺气,并和全身强壮之要穴足三里以培土生金,加强益肺之功。脾气虚者,则配胃之络穴丰隆及脾之背俞穴脾俞健脾和胃、补益脾气,以扶后天之本。肾气虚者,可取穴肾俞温补肾阳,以培先天之本。

穴位埋线治疗鼻炎既有物理疗法对特定经穴的刺激,又可起到组织疗法的作用,能促进细胞代谢的生物原刺激,促进白细胞吞噬指数的上升,同时还具有明显的免疫调节作用,可增强 T 细胞介导的细胞免疫和体液免疫功能。增强自然杀伤(NK)细胞的细胞毒功能,减弱自身免疫反应,从而提高细胞的再生能力及机体免疫能力。除埋线治疗外,鼻炎,特别是过敏性鼻炎还可采用三伏天穴位敷贴的方法来治疗。

第五节 咽 炎

咽炎是咽部黏膜、黏膜下组织的炎症,常以咽部红肿疼痛,或干燥、异物感,咽痒不适等为其主要表现。依据病程的长短和病理改变性质的不同,可分为急性咽炎、慢性咽炎两大类。急性咽炎,常继发于急性鼻炎或急性扁桃体炎之后或为上呼吸道感染之一部分。慢性咽炎则是一种病程发展缓慢的慢性炎症,常与邻近器官或全身性疾病并存,如鼻窦炎、腺样体残留或潴留脓肿咽囊炎等,常因受凉、过度疲劳、烟酒过度等致全身及局部抵抗力下降,病原微生物乘虚而入引发本病。营养不良,患慢性心、肾、关节疾病,生活及工作环境不佳,经常接触高温、粉尘、有害刺激气体等皆易罹本病。

一、临床表现

急性咽炎通常起病急,初起时咽部干燥,灼热;继而疼痛,吞咽唾液时咽痛往往比进食时更为明显;可伴发热,头痛、食欲不振和四肢酸痛,侵及喉部,可伴声嘶和咳嗽。慢性咽炎则主要表现为咽部不适,干、痒、胀,分泌物多而灼痛,易恶心干呕,有异物感,咯之不出,吞之不下;以上症状尤其在说话稍多、食用刺激性食物后、疲劳或天气变化时加重。检查可见咽壁黏膜充血,淋巴组织增生肿胀。

二、诊断要点

急性咽炎的诊断要点:①起病较急。②咽痛,干燥灼热,吞咽不利,甚至吞咽困难。③咽部红肿,咽后壁淋巴滤泡红肿并有黄白色点状渗出物,咽腭弓及悬雍垂水肿,甚至咽侧索亦红肿,两侧下颌角淋巴结大并有压痛。④有畏寒、发热、头痛、全身不适等症,或仅有全身不适。⑤血常规检查有白细胞总数升高。

慢性咽炎的诊断要点:①有急性咽炎反复发作病史,或者与病因有关时局部和全身慢性疾病史。②咽部有灼热、干燥、隐痛、发痒、异物感,喜咳嗽清嗓,晨起因咳而恶心等不适。③咽部慢性充血,色暗红或深红,黏膜肥厚及淋巴滤泡增生,或黏膜萎缩变薄,咽壁有黏稠分泌物或干痂附着。

三、微创埋线治疗

咽炎根据其病因病理的不同又有风热喉痹、虚火喉痹之分,即现代医学所指的急性咽炎和慢性咽炎。如遇气候急剧变化，起居不慎，肺卫失固，风热邪毒乘虚侵犯，从口鼻直袭咽喉，致咽喉肿痛者是为风热喉痹；若肺肾亏损，津液不足，虚火上炎，循经上蒸，熏蒸咽喉者则成虚火喉痹，又有"帝珠喉痹"之称。急性咽炎佐以泄热之法，慢性咽炎则佐以益肺(肾)滋阴、化痰行血之法。

1. 取穴

(1) 主穴：天突、列缺、太冲、太溪。

(2) 配穴：急性咽炎配合谷、曲池；慢性咽炎则根据辨证配穴。肺阴不足：配肺俞、孔最、鱼际；肾阴不足：配肾俞、照海；痰瘀互结：配丰隆、血海、中脘。

2. 操作要点　操作时，天突提捏进针，向下刺入皮肤后，调整针尖，沿胸骨柄后稍向下刺入 0.5 cm，植入线体即可。太冲、太溪穴注意埋线后压迫止血，治疗后嘱患者休息。背部肺俞提捏进针，向脊柱方向植入线体。

四、临证经验

1. 针刺加穴位埋线治疗慢性咽炎　先行针刺，取天突、足三里、列缺、太溪、阳陵泉。得气后，天突、阳陵泉、列缺穴行平补平泻法，足三里、太溪行补法，留针 30 min，每日 1 次，10 次为 1 个疗程。针刺治疗 1 个疗程后让患者仰卧，予天突穴埋线。将针头快速刺入皮下 0.2 寸，然后将针尖转向下方，紧靠胸骨后方刺入 1~1.5 寸。当患者有局部酸胀、咽部有紧塞感后，左手持干棉球固定穴位，右手示指轻推植入线体，中指拇指持针头后退，退出针头，贴上创可贴。

2. 辨证取穴埋线治疗慢性咽炎　肺肾阴虚抑或痰瘀互结的慢性咽炎，均与脾胃功能失调密切相关。取穴采用辨证取穴埋线配合电针脐周八穴为主。埋线取穴：①肺阴不足。肺俞、孔最、大肠俞、天枢。②肾阴不足。肾俞、膀胱俞、商曲、水分、阴交。③痰瘀互结。膈俞、肝俞、关元、中脘、丰隆、血海。④脾胃失调。足三里、脾俞、胃俞、滑肉门、外陵(以上均双侧取穴)，电针取穴脐周八穴(天枢、水分、阴交、滑肉门、外陵)，配合列缺、照海、利咽穴(位于大迎直下和廉泉穴相平)，以上均双侧取穴。根据辨证分型结果，前三组分别与第 4 组穴位交替进行，埋线 7 天 1 组，共治疗 8 次。电针隔日 1 次。

五、临床治疗分析

咽炎一证，有急性和慢性之分，尤其慢性咽炎是临床上常见的一种顽疾，易反复发作，常缠绵难愈。西医的治疗，大多以抗生素为主，常因抗生素的滥用，致患者的脾胃功能受损。而脾为后天之本，气血生化之源，若脾虚生化不足，则咽喉失养,更加重咽痛、咽干不适等症状。中医学认为咽炎的病变在于咽喉,但其病理形成与肺、肝、胃、肾有密切关系,如《喉科心法》上说喉痹系"肾火真阴亏损故也";《脾胃胜衰论》曰:"饮食不节,劳役所伤,以致脾胃虚弱,乃血所生病,主口中津液不行。"《伤寒论·少阳病》上说:"少阳之为病,口苦、咽干、目眩也。"由此可见治疗咽炎不可急于求成而用一些消炎类的西药,应以中医辨证理论为基础来进行治疗。此外,埋线疗法治疗此病有很好的疗效。

本病临证取穴时以天突、列缺、太溪、太冲为主穴。天突为任脉穴,列缺为手太阴肺经穴,又为八脉交会穴,通任脉,主喉痹喘嗽。《素问·骨空论》载任脉"起于中极之下,……至咽喉",故为治咽炎要穴。而太溪穴为足少阴肾经所注,乃肾经原穴,可清肺止咳,滋阴消火。太冲穴者,足厥阴经所注为"输",肝的原穴,可调控肝经之气血,用治咽痛嗌干、目赤肿痛。四穴相合,共成清喉利咽之功,以为治疗咽炎之主穴。急性者,当以清热解毒、祛风止痛为先,故选配合谷、曲池清泻其热。肺阴不足者,配肺背俞穴肺俞和手太阴肺经之要穴孔最、鱼际,以清肺中之虚热、和咽而止痛。照海是八脉交会穴之一,通于阴跷脉,具有滋阴作用,配合肾的背俞穴肾俞则益肾利咽而止痛。痰瘀互结者,可取足阳明胃经之络穴丰隆配合胃的募穴中脘,共达益气健脾、化湿祛痰之力;同时选用血海穴来行血祛风。使脾气健、运化功能恢复,痰邪去,血气流行,津液上乘咽喉而诸症消失。

埋线法能通过穴位刺激发挥作用,提高网状内皮系统功能,使末梢血白细胞增多,增强吞噬作用,从而有抑菌消炎的作用,可抑制咽部炎症灶通透性,减少渗出液;对炎症灶白细胞游出有一定抑制作用,达到缓解咽部水肿的目的。

慢性咽炎患者局部免疫功能较为低下,是咽炎反复发作、难愈的原因。慢性咽炎的发病与脾关系密切,脾虚可导致痰湿阻滞、阴血不足、防御能力下降等一系列的病理变化。健脾调胃可改善微循环,增强细胞吞噬作用,提高机体免疫功能。通过调节局部经气以利咽(针刺列缺、照海、利咽穴),又调理脾胃(针刺脐周八穴)以提高机体免疫功能而达标本同治的目的。

第九章

心血管内科疾病

第一节 冠 心 病

冠心病的全称为冠状动脉粥样硬化性心脏病,又称缺血性心脏病,主要是指冠状动脉粥样硬化使血管腔狭窄或阻塞或(和)因冠状动脉功能性改变(痉挛)导致心肌缺血缺氧或坏死而引起的心脏病。近年来本病在我国呈增长趋势。参照国际心脏病学会及世界卫生组织所通过的命名及诊断标准,临床分为无症状性冠心病、心绞痛、心肌梗死、缺血性心肌病、猝死等 5 型。本章主要介绍慢性心肌缺血综合征中的稳定型心绞痛的诊断和治疗方法。

一、临床表现

稳定型心绞痛,又称稳定型劳力性心绞痛,是在冠状动脉固定性严重狭窄的基础上,由于心肌负荷的增加引起心肌急剧的、暂时的缺血与缺氧的临床综合征。其特点为阵发性的前胸压榨性疼痛或憋闷感觉,主要位于胸骨后部,可放射至心前区和左上肢尺侧,常发生于劳力负荷增加时,持续数分钟,休息或用硝酸酯制剂后消失。一般无异常体征。心绞痛发作时常见心率增快、血压升高、表情焦虑、皮肤冷或出汗,有时出现第四或第三心音奔马律。

二、诊断要点

根据典型心绞痛的发作特点和体征,含用硝酸甘油后缓解,结合年龄和存在冠心病危险因素,除外其他原因所致的心绞痛,一般即可建立诊断。发作时心电图检查可见以 R 波为主的导联中,ST 段压低,T 波平坦或倒置,发作过后数分钟内逐渐恢复。心电图无改变的患者可考虑作心电图负荷试验。发作不典型者,诊断要依靠观察硝酸甘油的疗效和发作时心电图的改变,或作 24 h 的动态心电图连续监测。诊断有困难者可行放射性核素心肌显像、MDCT 或 MRI 冠脉造影,如确有必要可考虑行选择性冠状动脉造影。

三、微创埋线治疗

冠心病多以心肾肝脾诸脏功能失调或气血阴阳虚衰为本,血瘀、气滞、痰浊、寒凝为标。本虚标实、心脉痹阻致成本病,而劳累情绪激动、饱餐、饮酒、受寒则为本病之诱发因素均可导致胸痛的发作或加重。治疗上应采取宽胸理气、止痛之法。

1. 取穴 三维取穴。

(1) 脏腑背俞穴:肺俞、心俞。

(2) 任督二脉穴:膻中、巨阙。

(3) 循经取穴:内关。

(4) 经验配穴:痰湿壅盛配中脘、间使、阴陵泉、丰隆;气滞血瘀配肝俞、太冲、支沟;脾肾阳虚配脾俞、肾俞、三阴交。

2. 操作要点 每次根据症状选 5~10 穴,背部肺俞、心俞、肝俞、肾俞提捏进针,向脊柱方向植入线体;肾俞、巨阙、膻中提捏进针,沿任脉向上植入皮下即可;太冲穴注意压迫止血,治疗后嘱患者休息。内关穴不可深刺,以免伤及正中神经。

四、临症经验

1. 透穴埋线治疗冠心病 取穴:厥阴俞、心俞。操作方法:提起穴位处皮肤,将针以与皮肤成 15°角由上至下缓缓刺入厥阴俞穴,并进一步使已刺入的针体伸入至心俞穴,边退针边将线体推入穴内,出针后胶贴固定。左右侧穴位交替施术,每周治疗 1 次。

2. 穴位埋线治疗颈性冠心病 取穴:颈穴 1(C_5 棘突旁开 1.5 寸)和颈穴 2(C_7 棘突旁开 1.5 寸),均为双侧。采用垂直进针法,当针尖达皮下组织及斜方肌之间时,迅速调整针尖方向,以 15°角向枕部透刺,寻找强烈针感向头枕部或颈项肩胛部放射后,缓慢退针,边退边推针芯,植入线体,用干棉球按压针孔片刻固定。

五、临床治疗分析

中医学认为,心脉痹阻是冠心病发生的主要病机。冠心病是由于冠状动脉循环改变引起冠状血流和心肌需求之间不平衡而导致的心肌损害。本病属中医学"胸痹"、"心痛"的范畴,多与寒邪入侵、饮食不当、情志失调、年老体虚等因素有关。其病机有虚实两个方面,实则为寒凝气滞、血瘀痰阻,痹阻胸阳,阻滞心脉;虚乃心脾肾亏虚、功能失调。治疗当根据具体病情调理脏腑,宣痹通阳,活血化瘀,理气化痰。《素问·经脉别论》指出:"脉气流经,经气归于肺,肺朝百脉"、"诸气者,皆属于肺。"血脉靠宗气来通达,肺气虚弱时,宗气不足即可致血瘀之症。

膻中乃足太阳、足少阴、手太阴、手少阳、任脉等五脉之会,又为心包经的募穴,为气之会,能宽胸利气,促经气运行。气为血帅,气行则血行,瘀阻得通。肺俞属足太阳膀胱经穴,内应肺脏,是肺气在背部转输、输注之处,二穴并用可使肺气充实,宗气满足,运血有力,用以培补肺气,宽胸开结,有利于冠心病的恢复。心俞在背位于阳,内应于心;巨阙在胸位于阴,心之募穴,二穴合用为俞募相配,可温通心阳、疏调心气。内关为手厥阴心包经络穴,有调节心律、治疗心绞痛的作用。

治疗冠心病的主穴还有厥阴俞、至阳等穴位,这些穴位多分布在 $T_3 \sim T_7$ 神经节段。例如心俞穴位于第 5 胸椎下旁开 1.5 寸处,解剖位置上有第 5 对胸神经通过。至阳穴属督脉,其解剖部位有第 7 对胸神经内侧支经过,厥阴俞解剖部位有第 4、5 对胸神经分支通过,膻中则有第 4 对胸神经通过。支配心脏的交感神经节前神经元位于脊髓 $T_1 \sim T_5$ 节侧角内,其轴突在椎旁交感神经中上行,在星状神经节内换元后,其节后纤维支配窦房结、房室交界、房室束、心房肌和心室肌。所以刺激位于上述区域的穴位可以起到调节心律和心脏供血的生理效应。

研究表明,埋线疗法不仅能够改善冠心病心绞痛症状,而且可以调节脂代谢,改善血液流变学等指标。当然临床上冠心病并不都是独立存在的,往往伴随有高血压病、糖尿病和高脂血症等,当根据具体病情辨证综合取穴。

临床上也常见由于颈椎病而引起的一系列酷似冠心病症状,即颈性类冠心病。此时心血管检查无明显阳性体征。其原因是由于颈椎退行性变,颈部产生无菌性炎症改变,颈交感神经和脊神经节受到炎症的浸润刺激,从而产生一系列病理反射,引起交感神经兴奋或抑制,出现胸前紧缩、胸闷、心悸、心慌。埋线治疗后可以增加颈椎及周围软组织的营养供血,从而改善或消除局部肌肉的紧张或炎症,促进椎-基底动脉的改善,从而消除症状。

第二节　原发性高血压

原发性高血压,即高血压病,是常见的危害人类健康的慢性病。原发性高血压占高血压的 95% 以上。据文献报道,70% 的患者并发脑卒中,20% 的患者合并心脏病并常与冠心病并存,10％的患者合并肾脏病,是造成人类死亡或致残的主要疾病之一。原发性高血压的形成与许多因素有关,目前认为是遗传易感性和环境相结合的产物。各种因素导致交感神经系统活动亢进是原发性高血压形成的主要原因,也是维持高血压的主要原因。各种药物对高血压的治疗仍不甚理想,如药物不良反应多、患者对药物依赖性强等。

一、临床表现

高血压病通常起病隐袭,病情发展缓慢,早期常无症状,一般可有头痛、头晕、耳鸣、眼花、心悸等症状,早期血压波动性升高,休息后可降至正常,随着病情进展,血压呈持续性升高,此时可出现心、脑、肾和视网膜损害,并发冠状动脉粥样硬化、急性脑血管病、高血压脑病、蛋白尿、肾功能不全等。

二、诊断要点

患者主要表现为眩晕、头痛、头胀、眼花、失眠、头部沉重和颈项板紧。高血压诊断主要根据测量的血压值,测量安静休息坐位时上臂肱动脉部位血压。收缩压≥140 mmHg,舒张压≥90 mmHg,具有二者之一者可诊断为高血压。一般来说,左、右上臂的血压相差<10～20 mmHg,右侧>左侧。一旦诊断高血压,必须鉴别是原发性还是继发性。原发性高血压患者需作有关实验室检查,评估靶器官损害和相关危险因素。

三、微创埋线治疗

本病可归属于中医学"头痛"、"眩晕"、"中风"等范畴。《素问·至真要大论》曰:"诸风掉眩,皆属于肝"、"肾虚则头重高摇,髓海不足则脑转耳鸣。"认为本病与肾阴不足、肝阳偏亢有关,多因精神因素、饮食失节等诱发。在脏腑主要与肝、肾功能失调有关。其病有虚实之别:以风、痰、瘀为主要病理变化时为实,如肝阳上亢、痰湿中阻等型;若气血两虚或进一步发展为阴阳两亏时为虚,如肝肾阴虚、气血两亏等型。临床上患者往往表现为虚实夹杂。

1. 取穴　三维取穴。
(1) 脏腑背俞穴:心俞、肝俞、肾俞。
(2) 任督二脉穴:百会。
(3) 循经取穴:内关。
(4) 经验配穴:风池、血压点。肝肾阴虚配命门、三阴交;心脉瘀阻配膈俞、血海;肝阳上亢配太冲、曲池;痰湿中阻配脾俞、丰隆。

2. 操作要点　每次根据症状选 5～10 穴,背部心俞、肝俞提捏进针,向脊柱方向植入线体,肾俞直刺。血压点在颈后部,第 6、7 颈椎棘突之间左右各旁开 2 寸处,直刺 0.5～1 寸,得气即止。

四、临症经验

1. 穴位埋线、耳压、敷脐联合西药治疗顽固性高血压　穴位埋线主穴选取双侧心俞、肝俞、肾俞、血压点。常规方式埋线,每周治疗 1 次。另外取患者两耳的降压沟、角窝上、交感、神门、心、肝、肾。找出最敏感点,用王不留行耳贴贴压,一次 4～5 穴,每日按压 3～4 次,每次按压 1～2 min,以痛感能忍为度。每周贴压 1 次。然后取脐贴散 6 g 醋调,置于穴贴上,敷于神阙穴,贴附压紧。嘱患者 12～24 h 后去除,隔两日敷贴 1 次。西药治疗采用双氢克尿噻片、硝苯地平缓释片和马来酸依那普利片,4 周为 1 个疗程。

2. 夹脊穴埋线治疗颈源性高血压　取穴:颈部夹脊穴(双侧)分别位于第 2～4 颈椎棘突下旁开 0.5 寸。操作方法:皮肤常规消毒后,左手固定穴位,右手持埋线针,以 90°角将针快速刺入皮下,然后向下慢慢进针,深度基本同常规针刺深度,边退边推针芯,植入线体,后敷医用胶贴。

五、临床治疗分析

本病中医学多责之于肝肾阴虚、心脉瘀阻、肝阳上亢或脾失健运,痰湿中阻。西医则认为本病属于中枢神经系统及内分泌体液调节功能紊乱所致的全身性慢性血管性疾病,易造成心、脑、肾等脏器的损害。

对于肝阳上亢型高血压病的特点,可选用太冲穴、肝俞穴、血压点。太冲穴为足厥阴肝经输穴、原穴,为经气渐盛输注之处所、肝气留止的部位,具平肝潜阳、行气解郁之功;肝俞为肝气结聚并输注于背部之处,能疏肝解郁、调理冲任;血压点是特定临床经验效穴,能平调阴阳、疏通气血。将线体埋植于以上腧穴能够起到通经络、和阴阳、理气血、调脏腑的作用,五脏六腑之间的功能恢复正常,经络通畅,使高血压病患者的气血阴阳失调状态恢复平衡。

在临床工作中,还发现一些伴发颈椎病的高血压患者,经药物降压效果不佳,需经过颈椎针刺或推拿手法治疗后随之好转,因此可以认为此类高血压与颈椎病有关。中医学认为颈源性高血压的发病机制是因劳损、外伤、风寒湿邪侵袭人体,搏结于颈项筋骨关节,加之气血不足、复感外邪,而致颈项部经络痹阻,气血瘀滞而为病。颈项为诸阳经通路,颈项部经络痹阻而致气血不能上荣清窍,经脉空虚,髓海不足,脑失濡养,故而眩晕发作。现代医学认为本病是由于颈椎上段因理化因素发生解剖位移后,致使椎动脉形成弯曲,血流不通畅,延髓网状结构中的缩血管中枢接受信息发生反馈,表现为交感神经的兴奋性增高,则血压升高,也就是颈椎性高血压。颈上交感神经节(简称颈上节)另外的节后纤维——心上神经,到达心脏,与心脏的传导系统共同分布到心肌及心冠状动脉,当颈上节受到刺激时,心上神经的兴奋性亦随之增高,心跳加快、加强,心排血量增多,也会导致血压升高。因此,针刺颈部夹脊穴治疗颈源性高血压的穴位选取以上颈段为主,目的在于增加椎动脉的血流量,改善颈上节的刺激症状,降低交感神经的兴奋性,以降低血压。

对于顽固性高血压,可以选择药物与埋线、耳穴和敷脐综合治疗。研究表明,综合治疗不仅降压效果显著,且能明显减轻临床症状,降低长期服药的毒性和不良反应,弥补药物治疗方案的不足,对服用降压药血压控制不良的顽固性高血压病患者尤为适宜。

在高血压病患者中,体形肥胖患者占有一定的比例。流行病学的研究表明,肥胖是高血压的重要危险因素之一,高血压发病的相对危险性随体重指数的增加而明显增加,同时,肥胖和高血压二者均是心血管病的重要危险因素,而且二者同时存在时,其危险因素更加重。据统计,高血压病的发病率为10%～15%,其中有10%～40%伴有肥胖或过重。肥胖主要与痰湿有关。在高血压患者中男性痰湿壅盛型明显高于女性。随着肥胖程度的增加,痰湿壅盛型明显上升;饮酒或吸烟者阴阳两虚型、痰湿壅盛型明显高于不饮酒或吸烟者;脑力劳动者痰湿壅盛型明显多于体力劳动者,而体力劳动者肝火亢盛型明显多于脑力劳动者。所以对于体形肥胖的高血压病患者,应该在滋阴熄风清热的基础上,兼取足三里、阴陵泉和丰隆等穴以健脾利湿化痰,以防出现风痰上扰之症。

第三节　高脂血症

高脂血症指由于脂肪代谢或转运异常使血浆中一种或几种脂质高于正常,可表现为高胆固醇血症、高三酰甘油血症或两者兼有的混合型高脂血症,由于血浆中高密度脂蛋白降低也是一种血脂紊乱,故又称血脂异常。随着生活水平逐渐提高,饮食结构的改变,血脂水平也有所提高,目前高脂血症已成为威胁中老年健康的常见疾病之一。其直接危害是导致动脉粥样硬化,血循环中低密度脂蛋白胆固醇滤过动脉内膜进入内膜下间隙,而沉积在血管壁上,形成粥样硬化斑块,使动脉管腔狭窄或完全闭塞,导致心脏、脑组织、肺,以及下肢等部位缺血、缺氧、坏死,从而引起冠心病、脑梗死、下肢栓塞和肺栓塞等。高脂血症是导致动脉粥样硬化的主要原因。动脉粥样硬化可引发冠心病、脑卒中等严重后果,所以早期治疗高脂血症具有重要意义。

一、临床表现

(1) 脂质在真皮内沉积所引起的黄色瘤。

(2) 高脂血症在发病早期可能没有症状。脂质在血管内皮沉积引起的动脉粥样硬化,产生冠心病、脑血管病和周围血管病后才发现血脂异常,可表现为头晕、头痛、胸闷、心痛、乏力等。

二、诊断要点

(1) 详细询问病史,包括个人饮食和生活习惯、有无引起继发性血脂异常的相关疾病、引起血脂异常的药物应用史以及家族史。

(2) 须全面、系统体格检查,并注意有无黄色瘤、角膜环和脂血症眼底改变等。

(3) 血脂检查的重点对象:①已有冠心病、脑血管病或周围动脉粥样硬化病者;②有高血压病、糖尿病、肥胖、吸烟者;③有冠心病或动脉粥样硬化家族史者,尤其是直系亲属中有早发冠心病或其他动脉粥样硬化证据者;④有皮肤黄色瘤者;⑤有家族性高脂血症者。从预防的角度出发,建议 20 岁以上的成年人至少每5 年测定一次血脂,建议 40 岁以上男性和绝经期后女性每年进行血脂检查;对于缺血性心血管疾病及其高危人群,则应每 3~6 个月测量一次。首次发现血脂异常时应在 2~4 周内,再予复查。

三、微创埋线治疗

高脂血症多与饮食结构改变、嗜食肥甘有关。患者多有嗜食肥甘史。若摄入脂膏过多,则影响脾胃之运化,脾胃运转排泄不及,则积而为害,发为高脂血症。中医学认为,高脂血症以肾虚、肝郁、心血瘀阻、脾运失职为基本病理变化,而脾为病之始,肾虚、肝郁为病之变,心为病之终,这是高脂血症发生、发展的全过程。临床治疗当从健脾化痰入手,依据不同表现进行疏肝理气、滋阴补肾。

1. 取穴　三维取穴。

（1）脏腑背俞穴：脾俞、肾俞。

（2）任督二脉穴：中脘。

（3）循经取穴：天枢、三阴交、足三里、丰隆。

（4）经验配穴：脾虚痰浊配公孙、阴陵泉；气滞血瘀配支沟、太冲、血海、地机、阳陵泉；痰滞瘀阻配阴陵泉、膈俞；脾肾阳虚配腰阳关、太溪、气海。

2. 操作要点　每次根据症状选 5～10 穴，背部脾俞提捏进针，向脊柱方向植入线体，肾俞直刺。中脘、气海穴直刺，得气即可，三阴交、太溪等穴位容易肿痛，不宜深刺。

四、临症经验

1. 背俞穴埋线加耳针治疗高脂血症　穴位埋线背俞取穴：脾俞、肝俞、胆俞、胃俞。随证配穴：痰瘀阻滞型配三焦俞；痰浊中阻型配膀胱俞；脾肾阳虚型配肾俞。常规埋线植入线体，在第 1 次埋线后的第 16 天于对侧的相应背俞穴进行第 2 次埋线，两侧穴位交替使用。耳针治疗取内分泌、胰胆、脾、交感。选用经过高压消毒过的 0.30 mm×13 mm 不锈钢毫针，耳穴皮肤严格消毒，施术者右手持针，针尖进入皮下与耳软骨之间，用捻转平补平泻手法，每 5 min 行针 1 次，留针 25 min。两侧耳穴交替使用，每日治疗 1 次，12 次为 1 个疗程，间隔 3 天再进行第 2 个疗程。

2. 穴位埋线治疗痰浊、脾肾阳虚型高脂血症　取穴：第一组，足三里、三阴交、丰隆穴；第二组，内关、脾俞、胃俞（两组交替使用）。两组穴位轮流使用，常规埋线植入线体，每周 1 次。

五、临床治疗分析

中医学认为高脂血症属于"痰浊"、"瘀血"的范畴。从五脏功能来看，与人类脂质代谢最为密切的莫过于脾脏。过食肥甘，令人中满，则脾气不运，无力运化水谷精微，水谷肥甘无以化生精微，而转化为致病的代谢产物痰浊，积聚体内，导致形体肥胖，故有"肥甘生痰"之说。可以认为，就病因病机而言，高脂血症其本为脾虚失运，其标为痰浊、瘀血。

因此临床上治疗高脂血症多取阳明经穴位。足三里、丰隆均为足阳明胃经经穴，善治脾胃疾患。足三里为胃之下合穴，有补益脾胃、升发脾阳、消滞助运等功能。丰隆为足阳明经胃经络穴，别走脾经，连通脾胃两经，可宣通脾胃二经之气机，具有健脾化痰、和胃降逆、调理气血、祛痰开窍之功效，其蠲化痰浊的作用最显著,是祛痰要穴。临床研究表明,丰隆穴有显著调节血脂的作用,治疗结束后1个月随访显示,血脂总胆固醇(CHO)、三酰甘油(TG)、低密度脂蛋白(LDL-C)呈继续下降趋势,高密度脂蛋白(HDL-C)呈继续上升趋势。

中脘为胃之募穴,具有和胃通腑的作用、调整胃肠功能。天枢为大肠之募穴,是脏腑之气汇聚之处,以分利水谷,吸收精微,传化糟粕,清导浊气,为其所长。三阴交为足太阴、厥阴、少阴之会,主治肝脾肾三经病变,有双向调节作用,补之可益气血、健脾胃、补肝肾、调经带;泻之可活血化瘀、舒筋通络、疏肝利湿,治疗高脂血症主穴。阴陵泉为脾经的合穴,五行属水,又"合治内腑",故善治因脾失运化所导致的多种水湿之证,选用此穴,利水祛湿以除生痰之源。另本穴还有调理脾胃的功能,可起到标本兼顾之效。背俞穴是脏腑之气在背部直接输注的穴位,其脏腑的生理、病理信息与之息息相关。针灸此类腧穴可以调节脏腑之气,对脏腑之功能活动有更为直接和显著的影响。脾俞、肾俞可健脾益肾,促进水湿的运化代谢,化脂降浊;而膈俞可活血祛瘀。气海为肓之原穴,可调一身之气,以补气和气为主。《铜人》也说气海主治:"脏气虚惫,真气不足,一切气疾久不瘥。"关元穴为任脉与足三阴经的交会穴,故可调整肝脾肾3条阴经,有健脾补虚、养肝疏泄、补肾益精的作用。

第十章

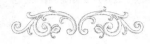

消化内科疾病

第一节　慢　性　胃　炎

慢性胃炎是药物、微生物、毒素和胆汁反流等经常反复侵袭引起的慢性胃黏膜炎性病变或萎缩性病变。其发病率居各种胃病之首。年龄越大，发病率越高，特别是 50 岁以上的更为多见，男性高于女性。慢性胃炎病理变化多局限于胃黏膜层，病变实质主要是胃黏膜上皮遭到各种致病因子的反复侵袭，发生慢性持续性炎症性病变，由轻到重，由浅表到萎缩，呈进行性发展，炎症性变化包括充血水肿、糜烂出血，病变范围主要在腺窝层，由于胃黏膜的再生改造，腺窝层的剥脱变性和坏死，最后导致固有的腺体萎缩，形成萎缩病变为主的慢性胃炎。

一、临床表现

慢性胃炎无典型与特异性的临床症状，主要表现为反复或持续性上腹不适、饱胀、钝痛、烧灼痛、无明显节律性，一般进食后较重；其次为食欲下降、嗳气、泛酸、恶心等消化不良症状。这些症状用抗酸剂及解痉剂不能缓解。有部分患者无临床症状。有胃黏膜糜烂者可出现少量出血而排黑便，长期者尤其是萎缩性胃炎则有贫血症状。此外，不同类型的慢性胃炎其临床表现各有侧重。

二、诊断要点

1. 浅表性胃炎

（1）黏液增多附着在黏膜上不易脱落，用水冲掉后，可见黏膜表面发红或糜烂剥脱，需要与咽下的黏液或十二指肠反流黏液相鉴别，一般反流黏液含有气泡而且随蠕动而移动。

（2）小斑片状或线状发红，有的地方充血，有的地方不充血，故呈斑状，发红的境界不很明显,色调鲜红。线状充血常见于皱襞隆起处。

(3) 红白相间或花斑,为散在均匀的小红点,红点与黑点之间的黏膜略显苍白,有点像麻疹患儿的皮肤,一般黏膜比较平整。

(4) 水肿,黏液反光强,稍苍白,肿胀感。

(5) 糜烂者表层黏膜剥脱,常有白苔。又可分为 3 型:隆起型,如丘疹状顶端有脐样凹陷;平坦型,不高出周围黏膜;凹陷型,比周围黏膜低。糜烂的周围黏膜常有炎症表现。

2. 萎缩性胃炎

(1) 黏膜颜色改变:正常为橘红色,萎缩时呈灰白、灰黄、灰或灰绿色;同一部位的黏膜深浅不一致,红色强的地方也带灰白色,一般灰黄或灰白色的地方也有隆起的小红点或红斑存在;萎缩黏膜的范围可以是弥漫的,也可以是局部的,甚至呈小灶性,黏膜变薄而凹陷,境界常不明显。

(2) 血管透见:萎缩初期可见到黏膜内小血管;重则可见到黏膜下的大血管如树枝状,暗红色,有时犹如在黏膜表面上,易与皱襞相混。萎缩性胃炎也可合并浅表性胃炎;腺萎缩后腺窝可增生延长或有肠上皮化生而看到过形成的表现,黏膜层变厚,此时不能看到黏膜下血管,只见黏膜表面粗糙不平,颗粒或结节僵硬感,光泽度也有变化。

3. 胃炎的病理诊断标准　①固有腺体萎缩,减少 1/3 以内者为轻度,减少 1/3~2/3 者为中度,减少 2/3 以上者为重度;②黏膜肌层增厚;③肠上皮化生或假幽门腺化生(可有可无);④固有膜炎症(可轻可重);⑤淋巴滤泡形成(可有可无)。

三、微创埋线治疗

慢性胃炎属中医学"胃痞"、"痞满"的范畴。多因长期情志不遂、饮食不节、劳逸失常,导致肝气郁结,脾失健运,胃脘失和,日久中气亏虚,从而引发种种症状。其病位主要在胃,与肝、脾有关。初期多为实证,日久迁延可以表现为虚证或虚实夹杂证。取穴以脾胃经穴位为主,随症加减。

1. 取穴　三维配穴法。

(1) 脏腑背俞穴:胃俞、脾俞。

(2) 任督二脉穴:中脘。

(3) 循经取穴:足三里。

(4) 经验配穴:肝胃不和加肝俞,脾胃湿热加三焦俞,胃阴不足加三阴交,胃络瘀血加膈俞。

2. 操作要点　中脘穴直刺,要求得气。如果病程较长,或胃部寒冷,可用上、中、下脘同时治疗。背部胃俞、脾俞进针时,采用提捏进针法,应该针尖刺向脊柱侧,不可刺入太深,应斜刺,得气即止。三阴交植入线体后应避免剧烈活动。每周1次,连续5次为1个疗程。

四、临证经验

1. 中脘穴"浮线"治疗慢性胃炎　与常规埋线方法不同,浮线治疗采用将线体浮植于皮肤浅层治疗慢性胃炎。操作要点:选取长度为2 cm线,穿入9号针内,进针时与皮肤呈90°角,针尖刺入皮肤后针体贴紧皮肤,针尖方向对准中脘徐徐进针(当病者有明显的酸胀痛感时,一手固定推针芯,另一手退针管,使线体浮入穴内,不能露出皮外,出针后用干棉球压迫穴位1~2 min,防止出血。每周1次,2次为1个疗程。

2. 多向埋线疗法治疗慢性胃炎　根据穴树的原理采用多向埋线疗法治疗慢性胃炎。主穴取穴胃俞、中脘。①单穴多向埋线进针法:在选准穴位后,首先用毫针直刺,深达肌层筋膜,以得气深度为准做标记,退出毫针,然后在毫针进针部位,将埋线针刺入,达标记深度时注入线体。再分别从上或下,从左或右,离穴中心1 cm处斜刺进针,使针身与皮肤成15°角,经穴中心过对侧1 cm注入线体。②透穴多向埋线进针法:进针得气深度标准同单穴多向埋线进针法。如中脘透梁门,从中脘左边1 cm进针,经中脘到右梁门外1 cm注入线体;同样从中脘右边1 cm进针,经中脘至左梁门外1 cm注入线体。中脘透上、下脘,从中脘上1 cm进针,经中脘至下脘下1 cm注入线体;从中脘下1 cm进针,经中脘至上脘上1 cm注入线体。

五、临床治疗分析

对于慢性胃炎的治疗,现代医学并无特异疗法,因而治疗主要针对症状治疗。由于慢性胃炎是由多种病因如幽门螺杆菌、理化因素、十二指肠和胃反流及免疫因素等所引起的一种慢性胃黏膜炎症性病变。总的治疗原则是根除幽门螺杆菌、抑制过多胃酸分泌、保护胃黏膜和其他对症性治疗与支持性治疗。微创埋线避免服药所致的不良反应,特别是大部分解痉止痛药对消化道蠕动的抑制,也避免了因胃肠疾病对药物吸收所造成的影响,减少消化道的负担。

治疗慢性胃炎的主要穴位为胃的募穴中脘,配以背俞穴胃俞,为俞募配穴。

足三里为胃经的下合穴,疏调胃腑气机,和胃止痛。从病因来分,在初期胃炎可以表现为寒邪客胃、饮食伤胃、肝气犯胃等实证,病程迁延日久可以表现为脾胃虚弱、胃阴不足为主的虚证,以及胃络瘀血之类的实证,当辨证取穴治疗。在治疗效果方面,埋线疗法对胃脘疼痛、上腹胀满不适、嗳气、恶心等症状效果较好,其近期疗效和远期疗效均优于针刺治疗。临床研究表明,在慢性胃炎的各种证型中,肝胃不和型疗效最好,胃络瘀血型的疗效较其他各型为差。

中脘穴浮线治疗和多向埋线疗法提示,腧穴治疗慢性胃炎的发挥作用部位可能位于浅表部位,而不需要进行深刺到肌肉层。多向埋线疗法可以通过局部形成多向性的信息网络,通过机械性物理性刺激,所产生的信息量,经过血管神经束,到达病变部位。改变病理状态,达到治疗疾病的目的。

第二节　消化性溃疡

消化性溃疡是胃肠道因胃酸和胃蛋白酶作用而形成的慢性溃疡。整个消化道可分为两个部分,即上消化道和下消化道。通常以十二指肠屈氏韧带为标志而划分。屈氏韧带以上的部分称上消化道,包括食管、胃、十二指肠、上段空肠;下消化道为屈氏韧带以下的部分,包括下段空肠、回肠、结肠、直肠和肛门。上消化道溃疡指的就是屈氏韧带以上部分所出现的溃疡,通常指胃、十二指肠的溃疡。它们常常是单个的慢性溃疡,见于胃肠道与胃酸接触的部位。

在不同的患者中,引起溃疡的病因可不同,但无论是什么原因,总的说来还是由于胃黏膜的保护功能减弱或者是破坏胃黏膜的因素加强,使酸性胃液的侵蚀作用和胃黏膜的防御力量失去平衡的结果。在上消化道的溃疡中,常见的有食管、胃、十二指肠的消化性溃疡,克罗恩病引起的溃疡也可见于上消化道的任何部位;还有胃泌素瘤引起的顽固性溃疡。本病归属于中医学"胃脘痛"、"吞酸"、"嘈杂"等范畴。

一、临床表现

消化性溃疡一般病程较长,周期性发作和节律性疼痛是其特点。秋末、冬季以及变天、变节气时容易发作。主要症状是胃部(心窝部、上腹部)疼痛,胃溃疡疼痛多偏于左侧,十二指肠溃疡多偏于右侧。胃溃疡的疼痛节律是进食后 $0.5 \sim 1\,h$ 舒适,接着开始疼痛,而胃完全排空后(约食后 $4\,h$)又感舒适,即进食→舒适→疼痛→舒适。十二指肠球部溃疡的疼痛节律是进食后 1.5～4 h 不疼痛,饥饿时(胃排空时)开始疼痛,直到下次进食才缓解,即进食→舒适→疼痛,称为"空腹痛"。溃疡病的其他症状有嗳气、反酸、流涎、恶心呕吐等。

二、诊断要点

1. 慢性病程,周期性发作　常与季节、精神因素、饮食不当有关;发作时有上腹灼痛、钝痛、胀痛或隐痛,服碱性药物后可缓解。典型胃溃疡疼痛部位在剑突下偏左,好发于餐后 0.5～2 h;十二指肠溃疡疼痛位于上中腹偏右,好发于餐后 3～4 h 或半夜,进食后可缓解,常伴嗳气、反酸。

2. X 线钡餐检查　可见龛影及黏膜皱襞集中征象,单纯局部压痛、激惹或变形为间接征象,仅供诊断参考。

3. 内镜检查　可在胃、十二指肠发现圆形、椭圆形、线形、不整形或霜降样溃疡,底部平整,覆有白色或灰白色苔,边缘多整齐,无结节状隆起,周围黏膜充血水肿,有时可见皱襞向溃疡集中。活检及细胞组织学检查可排除恶性病变。

具备以上 1、2 或 1、3 项者可以确诊。

三、微创埋线治疗

中医学认为本病发生与情志不舒和饮食所伤关系密切。由于情志不舒,忧思恼怒,郁而不解,伤及于肝,肝气郁结,横逆犯胃,胃失和降,或饮食不节,暴饮暴食,损伤脾胃,致脾不健运,气不和降等原因引起。病位在胃,与肝、脾关系密切。早期多实证,后期多由实转虚,或本虚(脾胃阳虚,胃阴不足)、标实(肝郁化火)之证。取穴以足阳明胃经为主。

1. 取穴　三维配穴。

(1) 脏腑背俞穴:胃俞、脾俞。

(2) 任督二脉穴:中脘。

(3) 循经取穴:足三里。

(4) 经验配穴:气滞加行间、期门,血瘀加膈俞、三阴交,胃阴不足加三阴交、太溪。

2. 操作要点　中脘穴直刺,要求得气。如果胃痛较重,可用上、中、下三脘同时治疗,或配梁门穴。背部胃俞、脾俞进针时,采用提捏进针法,应该针尖刺向脊柱侧,不可刺入太深,应斜刺,得气即止。三阴交、太溪、行间植入线体后应避免剧烈活动。每周 1 次,连续 5 次为 1 个疗程。

四、临证经验

1. 赤医穴埋线治疗胃溃疡 赤医穴为奇穴,位于督脉,T_6 棘突上缘,另一穴在 T_{12} 棘突上缘,配穴为踝边穴,位置在外踝尖下凹陷处。赤医穴斜向上方刺入,踝边穴斜向内上胫腓关节刺入,强刺激,使针感传至膝关节以上,下至趾端。每周 1 次。

2. 夹脊穴埋线疗法治疗消化性溃疡 取穴:T_7～T_9,双侧夹脊穴,常规埋入线体,注意针尖方向应朝向脊柱方向,提捏进针法,透皮后,得气即止,不可深刺。

五、临床治疗分析

研究表明幽门螺杆菌(H_p)感染是引起消化性溃疡发病和复发的重要因素。H_p 用抗生素或胶体铋治疗,H_p 清除率不高,且易复发,联合用药则不良反应大。对消化性溃疡的治疗以 H_2 受体阻滞剂为主,但仍有 20% 的患者无效,且停药后,多数患者在 1 年内复发。微创埋线在治疗消化道溃疡方面疗效肯定,不仅可以迅速缓解胃部疼痛和不适症状,还可以提高消化性溃疡的长期治愈率,同时减少药物使用也降低了胃肠道不良反应的发生率。

在溃疡病治疗中,脾俞、胃俞、中脘、足三里为治疗的核心穴位。足三里为足阳明胃经穴位,是治胃病的要穴。胃俞、脾俞为足太阳膀胱经穴位,中脘为任脉穴位,均是主治脾胃疾患的要穴。研究表明,针刺足三里有助于调整胃液的分泌,使胃酸减少,使大鼠胃黏膜下层血流量增加,从而促进黏膜愈合。针刺足三里亦可使胃黏膜不受高浓度氯化钠的损伤,使胃黏膜对胃泌素的释放减少,对胃酸的分泌也可有一定的调节作用。因此诸穴相配,能更好地发挥健胃、理气、止痛之功效。

选取穴位过程中,仔细寻找穴位敏感点也十分重要。对于慢性溃疡患者,背俞穴如肝、胆、脾、胃俞以及至阳、胃仓等多见压痛点,胃溃疡一般在 T_7 以上也会有压痛,十二指肠溃疡一般在 T_7～T_{10} 之间,腹部则多见于三脘、梁门、巨阙等胃部体表投影区穴位,下肢多见于足三里穴。

对于溃疡伴有情绪紧张、肝气郁滞的患者,应该配合疏肝解郁的一些穴位,并且适当给予心理治疗,解除致病诱因,提高治疗效果。

第三节 便 秘

便秘是以大便秘结不通、排便时间延长,或欲大便艰涩不畅为主要症状的一种病证。便秘常作为一个症状而见于多种急性和慢性疾病,如肠神经官能症、肠道炎症恢复期、习惯性便秘、全身衰弱致便动力减弱、药物不良反应等。

一、临床表现

便秘是由多种疾病在消化道表现出来的一组症状,故有便秘症状的患者,既有导致便秘的原发病的相应表现:如大肠癌可有黏液血便、肿块;慢性肠套叠可有腹痛、包块;肛裂可有排便疼痛、鲜血便;脊髓肿瘤可有神经定位体征;甲状腺功能低下可有畏冷、黏液水肿等。同时有排便障碍的表现:如自然便次少,少于每周 3 次,粪便量少,自然排便间隔时间延长。便秘的另外一种表现是排出困难。可分为两种情形。一种是粪便干硬,如板栗状,难以排出;另一种粪便并不干硬,亦难以排出。有的患者自觉肛门上方有梗阻感,排便用力越大,这种梗阻感越强烈,迫使患者过度用力,甚至大声呻吟,十分痛苦。这些患者中,90%有正常直肠型便意,且便意频繁,每次排便时间延长,平均为 $23\pm16\ min$,最长者每次排便达 2 h。

除前述原发病的特征性表现外,对于那些常规检查未发现明显异常的患者,常见的伴发症状腹胀、腹痛、口渴、恶心、会阴胀痛。多数患者均有心情烦躁,部分患者还有口苦、头痛、皮疹等。少数患者表现为神经质,个别有自杀倾向。

二、诊断要点

(1) 排便间隔时间超过自己的习惯 1 天以上,或两次排便时间间隔 3 天以上。

(2) 大便粪质干结,排出艰难,或欲大便而艰涩不畅。

(3) 常伴腹胀、腹痛、口臭、纳差及神疲乏力、头眩心悸等症。

(4) 本病常有饮食不节、情志内伤、劳倦过度等病史。

三、微创埋线治疗

便秘虽属大肠传导功能失常,但与脾、胃及肺、肾的关系甚为密切。其发病原因:燥热内结、津液不足;情志失和,气机郁滞;劳倦内伤,身体衰弱,气血不足等。临床分为热秘、气秘、虚秘、冷秘。微创埋线疗法治疗原则以导滞通便为主,分型配穴。

1. 取穴 三维配穴。

(1) 脏腑背俞穴:大肠俞、胃俞。

(2) 任督二脉穴:中脘。

(3) 循经取穴:天枢、上巨虚、曲池。

（4）经验配穴：冷秘配支沟、关元、命门，虚秘配肾俞、足三里、太溪，气秘配脾俞、气海，热秘配合谷。

2. 操作要点　天枢穴直刺，要求得气。如果病程较长，顽固性便秘可以通过在天枢穴增加线体治疗，即同时植入 2～3 根线体加强刺激量。背部脾俞、胃俞进针时，采用提捏进针法，应该针尖刺向脊柱侧，不可刺入太深，应斜刺，得气即止。大肠俞可以直刺。太溪植入线体后应避免剧烈活动。每周 1 次，连续 5 次为 1 个疗程。

四、临证经验

1. **长强穴埋线治疗功能性便秘**　长强穴为奇经八脉督脉经之穴，是治疗肛肠病的首选穴位，具有疏泄肛门部气血瘀滞的功能。选用 1 号线体，针头刺入长强穴，深约 2 cm 以上，将线埋置于长强穴内。

2. **腹针结合埋线治疗卒中恢复期便秘**　根据腹针理论取穴。主穴：中脘，天枢（双）；配穴：大横（双）、水道（双）、归来（双）。方法：采用专用腹针，所有穴位中到深刺，进针深度根据患者体型而定，以捻转手法为主，得气后留针 30 min。每日 1 次，7 天 1 个疗程。埋线穴选双侧足三里，每 7 天 1 次。

3. **穴位埋线配合耳穴贴压治疗功能性便秘**　耳穴取大肠、直肠、交感、皮质下、脾、胃、三焦，耳廓常规消毒，在上述穴位贴压磁珠，单耳贴压，每 3 日贴压 1 次，双耳交替。嘱患者每日自行按压 4～5 次，至耳廓发红发热为度。穴位埋线取支沟、天枢、上巨虚、大肠俞、足三里。10 日治疗 1 次，3 次为 1 个疗程。

五、临床治疗分析

便秘的临床分证虽较复杂，但不外虚实两大类，实者由邪热、寒积、气滞引起邪滞胃肠，壅塞不通；虚者由阴阳气血不足造成肠失温润，推动无力。总由大肠传导失职而成，其病位在大肠，又常与脾胃肺肝肾等脏腑有关。

微创埋线治疗便秘的主要穴位为背俞穴的大肠俞和大肠募穴天枢，这些穴位具有通腑气、利大便的作用。天枢穴乃足阳明胃经的腹部要穴、大肠募穴及大肠经气所聚集之处。居脐旁 2 寸，恰为人身之中点，如天地交合之际，升清降浊之枢纽。天枢穴有疏调肠腑、消食导滞、理气通便之功，擅治各种肠腑相关病证。临床发现便秘患者多在大肠募穴天枢穴出现压痛或异常反应，循按该穴则有助于鉴别肠腑病的虚实寒热，而天枢穴埋线治疗对于改善肠腑功能，消除或减轻肠道功能失常而导致的各种证候，具有显著的功效。粪便的传输依赖于肠肌的运动，而动力的发生、粪便的推进、直肠的顺应性等任何环节出现动力障碍均可影响肠肌运动导致便秘。结肠动力调控依赖于结直肠壁内神经丛（肠脑）和肽类激素，调控障碍可出现动力紊乱而导致便秘。临床发现天枢穴治疗老年习惯性便秘，可在单位时间内明显增加肠鸣次数，增强肠蠕动促进排便。

据有关神经节段分布理论研究显示，大肠的神经节段分布为 $T_{10} \sim L_3$ 以及骶丛，大肠俞的节段分布为 L_3，天枢的神经节段为 T_{10}，可见大肠俞与天枢的传入冲动可投射到大肠的接受范围内，所以大肠俞募穴相配可治疗各种便秘。

支沟穴具有宣通三焦气机，通调水导，清肠通腑的作用，本穴可使三焦气机得通，津液自下，胃气因和而肠腑自调，便秘能解。古代文献中，《玉龙歌》、《玉龙赋》、《类经图翼》、《医宗金鉴》等均载支沟穴能通大便。近人多用于治疗习惯性便秘，不论其病程长短、体质盛衰，多收卓效。温溜为大肠经郄穴，也具有调理肠胃、清热解毒作用，在埋线治疗便秘中，也是重要的经验穴。

长强穴的作用可能与局部神经分布有关，如肛门神经，会阴神经，肛门尾骨神经，骶神经分支和自主神经，并与其邻近神经存在着广泛联系。当该部位受到埋入线的持续刺激而兴奋时，可解除内括约肌痉挛，增强内括约肌对直肠充胀压力刺激的敏感性，引起直肠收缩及内括约肌松弛。刺激副交感神经，降低肛门内括约肌张力，增加直肠蠕动，并促进肠运动功能正常化。

便秘是脑卒中的常见伴随症状之一，脑卒中患者由于偏瘫长期卧床不能活动，或因不便而活动减少，造成排便动力缺乏而发生便秘。对于脑卒中患者来说，由于大便秘结而过分用力排便，使腹腔压力增高，心脏收缩加强，血压升高，更容易诱发再脑卒中或加重原有病情，进一步影响原发病的治疗，因此脑卒中后保持大便通畅至关重要。以腹针配合穴位埋线治疗脑卒中恢复期便秘，是一种新的尝试。

第四节 胃 下 垂

健康人的胃相对固定在上腹腔，当人站立时，胃的最低点不能超过脐下二横指（指胃小弯）。胃下垂是指站立时，胃的下缘达盆腔，胃小弯弧线最低点降至髂嵴连线以下，称为胃下垂。胃下垂症状表现为胃部闷痛、隐痛，左腹有下坠感和压迫感，且于食后或行走时加重，平卧时减轻，食欲明显降低，并有畏食、厌食的表现，全身症状多表现为逐渐消瘦，可伴有眩晕、乏力、心悸、失眠、多梦等症状。有腹泻便秘交替出现的胃下垂患者,还合并有其他脏器,如肾、肝、脾、横结肠下垂,称为全内脏下垂。引起胃下垂的原因主要和体质有关,身体虚弱、腹壁脂肪薄、肌张力减弱、脏器韧带松弛,易发生胃下垂,且女性多于男性。

一、临床表现

轻度胃下垂多无症状,中度以上者常出现胃肠动力差,消化不良的症状。

1. 腹胀及上腹不适　患者多主诉腹部有胀满感、沉重感、压迫感。

2. 腹痛　多为持续性隐痛,常于餐后发生,与食量有关。进食量愈大,其疼痛时间愈长,且疼痛亦较重,同时疼痛与活动有关,饭后活动往往使疼痛加重。

3. 恶心,呕吐　常于饭后活动时发作,尤其进食过多时更易出现,这是因为一次进入较大量食物,加重了胃壁韧带之牵引力而致疼痛,随之出现恶心,呕吐。

4. 便秘　便秘多为顽固性,其主要原因可能由于同时有横结肠下垂,使结肠肝曲与脾曲呈锐角,而致通过缓慢。

5. 神经精神症状　由于胃下垂的多种症状长期折磨患者,使其精神负担过重,因而产生失眠、头痛、头昏、迟钝、抑郁等神经精神症状,还可有低血压、心悸,以及站立性昏厥等表现。

6. 体格检查　可见瘦长体型,上腹部压痛点因立卧位变动而不固定,有时用冲击触诊法,或患者急速变换体位时,可听到脐下振水声,上腹部易扪到主动脉搏动,常同时伴有肝下垂、肾下垂及结肠下垂的体征。

二、诊断要点

X线钡透把胃下垂分为3度:Ⅰ度为胃小弯切迹低于两髂骨嵴连线水平1～3 cm,Ⅱ度为胃小弯切迹低于两髂骨嵴连线水平4～6 cm,Ⅲ度为胃小弯切迹低于两髂骨嵴联线水平7 cm以上。X线透视下见胃蠕动减弱或无力。临床主要表现为食欲不振、食后腹胀、有坠胀感,或有胃腔疼痛、暖气、恶心、体倦无力。查体可见上腹部凹陷、下腹部膨隆,甚至出现舟状腹。

三、微创埋线治疗

中医学认为此病乃中气不足,气虚下陷所致。由于禀赋不足,机体素弱,七情内伤,饮食劳倦等均可导致脾胃运化失常,升降失调,脾气不升,反而下陷,则可导致胃下垂和其他脏器下垂。治疗当以温中健脾、益气升举为原则。临床常见以下类型。①肝胃不和型：胃脘胀闷，攻撑作痛，脘痛连胁，胸闷，喜叹息，嗳气反酸，每因情志因素而痛作，大便不畅。舌质淡红、舌苔薄白，脉弦。②脾胃湿热型：胃脘部胀满疼痛，嘈杂灼热，头晕目眩，头重如裹，身重肢倦，恶心呕吐，不思饮食，口渴口苦，小便色黄，大便不畅。舌质红，舌体胖边有齿痕，苔黄腻，脉沉滑。③脾胃虚寒型：胃脘部隐隐作痛，喜温喜按，得热痛减，饥而痛增，进食后痛减，泛吐清水，纳差脘痞，大便溏薄，神疲乏力，甚则四肢不温。舌质淡、苔薄白或腻，脉虚弱或迟缓。④肝胃阴虚型：腹部隐痛，可触及肿块，大便干结如粒状或形小而扁，口苦口干，纳呆或有呕吐。舌质红，脉细数。⑤瘀血阻络型：胃脘疼痛，痛有定处而拒按，或痛有针刺感，食后痛甚，或见吐血便黑。舌质紫黯，脉涩。

治疗取穴以足阳明胃经，足太阳脾经为主。

1. 取穴　三维配穴。

（1）脏腑背俞穴：胃俞、脾俞。

（2）任督二脉穴：中脘、气海。

（3）循经取穴：足三里。

（4）经验配穴：肝胃不和配太冲、中都，脾胃湿热配天枢、阴陵泉，脾胃虚寒配胃上穴、阴陵泉、中都，肝胃阴虚配中都、中脘，瘀血阻络配血海、膈俞、三阴交。

2. 操作要点　背部脾俞、胃俞和膈俞进针时，采用提捏进针法，应该针尖刺向脊柱侧，不可刺入太深，应斜刺，得气即止。三阴交植入线体后应避免剧烈活动。每周1次，连续5次为1个疗程。

四、临证经验

1. 埋线配合中药治疗胃下垂　健脾益气升提举陷为主，选穴以胃的俞募穴和足阳明胃经为主。取中脘、上脘、下脘、足三里、天枢、大横、升胃穴（胃下极下1 cm）、关元、气海等。7天埋线1次，3次为1个疗程。中药以补中益气汤为主：炙黄芪30 g，党参20 g，白术15 g，升麻10 g，柴胡6 g，枳壳10 g，山药15 g，炒谷、麦芽各15 g，陈皮10 g，当归12 g，葛根10 g。每日1剂，连服20剂，停10日再服20剂。同时嘱患者少食多餐，食易消化、高营养的食物，并在餐后做头低脚高位姿势锻炼。

2. 针灸加埋线治疗胃下垂　中脘穴常规消毒，2%利多卡因注射液局部麻醉，左手拇、示指绷紧进针部位皮肤，右手持埋线针对准选定穴位，快速进针透皮，送针至一定深度，出现酸、麻、重、胀等针感后，缓慢退针，边退针边推进针芯，将预先置入的线体埋置在穴位内，出针后若有线头外漏，则轻轻推拉穴周皮肤，使其没于皮下,针孔涂 2‰碘酊,干棉球压迫片刻,盖上消毒纱布固定(保护针孔 3 天即可)。每 2 周 1 次,2 次为 1 个疗程。

3. 挑筋割脂埋线疗法治疗胃下垂　取穴:上腹部阿是穴、上脘、中脘、下脘、鸠尾、足三里、脾俞、胃俞。配穴:气虚加气海,阴虚加三阴交,大便不调加大肠俞、天枢。配合挑筋法:每次挑筋 2 个穴位挑点,每日或隔日挑筋 1 次,6 次为 1 个疗程,第 1 及第 2 个疗程结束时,即分别于足三里及胃俞做割脂埋线疗法 1 次。2 疗程之间休息 7 天。第 2 个疗程结束后 1 个月随访。

五、临床治疗分析

胃下垂属中医学"胃缓"、"胃下"的范畴。本病多由长期饮食失节,或七情内伤或劳倦过度,导致脾胃虚弱,中气下陷。西医认为是胃膈韧带与肝胃韧带无力或腹壁松弛的一种内脏下垂的病症。目前临床尚无特效药物,中医多治以"升阳举陷"之法,然而临床实践中发现本病虽以纳差、脘痞、坠胀、食后尤甚等脾气虚陷之症为主,但亦常有嗳气、口苦、嘈杂吞酸,甚则恶心呕吐、大便不爽、苔腻、脉滑等腑气不通之症,正合"浊气在上,则生䐜胀"之理,实多属本虚标实之证。因此,治疗固当"升阳举陷",亦需"理气降浊"。中脘穴为手太阳、少阳、足阳明、任脉之交会穴,八会穴之"腑会",又为胃之募穴,乃三焦气机升降的枢纽,具有补中益气、和胃降逆之双重功效,兼能去积导滞、化痰除湿。

实验证明,针刺中脘可使胃蠕动增强,表现为幽门立即开放,胃下缘轻度升高。气海穴又名丹田,乃治气病之要穴。《胜玉歌》曰:"诸般气症从何治,气海针之灸亦宜。"与"诸阳之会"百会穴相须为用,升阳举陷之功效倍增;而配胃之下合穴足三里则既能健脾益气升阳以治本,又可理气和胃降逆以治标。研究表明,针足三里穴还可起到很好的保护胃黏膜、调控胃功能的作用。辅以脾俞、胃俞健脾和胃,内关、公孙宽胸理气、和胃降逆,太冲疏肝理气,梁丘止痛缓急。诸穴合用,虚劳得补,宿积得化,升降相因,气机调畅,清者自升,浊者自降,标本兼顾,相得益彰。则下垂之胃得以复原,诸症自可消除。

针挑疗法是祖国医学宝贵遗产之一,挑筋法为其最具代表性的一种。实践证明,挑筋疗法可通过对腹背等部位相应经穴挑点之皮部产生良性持久的刺激,起到健运脾胃、补中益气、升阳举陷之作用,故对胃下垂诸症有良好的治疗效果。因所割之小脂团的修复,线体的溶解、吸收有一个过程,其作用持续时间可长达 3～4 周之久,故于 2 个挑筋疗程结束时,分别在足三里及胃俞进行割脂埋线,能延续作用时间,提高疗效。

第五节　慢　性　肠　炎

慢性肠炎泛指肠道的慢性炎症性疾病,其病因可为细菌、真菌、病毒、原虫等微生物感染,亦可为过敏、变态反应等原因所致。临床表现为长期慢性、或反复发作的腹痛、腹泻及消化不良等症,重者可有黏液便或水样便。

一、临床表现

1. 消化道症状　常呈现间断性腹部隐痛、腹胀、腹泻为本病主要表现。遇冷、进油腻之物或遇情绪波动、或劳累后尤著。大便次数增加,日行几次或数十余次,肛门下坠,大便不爽。慢性肠炎急性发作时,可见高热、腹部绞痛、恶心呕吐、大便急迫如水或粘冻血便。

2. 全身症状　呈慢性消耗症状,面色不华精神不振,少气懒言,四肢乏力,喜温怕冷。如在急性炎症期,除发热外,可见失水、酸中毒或出血、休克表现。

3. 体征　长期腹部不适或少腹部隐隐作痛,查体可见腹部、脐周或少腹部为主,有轻度压痛、肠鸣音亢进、脱肛。

二、诊断要点

(1) 发作时,出现腹泻、腹痛等。病久则呈现慢性营养不良。体格检查可有腹部压痛。

(2) 急性发作时,大便常规检查可见白细胞,红细胞和少量脓细胞。大便培养可找到致病菌。

(3) X线钡剂检查和结肠镜检查可排除其他特异性肠道炎症。

三、微创埋线治疗

中医学无慢性肠炎的病名,但根据其病的临床特点,属中医学的"慢性腹痛"、"慢性腹泻"的范畴,本病辨证分型如下。①肝郁脾虚型:腹痛作胀,泻下溏薄,伴有矢气,腹痛一阵而泄泻一阵,泻后痛减。每因精神紧张或情绪激动发作或加重,多伴吐酸、胸胁满痛、时时嗳气、食欲不振。②脾胃虚弱型:长期大便溏泻、饮食不化,甚至随食随泻,食后脘闷,面色萎黄,神疲乏力,口淡无味,肠鸣水肿。③脾肾阳虚型:拂晓之前,腹痛肠鸣,随即泄泻(又名五更泻),泻后则安,腹冷喜暖,时痛时胀,下腹觉冷,大便清稀,完谷不化,食少面黄,体倦神疲。

1. 取穴　三维配穴。

(1) 脏腑背俞穴:三焦俞、大肠俞、小肠俞。

(2) 任督二脉穴:中脘、关元。

(3) 循经取穴:天枢、上巨虚。

(4) 经验配穴:肝郁脾虚配阴陵泉、太冲,脾胃虚弱配足三里、脾俞,脾肾阳虚配脾俞、足三里、肾俞。

2. 操作要点　背部三焦俞、大肠俞、小肠俞、肾俞进针时,均可采用直刺进针法,得气即止。太冲穴植入 PGLA 线体时应该剪短约 0.5 cm,埋线后应避免剧烈活动。每周 1 次,连续 5 次为 1 个疗程。

四、临证经验

1. 中药灌肠配合穴位埋线治疗溃疡性结肠炎　中药:地榆 30 g,仙鹤草 30 g,白芨粉 10 g,黄柏 10 g,黄连 10 g,五倍子 10 g。浓煎 1 剂不超过 150~200 ml,趁温时用细肛管深插肛门,低压缓慢灌入肛内,拔除肛管后,臀部垫高,紧夹两腿。体位从左侧→仰卧→再转右侧→最后仰卧 8~10 h。可以连续灌肠 20~30 天,每日 1 次,灌肠时间最好在晚上 8 时便后灌肠。穴位埋线取穴:天枢(双)、大肠俞(双)、中脘、关元、足三里(双)。埋线方法:穴位局部作标记,皮肤严格消毒,将置有线体的埋线针进入到肌肉层,再推针芯将线体埋入穴内,间隔 1 个月后重复埋线。

2. 穴位埋线配合艾灸治疗慢性结肠炎　艾灸取神阙穴,采用钟罩灸,以局部温热舒适为度,维持 30 min。穴位埋线采用俞募配穴:以天枢、大肠俞为主穴,辨证配穴。湿热阻滞型加阴陵泉、上巨虚,脾肾两虚型加脾俞、肾俞,阴血亏虚型加膈俞、足三里,脾虚泄泻型加脾俞、足三里。每次治疗天枢取双侧,余穴取单侧穴位。将线埋在皮下脂肪与肌肉之间为宜,一般为 1.5~2.0 cm 深,稍做提插,待得气后出针,用消毒干棉球按压针孔片刻以防出血,并用输液贴固定。艾灸隔日 1 次,15 次为 1 个疗程;穴位埋线每周 1 次,4 次为 1 个疗程。

五、临床治疗分析

穴位埋线可促使血液循环加快,增加肠蠕动,改善和修复肠黏膜,缓解结肠充血水肿,减少炎性细胞浸润,促使溃疡愈合。选穴首选大肠募穴天枢,募穴乃脏腑之气汇集之处,再取大肠之俞穴大肠俞,为俞募配穴法,可振奋大肠腑气,以达止痛止泻目的；足三里为足阳明胃经之合穴，既可温养脾胃、培元固本，又可通畅导滞、清热利湿、活血通络，进而达到调和阴阳脏腑气血作用，配以中脘能调整胃肠，恢复运化和传导功能；关元为小肠之募穴，有良好的健脾胃、温下焦而止腹泻的功效。诸穴相配，共奏扶正祛邪之功，使水湿得化，大肠气血得行，病势随之趋于痊愈。

上巨虚为大肠经的下合穴，功能调和肠胃、通经活络；阴陵泉具有清利湿热、健脾理气、通经活络之功；脾俞为脾之背俞穴，能健脾和胃，利湿升清；肾俞为肾之背俞穴，是肾气转输、输注之处，具有补肾纳气，培本固元之功；膈俞为血液所化之气，具养血生血，健脾补心之力；足三里为胃经之合穴，是一个强壮身心的大穴，有健脾胃、化水湿之功效。

神阙穴系任脉要穴，与督脉之命门相对，是神气通行出入的门户，艾灸此穴有温肾益气、和血功能，可扩张血管、消肿止痛。艾灸燃烧时产生的能量通过经络系统，将能量送至病灶，疏通经络、调和脏腑、调和气血，达到刺激免疫反应，调节胃肠功能，使失调、紊乱的生理生化过程恢复正常，迅速改善病状。从而疏通脏腑经络，调节各脏腑的生理功能，平衡阴阳，恢复肠道功能，防止疾病复发。

第六节　肠易激综合征

肠易激综合征是一种功能性肠病，是一组包括腹痛、腹胀、排便习惯改变和大便性状异常、黏液便等表现的临床综合征，持续存在或反复发作。肠易激综合征的发病率很高，是最常见的功能性肠道疾病，患者以中青年、女性居多。引起肠易激综合征的原因现在仍不明确，主要是胃肠动力学异常、内脏感知异常、精神因素、食物不耐受等。精神心理障碍是肠易激综合征发病的重要因素，肠道感染也是肠易激综合征的诱因，因为不少肠易激综合征患者有急性肠道感染的病史。

一、临床表现

1. 腹痛　几乎所有患者都有不同程度的腹痛。部位不定，以下腹和左下腹多见。多于排便或排气后缓解。极少为睡眠中痛醒者。

2. 腹泻　一般每日 3～5 次，少数严重发作每日 10 多次。大便多呈稀糊状，也可为成形软便或稀水样。多带有黏液，部分患者粪质少而黏液量很多，但绝无脓血。排便不干扰睡眠，部分患者腹泻与便秘交替发生。

3. 便秘 排便困难,粪便干结、量少,呈羊粪状或细杆状,表面可附黏液。

4. 其他消化道症状 多伴腹胀或腹胀感,可有排便不尽感、排便窘迫感。部分患者同时有消化不良症状。

5. 全身症状 相当部分患者可有失眠、焦虑、抑郁、头昏、头痛等精神症状。

6. 体征 无明显体征,可在相应部分有轻压痛,部分患者可触及腊肠样肠管,直肠指检可感到肛门痉挛、张力较高,可有触痛。

二、诊断要点

(1) 以腹痛、腹胀、腹泻或便秘为主诉,伴有全身性神经症症状。

(2) 一般情况良好,无消瘦及发热,系统检查仅发现腹部压痛。

(3) 多次粪便常规及培养(至少 3 次)均阴性,粪隐血试验阴性。

(4) X 线钡剂灌肠检查无阳性发现,或结肠有激惹征象。

(5) 结肠镜示部分患者运动亢进,无明显黏膜异常,组织学检查基本正常。

(6) 血、尿常规正常,红细胞沉降率正常。

(7) 无痢疾、血吸虫等寄生虫病史,试验性治疗无效(如甲硝唑试验治疗或停用乳制品)。

三、微创埋线治疗

本病辨证多为脾胃虚弱、脾肾阳虚、肝脾不和。治以"疏通"和"温通"为法。取穴以足太阴脾经,足阳明胃经,足太阳膀胱经为主。配合腹部取穴,重视俞募配穴、循经取穴。①肝郁脾虚型:腹痛即泻,泻后痛减(常因情绪波动而发作),少腹拘急。次症:肠鸣矢气,便下黏液,情志抑郁,善太息,急躁易怒,纳呆腹胀。舌苔薄白,脉弦。②脾胃虚弱型:餐后即泻,大便时溏时滞,夹带黏液,食少纳差,食后腹胀,脘闷不舒,腹部隐痛喜按,腹胀肠鸣,神疲懒言,肢倦乏力,面色萎黄。舌质淡,舌体胖有齿痕,苔白,脉细弱。③脾肾阳虚型:晨起腹泻,完谷不化、腹部冷痛,形寒肢冷,腰膝酸软。舌淡胖,苔白滑,脉沉细。

1. 取穴 三维配穴。

(1) 脏腑背俞穴:肝俞、脾俞。

(2) 任督二脉穴:中脘、关元、气海。

(3) 循经取穴:天枢。

(4) 经验配穴:肝郁脾虚配章门、太冲、肝俞,脾胃虚弱配中脘、胃俞、足三里,脾肾阳虚配三阴交、阴陵泉、肾俞。

2. 操作要点 背部脾俞、肝俞和胃俞进针时,采用提捏进针法,应该针尖刺向脊柱侧,不可刺入太深,应斜刺,得气即止。中脘、关元、气海直刺,太冲植入PGLA 线体时应该剪短约 0.5 cm,埋线后应避免剧烈活动。每周 1 次,连续 5 次为 1 个疗程。

四、临证经验

1. 穴位埋线结合隔姜灸治疗腹泻型肠易激综合征 穴位埋线取穴:中脘、关元;天枢、脾俞、足三里、三阴交,均为双侧;水道、归来、外水道,均为左侧。肝郁脾虚型加肝俞,脾胃虚弱型加胃俞,脾肾阳虚型加肾俞。中脘、天枢、关元、水道、归来、外水道、脾俞、足三里、三阴交均为垂直进针,肝俞、脾俞、肾俞向脊柱方向斜刺,进针视患者胖瘦而定,1.2~1.5 cm,出现针感后边推针芯边退针管,将线体置于穴位内,出针后用输液贴保护。每 10 天 1 次,连续治疗 3 次。隔姜灸如下。①取穴:中脘、关元、天枢、神阙。②操作:将老姜切成 2.5~3.0 mm 厚,直径 2.0~2.5 cm的姜片。上置直径和高度均为 1.0~1.5 cm 的艾柱,放置穴位上点燃,患者感觉发烫时,在穴位周围移动艾柱,直至熄灭,每次每穴灸两柱,每日 1 次,灸 30 次。

2. 指针配合穴位埋线治疗便秘型肠易激综合征 嘱患者双手抱枕俯卧于治疗床上,操作者每次以手法沿患者双侧足太阳膀胱经第 1 条侧线(脊柱正中线旁开 1.5 寸)背俞穴,自上而下,先后按揉法、扪法及捏法进行操作,每次操作15 min,每日 1 次,连续治疗 7 日。指针治疗 10 日后,继予穴位埋线治疗。取大肠俞、肺俞、肝俞、天枢、足三里、上巨虚、关元、中脘穴,每周穴位埋线 1 次,疗程为 4 周。

五、临床治疗分析

肠易激综合征(IBS)病因和发病机制复杂,迄今为止尚不完全清楚,一般认为IBS 是个体特异性的多病因的异质性疾病,累及整个消化道的动力障碍性,情绪因素、饮食、药物或激素均可促发或加重这种高张力的胃肠道运动。腹泻型肠易激综合征属于中医学"泄泻"的范畴,其病位在肠,病变脏腑在脾胃,其病机主要在于脾胃的运化功能障碍,常因外邪、饮食、情志等诱发,多反复发作。正如《古今医鉴·泄泻》所说:"夫泄泻者,注下之症也。盖大肠为传送之官,脾胃为水谷之海,或为饮食生冷之所伤,或为暑湿风寒之所感,脾胃停滞,以致阑门清浊不分,发注于下,而为泄泻也"。

微创埋线对这类功能性疾病治疗有良好的效果。埋线取穴以足太阴脾经、足阳明胃经、足太阳膀胱经为主。旨在调理肝脾,疏通气机,平衡阴阳。脾胃为后天之本,气血生化之源,针灸选穴以脾胃经为主。天枢为大肠募穴,具有敛肠止痛之效;《针灸甲乙经》中曰:"天枢,大肠募也……腹胀肠鸣,气上冲胸……冬日重感于寒则泄,当脐而痛……天枢主之"。天枢穴作为足阳明胃经穴、大肠募穴,具有疏调肠腑、消食导滞、化湿和中、制泻止痛、理气通便之功,擅治各种肠腑病及肠腑相关病证。足三里为胃经下合穴,为治疗腹痛的要穴,有调理脾胃扶正培元、通经活络的功效。

任脉常被称为"聚气之会""生气之源",循行于腹部正中,贯穿上中下三焦,为一身阴脉之海,联系胸腹腔诸脏腑,调节阴经脉气,进而调节全身气血,调节气机。《难经·六十六难》谓:"脐下肾间动气者,人之生命也,十二经之根本也"。意即脐下气海、关元等穴处含有人体生命之本"元气",因此刺激脐下任脉之穴,可以鼓舞"命门之火",驱逐寒邪,增强脾、胃、肝、肾等脏腑的生理功能,加强对水谷精微物质的消化吸收,化生和贮存丰富的精血,从而产生出充足的能量以温煦脏腑,故治疗 IBS 虚证者多取气海、关元以调整肝脾肾 3 条阴经,有健脾补虚、养肝疏泄、补肾益精固本、调气回阳的作用。

肝主疏泄,脾主运化,"肝为起病之源,脾为传病之所","痛责之肝,泻则之脾",肝脾两脏在生理上相互协调,在病理上也相互影响。故而临床治疗 IBS 重视肝经、脾经取穴。其中以三阴交、太冲最为重要。三阴交为足太阴脾经、足厥阴肝经、足少阴肾经之交会穴,能疏调肝、脾、肾三经经气,有健脾养肝强肾、清心醒脑养血安神之功效。太冲为肝经原穴,其性主泻,泻太冲疏肝解郁,补三阴交培土以扶弱,即扶土抑木,适用于肝郁脾虚型 IBS。脐通百脉,脐部皮肤比较薄嫩,是淋巴和神经组织最丰富的交通枢纽,其深部为网膜和小肠,灸之可温中散寒、温经通络、行气活血、祛湿通络,从而达到疏通经络、调达脏腑、扶正祛邪、调整阴阳之功效。《针灸资生经》云:"若灸溏泄,脐中第一","经脉所通,主治所及"。而现代医学研究证明,艾灸可调节胃肠蠕动、血管舒缩、肾上腺等内分泌功能及血液成分,增强机体的防御免疫功能。隔姜灸由于姜味辛,性微温,具有解表散寒温中的作用,加强了艾灸的温中、止痛、止泻的作用。

第七节 脂 肪 肝

脂肪肝是指由于各种原因引起的肝细胞内脂肪堆积过多的病变。脂肪肝的发病率近几年在欧美和中国迅速上升,严重威胁国人的健康,成为仅次于病毒性肝炎的第二大肝病,已被公认为隐蔽性肝硬化的常见原因。脂肪肝是一种常见的临床现象,而非一种独立的疾病。其临床表现轻者无症状,重者病情凶猛。一般而言脂肪肝属可逆性疾病,早期诊断并及时治疗常可恢复正常。

一、临床表现

脂肪肝的临床表现多样,患者多无自觉症状,而多数患者较胖,故更难发现轻微的自觉症状。轻度脂肪肝有的仅有疲乏感,中重度脂肪肝有类似慢性肝炎的表现,可有食欲不振、疲倦乏力、腹胀、嗳气、恶心、呕吐、体重减轻、肝区或右上腹胀满隐痛等感觉。临床检查,75%的患者肝脏轻度肿大,少数患者可出现脾大、蜘蛛痣和肝掌。

二、诊断要点

(1) 无饮酒史或饮酒折合乙醇量男性每周 140 g,女性 70 g。

(2) 排除病毒性肝炎、药物性肝病、全胃肠外营养、肝豆状核变性等可导致脂肪肝的特定疾病。

(3) 除原发疾病临床表现外,有乏力、消化不良、肝区隐痛、肝脾大等非特异性症状及体征。

(4) 可有超重、内脏性肥胖、空腹血糖增高、血脂紊乱、高血压等代谢综合征。

(5) 血清转氨酶和谷氨酰转肽酶水平可由轻至中度增高(<5 倍正常值上限),通常以丙氨酸氨基转移酶(ACT)升高为主。

(6) 肝脏影像学表现符合弥漫性脂肪肝的影像学诊断标准。

(7) 肝活检组织学改变符合脂肪性肝病的病理学诊断标准。

凡具备上述(1)~(5)项和(6)或(7)项中任何一项者即可诊断为脂肪肝。

三、微创埋线治疗

中医学根据患者的临床症状常把非酒精性脂肪肝归于"肥胖"、"胁痛"、"痰饮"等范畴。脾虚失运为本病发病的内在基础,痰湿内蕴、气滞血瘀为其的主要病机特点。大多数患者属于肝郁脾虚型,临床上常采用健脾、行气、化痰、祛瘀的治疗原则。埋线治疗以足太阴脾经,足厥阴肝经为主穴。

1. 取穴 三维配穴。

(1) 脏腑背俞穴:膈俞、肾俞、肝俞、脾俞。

(2) 任督二脉穴:气海、中脘。

（3）循经取穴：天枢、足三里。

2. 操作要点　背部膈俞、脾俞、肝俞进针时，采用提捏进针法，应该针尖刺向脊柱侧，不可刺入太深，应斜刺，得气即止，肾俞可直刺。中脘、天枢等腹部穴位直刺。埋线时不宜太深，太冲植入 PGLA 线体时应该剪短约 0.5 cm，埋线后应避免剧烈活动。每周 1 次，连续 5 次为 1 个疗程。

四、临证经验

穴位埋线结合强肝消脂饮治疗非酒精性脂肪肝　以健脾补肝益肾、祛痰化瘀行滞为治疗原则，取穴为梁门、天枢、气海、丰隆（双取）、脾俞、阴陵泉、肝俞、足三里、肾俞、血海。常规皮肤消毒，将 2-0 号线体穿进 7 号一次性埋线针内，将针头刺入穴位，提插得气后，缓缓退出针管，将线留在穴内，敷无菌棉球以胶布固定。治疗后 3 日内每日用碘伏消毒穴位针眼处 1 次。埋线治疗第 1 个月每周治疗 1 次，后 2 个月每半月治疗 1 次，3 个月为 1 个疗程。同时配合服用强肝消脂饮，由党参、茯苓、山药、干姜、白术、赤芍、丹参、苍术、陈皮、厚朴、首乌、山楂、泽泻、益智仁、白芍、炙甘草组成，每日早晚餐后 1 h 口服。

五、临床治疗分析

本病属于中医学"肝癖"、"胁痛"、"积证"等范畴。病因多为饮食不节、劳逸失度、情志失调、久病体虚、禀赋不足。其病理基础与痰、湿、浊、瘀、热等有关，病位在肝，涉及脾、胃、肾，肝郁脾虚是本病的基本病机。肝主藏血，故选取血会膈俞以活血化瘀；肝俞为肝之背俞穴，气海为人体元气汇聚之处，三穴合用共奏健脾疏肝之功；阳陵泉有清化湿热之功效；足三里健脾益气，壮人身之元阳；丰隆为祛痰要穴，用以化湿、除痰、和胃醒脾，针刺丰隆可使血清中 TC 含量下降。针灸可以通过增强交感神经功能，提高血中的肾上腺素、去甲肾上腺素水平，从而激活细胞膜上腺苷酸环化酶，使细胞内环磷腺苷增加，而产生脂肪分解的效应，从而起到降脂作用。针刺还可以阻断胰岛素抵抗及过氧化反应而使大鼠非酒精性脂肪肝获得明显的疗效。

采用中脘、气海、天枢穴位埋线治疗非酒精性脂肪肝，能调节脂质代谢紊乱，改善肝组织脂肪变和炎症程度，降低血清丙氨酸氨基转移酶（ALT）、天门冬氨酸氨基转移酶（AST）水平，对非酒精性脂肪肝有较好的治疗作用。另外，刺激中脘穴可以调整患者异常的摄食行为，降低胃的最大容量，抑制食物摄入。治疗过程中，大多数患者食量减少，少量进食即出现胃部饱胀感，配合大肠的募穴天枢有健脾理气化痰、调畅三焦气道作用，天枢穴有活血祛瘀的功能，亦有双向调节肠蠕动功能，临床既用于治疗便秘又用于治疗便溏、腹泻，改善肠道的内环境，改变肠道吸收功能，改变"肠-肝"病理条件；补气要穴气海穴又称丹田，可以补充宗气，加强脏腑功能，脾虚、痰湿壅盛者用脾俞加强健脾、化痰湿作用。诸穴合用可共奏健脾行气、祛瘀化痰之功效，从而达到治疗脂肪肝的目的。

第十一章

神经精神科疾病

第一节　脑卒中后遗症

脑卒中是一种急性非外伤性脑局部血供障碍引起的局部性神经损害，又称中风、脑血管意外。临床特点为起病急、意识障碍、言语失利和肢体偏瘫。脑卒中后遗症主要是因为脑血管意外后脑组织缺血或感受血肿压迫推移，或脑水肿等而使脑组织功能受损。脑出血的部位大多数在内囊，急性期可引起对侧弛缓性偏瘫（包括下部）。急性期后，偏瘫逐渐形成痉挛性症状，如呈上肢屈曲内收，下肢直伸，腱反射亢进的病理状态。随时间推移，偏瘫肢体的运动逐渐恢复，下肢一般较上肢恢复为早，近端比远端的恢复好，手指精细动作的恢复最迟、最差。

一、临床表现

脑卒中的主要临床表现为头晕、头痛、耳鸣、目眩、面赤升火、发病时突然昏倒、不省人事、口眼歪斜、舌强语塞、半身不遂、牙关紧闭、口噤不开、两手握固、大小便闭、肢体强痉或者目合口张、鼻鼾息微、手撒肢冷、汗多、大小便自遗、肢体软瘫。经过救治，神志清醒后，多留有后遗症，如半身不遂、语言不利、口眼歪斜等。

二、诊断要点

急性起病或亚急性起病，经头 CT、MRI 或脑脊液检查确诊的脑梗死、脑出血及蛛网膜下隙出血，临床表现为局灶性神经功能缺失（如肢体瘫痪、感觉障碍、颅神经障碍、失语等），或全脑弥漫性神经功能障碍（如昏迷）。经临床治疗 1 个月后遗留以下症状和体征。

1. 意识障碍　GLasgow(GCS)昏迷量表评定<8 分。
2. 运动障碍　中枢性肢瘫。①肌力：Ⅲ级肌力及其以下。②肌张力：

Ashworth 痉挛量表评定＞1 级；③平衡功能：FugL-Meyery 平衡量表评定＜14 分或 Berg 平衡量表评定＜44 分；④体感诱发电位和运动诱发电位异常。

3. 语言障碍及吞咽障碍 ①北京医科大学汉语失语成套测验（ABC）和北京医院汉语失语症检查法评分＜总分的 85％；②洼田饮水试验评定＜4 级；③脑干诱发电位异常。包括失读、失写、失听和构音及吞咽障碍等症状。

4. 认知障碍 ①简易精神状态检查（MMSE）＜24 分；②长谷川痴呆量表评分＜20 分，韦氏记忆量表评分＜总分的 85％；③包括失用和失认等症状。

三、微创埋线治疗

脑卒中后遗症主要是由于气虚血瘀脉络瘀阻，风痰阻络或肝肾两亏，精血不足，筋骨失养所致。取穴以阳明经为主，兼取膀胱经背俞穴，补益肝肾。

1. 取穴

（1）脏腑背俞穴：脾俞、肝俞、三焦俞、肾俞。

（2）任督二脉穴：百会、大椎、廉泉、中脘、关元。

（3）循经取穴：上肢取肩髃、曲池、外关、合谷；下肢取足三里、丰隆、阳陵泉、三阴交、风市、太冲。

2. 操作要点 背部脾俞、肝俞提捏进针，向脊柱方向植入线体，其他穴位直刺植入线体。廉泉穴向舌根方向斜刺 0.5～1 寸，局部酸胀后植入线体，然后退针至皮下，再向左右两侧斜刺 0.5～1 寸。合谷、太冲穴、三阴交注意压迫止血，治疗后嘱患者休息。每周 1 次。

四、临证经验

1. 头穴植线结合药物治疗缺血性卒中 用脉络宁注射液 40 ml、盐酸川芎嗪注射液 400 mg 加入 5％葡萄糖溶液 500 ml 中（有糖尿病者用生理盐水 500 ml）静脉滴注以及对症和支持治疗。每日 1 次。

根据症状首先选用脑病灶侧头部刺激区植线 1 次，然后第 16 日在非病灶侧相应的头部刺激区植线 1 次（即 30 日内共植线 2 次）。如下肢瘫取足运感区和运动区上 1/5，上肢瘫取运动区中 2/5，中枢性面瘫取运动区下 2/5（又称言语一区）；运动性失语选用言语一区，命名性失语选用言语三区，感觉性失语选用言语二区，混合性失语根据失语类型分别选用之。

植线前患者洗净头，充分暴露所选刺激区。距刺激区一端 0.3～0.5 cm 处为进针点，做好标记。常规消毒后，右手持一次性埋线针，使针体与刺激区平面约呈

15°角刺入,将线植入刺激区帽状腱膜下(运动区、言语三区由上向下,足运感区、言语二区由前向后)。如有出血用酒精棉球按压针孔数分钟。最后再消毒针孔。嘱患者 3 天内不洗头,保持针孔清洁,半个月内不吃辛辣等刺激性食物。

2. 头穴埋线为主治疗卒中后失语　取穴:百会、言语 1 区、2 区、3 区。将所选腧穴周围头皮上毛发剪掉,局部常规消毒,然后每穴取 1 根医用线体埋入皮下。1 个月治疗 1 次,6 次为 1 个疗程。

3. 长强穴埋线治疗卒中后平衡功能障碍　平衡功能障碍与肢体偏瘫、感觉异常、失语等症均属卒中后常见功能障碍。行走偏向是卒中后平衡能力异常的表现之一。埋线取膝胸位或侧卧位,长强穴常规消毒,镊取一段约 1 cm 长线体,放置于针管的前端,左手拇、示指绷紧进针部的皮肤,右手持针,针尖斜向上与骶骨平行刺入 3～4 cm;出现针感后,将线埋植在穴位内。

五、临床治疗评析

脑卒中后遗症是针灸临床上的常见病之一。大量临床资料表明,针灸治疗脑卒中后遗症状效果显著,针刺能扩张血管,促进脑血管侧支循环的建立,增强血浆纤溶系统活性,改善血黏度,降低红细胞聚集性,抑制血小板聚集,促进血栓及出血块的溶解吸收,改善脑及肢体的微循环,增加病损组织的血氧供应,提高新陈代谢,并能激活神经细胞,从而使上下运动神经元的功能恢复。总起来说,针刺或电针结合埋线治疗,其效果远远优于单纯针刺或电针治疗,这是因为针刺或电针产生的刺激是相当短暂的,而埋线治疗不仅可以获得长期持续刺激,而且还可以减少患者的针刺或电针治疗次数。

大脑运动神经元受损所造成横纹肌不能随意运动而瘫痪在康复过程中上有一个痉挛期,表现为肢体肌张力增高、肢体痉挛,其原理是上肢屈肌(如肱二头肌、肩内收肌、肘屈肌等)的肌张力强于伸肌(如三角肌后部、肱三头肌、腕伸肌等),因此针刺取穴在此阶段应选用位于伸肌上的穴位,以兴奋伸肌,而尽量避免选用位于屈肌上穴位,最终达到伸肌、屈肌肌张力平衡的效果。采用针灸或电针结束后穴位微创埋线的方式,其患侧上肢伸肌仍会接受线体持续的微量刺激,所以较单纯电针治疗比较,患者治疗的时间明显增加。从理论上说,这样会更有利于其上肢伸肌兴奋度的恢复,加快伸肌肌张力提高的速度。

脑卒中后造成失语的原因亦即皮质语言功能区及其相关脑实质因脑血管功能异常而受到损害。失语症和人的大脑半球损伤有极密切的关系,相应皮质功能区的损害就造成不同种类的失语。头穴言语一、二、三区的定位和这些功能区表里对应;百会穴则为督脉与足太阳经交会穴,具有平肝熄风、升阳固脱、开窍醒神之功用,故取之而治本,取言语三区为治标,以达到改善相应功能区的血液循环,恢复语言中枢功能,继而改善语言的目的。

督脉循行位于背腰部的正中线,长强穴位于其底端;是督脉与足少阴,足太阳的会合点,为躯干中正之根本。脑卒中病源在脑,而督脉上行入脑,长强脉循行"入属于脑","散头上",作为督脉的络脉又有加强其经脉与脑的联系作用。长强微创埋线,通过调节督脉经气,使经气通畅,可使肾所生之髓,源源不断上注于脑,以充髓海。所以长强埋线可以使脑卒中后平衡功能障碍所致行走偏向得到一定的改善。

第二节 头 痛

头痛是临床最为常见的症状,很多疾病都可引起头痛,如脑炎、感冒、偏头痛等。头痛是各种伤害性刺激(致病因素)作用于机体所产生的位于头部主观感受。头痛也可以是痛觉传导纤维或痛觉各级中枢或调节痛觉的镇痛结构发生病变所致,或面部、颈部病变所引起的牵涉痛。

一、临床表现

国际头痛疾病的分类第 2 版(ICHD—Ⅱ)中将头痛分为 14 类,但是在临床上通常把头痛分为如下几类。

1. 神经性头痛 主要由于精神、情绪因素或各种压力引起的头痛,如常见的癔症性头痛、抑郁症性头痛、紧张性头痛(又称肌收缩性头痛)、焦虑症引起的头痛等,这类头痛多伴有各种神经精神症状,如心慌、气急、焦虑不安、失眠健忘等症状。这类头痛病程漫长,但头痛程度为轻、中度痛。

2. 偏头痛 是一种血管性头痛。偏头痛是一组常见的头痛类型,为发作性神经血管功能障碍,以反复发生的一侧或双侧头痛为特征。根据其表现主要可分为典型偏头痛(有先兆偏头痛)、普通型偏头痛(无先兆偏头痛)和特殊类型 3 种。普通型偏头痛是最常见的类型,也伴有其他症状,如恶心、呕吐等;特殊类型偏头痛又包括眼肌瘫痪型、偏瘫型、基底动脉型等。

3. 丛集性头痛 又称组胺性头痛,可能与面部红痛症、睫状神经痛或偏头痛性神经痛及岩部神经痛等名称相近似,其临床特点是反复的密集性发作的头痛。

本病主要见于男性患者,发病年龄较晚,多在 30～50 岁。而且头痛无先兆。头痛突然开始,为一连串密集的头痛发作,多从一侧眼窝及其周围开始,向同侧颞顶部及耳鼻扩散,也可扩散至枕、顶部;疼痛为钻痛或搏动性,在头痛达高峰时患者往往烦躁不安,坐卧不安。一般午睡后和凌晨发作最常见,甚至使患者从睡眠中痛醒。每次头痛持续的时间 10 min～3 h,然后可很快消失,多数能马上恢复头痛前的工作。在头痛发作期间几乎每日发作一至数次,时间和部位部固定,如此连续数周至数月;经过数月或数年的缓解期后可再发作,也常在原来的一侧。若头痛发作连续一至数年,则称为慢性丛集性头痛。

此外,头痛还有脑外伤后头痛,慢性每日头痛和器质性头痛等。

二、诊断要点

(1) 以头痛为主症,或前额、额颞、巅顶、顶枕部或全头部疼痛,头痛性质多为跳痛、刺痛、胀痛、昏痛、隐痛等。有突然而作,其痛如破无休止者;也有反复发作,久治不愈,时痛时止者。头痛每次发作可持续数分钟、数小时、数天或数周不等。

(2) 因外感、内伤等因素,突然而病或有反复发作的病史。

(3) 应检查血常规、测血压,必要时做头 CT、脑脊液、脑电图检查,有条件时做经颅脑 MRI 检查,有助于排除器质性疾病,明确诊断。

三、微创埋线治疗

头痛的共同病因病机是风、瘀血、痰湿、血虚。因此,治疗头痛的原则是活血疏风、化湿通络止痛,以循经、辨证相结合,配合阿是穴为主。

1. 取穴　循经取穴配合经络辨证取穴。

● 循经取穴

(1) 偏头痛:属足少阳胆经,取穴率谷(患侧)、阳陵泉(患侧),配合太阳穴(患侧)、合谷穴(健侧)。

(2) 巅顶部头痛:巅顶部属足厥阴肝经,取穴通天、行间,配合督脉穴百会、经外奇穴四神聪。

(3) 前部头痛:属足阳明胃经,配头维、上星、合谷。

(4) 后头部头痛:后头部正中属督脉,取后顶。

(5) 后项部头痛:属足太阳膀胱经,取天柱、昆仑、后溪。

● 辨证取穴

瘀血头痛:配三阴交;气血不足:配血海、足三里;痰浊上蒙:配中脘、丰隆;肾水不足：配复溜、太溪；肝阳上亢：配太冲、行间；外感风寒：配风门；偏风热者：配曲池；偏风湿者：配头维、足三里。

2. **操作要点** 根据症状和辨证每次取 5~10 穴，常规埋线每周 1 次。头部有毛发部位的腧穴，一般无须剪去毛发，用碘伏进行消毒 2 次后，可沿头皮进针 1~2 cm，然后缓缓退针，植入线体。由于头部血管丰富，出针后，必须立即用干棉棒或棉球压迫止血 2~5 min，并在埋线完毕后多观察几次，确认止血。

四、临证经验

1. **透穴埋线法治疗偏头痛** 主穴取患侧丝竹空透率谷；配穴：痰瘀互结者配丰隆透飞扬，浊邪上犯者配外关透内关、阴虚阳亢者配太冲。常规埋线，每 7 日 1 次，3 次为 1 个疗程。

2. **三阳络埋线治疗偏头痛** 三阳络是手少阳三焦经的一个腧穴，手少阳三焦经从胸向上，出于缺盆，上走项部，沿耳后直上，出于耳部上行额角，再屈而下行至面颊部，到达眶下部，从耳后进入耳中，出走耳前，与心包经交叉于面颊部，到达目外眦，与足少阳胆经相接。故取之治疗偏头痛，属针刺治疗原则的循经取穴，三阳络治疗各种头痛特别是偏头痛的特效穴位，常规埋线，每 7~10 天 1 次，3 次为 1 个疗程。

3. **针灸配合穴位埋线治疗颈源性偏头痛** 颈源性偏头痛患者选用针灸取穴：取患侧风池、天柱、太阳、率谷等穴。治疗手法：风池、天柱二穴针刺前，医者应先在周围寻找压痛点，然后将针垂直刺入，提插捻转泻法 3~5 min，然后对风池和太阳或天柱和率谷施以电针治疗约 30 min。每日 1 次，每 7~10 天为 1 个疗程。一般 1 个疗程即可控制症状。配合穴位埋线：取双侧三阳络、足三里穴，用埋线针埋入 2 cm 长的线体，外敷创可贴。

4. **远道刺配合穴位埋线治疗偏头痛** 远道针刺治疗取京骨、束骨、足临泣、太冲、三阳络。患者取仰卧位，常规消毒后，采用 0.30 mm×40 mm 毫针针刺，得气后予三步泻法（即提插泻法、捻转泻法、刮柄泻法各 8 下），留针 30 min，每 10 min 运针 1 次，共运针 3 次。每日 1 次，连续 15 天为 1 个疗程。配合穴位埋线：取风池、太阳、率谷穴。患者取侧卧位或坐位，常规消毒后，镊取一段线体，用一次性埋线针刺到所需深度，当出现针感后退针，针孔处覆盖消毒纱布。每 15 日治疗 1 次。

5. **穴位埋线配合放血疗法治疗偏头痛** 选取风池、三阳络，常规皮肤消毒，选取一次性埋线针，线体从针尖放入，将线注入穴位下肌层，随后出针，针孔用碘伏再次消毒,贴创可贴。每 10 日 1 次,每 3 次为 1 个疗程。同时四神聪、太阳穴常规皮肤消毒,三棱针点刺放血,每次每穴约 1 ml,每 5 日 1 次,6 次为 1 个疗程。连续治疗 3 个疗程,疗程之间间隔 10 天。

五、临床治疗分析

头痛一般分为外感和内伤。头为诸阳之会,易感风邪,头部多风是诸型头痛一个重要的共同的病因病机。太阳行头之后,少阳行头之侧,阳明行头之前,特别是太阳和少阳为气血虚少之二经,最易受邪,所以多取太阳和少阳经穴如风池、风门和大椎、风府等穴位并配合阿是穴治疗。

临床上常见的慢性头痛多为内伤头痛,或瘀血,或痰浊,或血虚,或肾虚,或肝阳上亢,治疗当祛邪扶正兼顾,并根据相应的辨证取穴治疗。对于无明显内伤症状的局部头痛,一般根据经络循行,选择相应的部位治疗,除了局部穴位外,循经远端的穴位也可以配合使用。心、肝、胆、脾的背俞穴均属足太阳膀胱经穴,为脏腑之气在背部输注、转输之处,也是调治相应脏腑疾病的要穴,如伴心悸加心俞,肝阳上亢加肝俞,胆经湿热加胆俞,劳神过度加脾俞等。

偏头痛是临床针灸常见头痛疾患,头部两侧为足少阳胆经循行所过,丝竹空为足少阳经气所发之处,也是手少阳经脉的终止穴,率谷为足少阳、足太阳二经的会穴,丝竹空透率谷具有通经活络、升清降浊的独特作用,为历代医家治疗头风的要穴,所以治疗有显著疗效。对于肝阳上亢头痛,也可选太阳、印堂,以清热泻火,治疗头痛伴有眩晕之症。局部阿是穴主要是调节血管舒缩功能,解除血管痉挛现象,改善局部血液循环;风池穴属足少阳胆经穴,为手足少阳、阳维脉交会穴,是治风之要穴,主治头项强痛,偏正头痛。对于伴有高血压的患者,可取血压点(位于第 6 颈椎旁开 2 寸处)埋线,有调节血压的作用。

三阳络是治疗偏头痛的经验特效穴位,单用此穴埋线即可有明显的治疗效果,临床上可以与其他配穴方法交替使用。对于特别顽固的头痛,排除器质性病变外,可以用百会穴。百会穴为五脏六腑奇经之阳,百脉之所会,故可调"清阳之府",必要时可以配合灸法治疗。

颈源性偏头痛急性发作期,可用天柱、风池、太阳等穴,天柱属膀胱经穴,位于枕大神经出口处,风池属少阳经穴,位于枕小神经出口处。《冷庐医话》云:"头痛属太阳病者,自脑后上至巅顶,其痛连项;属阳明者,上连目珠,在前额;属少阳者,上至两角,痛在头侧。"刺之可疏通肝胆及膀胱经气血,以达治疗偏头痛之效。

第三节　癫　　痫

癫痫是大脑神经元突发性异常放电,导致短暂的大脑功能障碍的一种慢性疾病。由于异常放电神经元所涉及的部位不同,可表现为发作的运动、感觉、自主神经、意识及精神障碍。它是多种原因引起的临床常见的症状之一。据国内流行病学调查,其发病率约为人群的 1‰,患病率约为人群的 5‰。

分为原发性、继发性和隐源性癫痫。原发性癫痫又称特发性癫痫,无器质性病变并具有遗传倾向的癫痫。继发性癫痫或症状性癫痫,也称有明确病因和脑器质性病变的癫痫。隐源性癫痫就是虽然经过目前各种方法检查找不出原因的癫痫,癫痫发作为疾患的唯一症状,对这类癫痫我们称为隐源性癫痫,仍属继发性癫痫的范畴。

一、临床表现

随着对癫痫研究的深入,更多的发作类型被认识,癫痫发作的分类方法有所变更。1981 年国际抗癫痫联盟(the international league against epilepsy, ILAE)发展的癫痫发作的国际分类方案仍然被广泛接受。该方案中,根据临床发作症状和脑电图情况将癫痫发作分为两大类:部分性发作和全面性发作。部分性发作开始于脑皮质的某个局灶性区域,而全面性发作同步性开始于双侧大脑半球。有些发作难以归类任何之一者则列为无法分类的发作。

1. 全面性发作　分为 6 种主要类型:①失神发作;②强直发作;③阵挛发作;④肌阵挛发作;⑤原发性全面性强直-阵挛发作;⑥失张力发作。

2. 部分性发作　分为简单部分性发作、复杂部分性发作、继发全面性强直-阵挛发作。①简单部分性发作定义要素为发作时意识清醒。②复杂部分性发作时表现意识障碍。③继发性全面性强直-阵挛发作通常先兆开始,进展为复杂部分性发作然后全面性强直-阵挛发作,也可以由复杂部分性发作或先兆直接进展为全面性强直-阵挛发作。

二、诊断要点

1. 依据病史资料　这是诊断癫痫的主要手段之一。应设法查明病因。在病史中应询问有无家族史,胎儿期、围产期的情况,有无产伤、头颅外伤、脑炎、脑膜炎、脑寄生虫等病史。查体中注意有无皮下结节、全身性疾病及神经系统局限体征。

2. 脑电图检查　这是诊断癫痫极为有价值的辅助手段。

3. 其他　血糖、血钙、血脂、脑脊液、脑电图、经颅多普勒超声波、脑血管造影、核素脑扫描、脑局部血流量(rCBF)、CT、MRI 等检查。

三、微创埋线治疗

中医认为痫证是一种发作性神志异常的疾病,与元气虚、血瘀有关。风阳、痰浊、瘀血,蒙蔽清窍,流窜经络,是造成痫证反复发作的基本病理因素。若痫证久发不愈,必致脏腑愈虚,痰浊愈结愈深,而成顽痰;痰浊不除,则痫证复发,而成痼疾。所以在选穴时,以选取与神志疾病有关的督脉经穴和任脉经穴为主,同时配合足太阳经背俞穴,以治脏腑之虚,配合足阳明经穴以去蒙蔽清窍之顽痰。

1. 取穴　采用三维配穴。

(1)脏腑背俞穴:肝俞、脾俞、肾俞、心俞。

(2)任督二脉穴:大椎、腰奇、陶道、筋缩、鸠尾、癫痫穴。

(3)循经取穴:内关、间使、血海、足三里、丰隆。

2. 操作要点　背部穴位提捏进针,向脊柱方向植入线体,督脉穴位均针尖向上植入皮下即可,其他穴位直刺植入线体。实际微创埋线操作中,可以根据辨证情况将上述穴位分为几组来应用,每次取 5～7 穴,进行埋线治疗。在治疗时间上,7～10 天埋线 1 次,一般 5～10 次为 1 个疗程。注意多选督脉、任脉穴位,其中大椎、腰奇、陶道、筋缩、鸠尾、癫痫穴最为重要。

四、临证经验

1. 透穴埋线治疗癫痫　根据患者的症状表现,分为如下类型。①风痫型:病发时肢体僵直抽搐,手指一屈一伸,颈项强直,呼吸急促,不省人事。在发病前后常伴有头痛、眩晕、恶心、吐沫、小便黄等症状,舌质淡红少津,脉弦而数。②食痫型:病发时脸色发青,剧烈腹痛,吞吐不利,两眼发直,四肢抽动。未犯病时,常见面色黄,腹部胀满,喜食异物,舌苔厚腻,脉沉滑。③痰痫型:发病时突然昏仆,不省人事,痰涎壅盛,角弓反张,手足抽动,身体僵直,平素头晕,急躁易怒,舌质红,苔白,脉细滑。④血瘀型:儿童多见发育迟缓,智力低下,面色苍白,哭声尖叫。或两眼发直,斜视,手足抽动。多数表现在某一侧肢体或某一局部肌肉的抽动上,并且固定不变。妇女可见经期腹痛,月经量多有瘀块,舌质暗红,脉细涩。⑤先天型:由于先天不足所致的除见癫痫发病频繁以外,一般还有头颅畸形(如小头畸形),神志痴呆,智力低下,发育迟缓,肢体较弱,有的不能坐立,不会说话。由于遗传而致病的,平时症状有的不明显,只是不定期的突然发生昏仆,四肢抽动,口吐唾液等,舌质淡,脉细弱。

(1) 主穴:①厥阴俞透心俞;②肝俞透胆俞;③脾俞透胃俞;④腰奇穴、癫痫穴。

(2) 配穴:①风痫型配风门、大椎;②食痫型配足三里、梁丘;③痰痫型配丰隆、足三里;④血瘀型配膈俞、血海;⑤先天型配肾俞、命门。埋线每周1次,10次为1个疗程。

2. 百会穴埋线治疗癫痫 取穴:百会、涌泉(双)、大椎、丰隆(双)、间使(双)、腰奇。百会穴属督脉,可苏厥熄风、醒脑开窍;大椎为诸阳之会,具平调阴阳逆乱之功;丰隆能理脾胃、助运化、豁痰浊以杜绝生痰之源;间使能疏通心包经气,与腰奇同为治疗癫痫证之经验要穴。诸穴合用能醒脑、苏厥熄风、豁痰开窍而愈癫痫。埋线每周1次,10次为1个疗程。

3. 镇癫穴埋线治疗癫痫 患者取坐位,上臂抬高45°,虎口卡腰,拇指在前,其余四指在后,使三角肌轮廓清楚,在三角肌后缘上2/3与下1/3交界处,按压有酸、麻、胀等感觉,即镇癫穴。在此穴埋入1~2 cm线体,每穴2根,然后用同样的方法埋线对侧穴位。埋线每周1次,10次为1个疗程。

4. 头穴埋线治疗癫痫 根据脑电地形图确定大脑异常放电区,额叶异常取神庭、百会、头临泣、本神、头维;顶叶异常取百会、前顶、后顶、通天、络却;颞叶异常取角孙、率谷、天冲、癫痫区;枕叶异常取风府、脑户、强间、玉枕、脑空、大椎。每次取3~4个相关穴位,常规消毒,2-00号或0号线体,植入皮下。每月1次,5次为1个疗程。

五、临床治疗分析

癫痫属于五脏疾病,故临床上选用背俞穴有其确切的疗效。督脉是人体诸阳经之总汇,"总督诸阳"为"阳脉之海";上通于脑,下连诸经,系精髓升降之路,与脑、脊髓、肾有密切关系。因此选择督脉经穴百会、筋缩、长强,以及命门以及经外奇穴腰奇穴、癫痫穴,可振奋一身阳经之气,起开窍通闭,醒神之功效。配穴中选取足三里、丰隆为足阳明胃经穴,用以健脾胃,化食滞,消积痰,开窍定痫,一般通过微创埋线治疗后均可取得一定的疗效。但是临床上也发现,辨证取穴可以大大提高治疗效果,如癫痫发作后伴有头昏、乏力、脉弱的患者,可以加中脘、血海;表现为心烦肢颤、急躁易怒、脉弦的患者,可以加肝俞、太冲等穴位。

关于药物治疗问题,对于癫痫病初发患者、发作次数少、尚未药物治疗者,可首选埋线治疗,暂不必服任何抗癫痫药;如果病史在 1 年以上,必须药物控制者,必须继续服抗癫痫药,以免突然停药引起癫痫大发作。药物逐渐减量,待病情稳定后,减至最少量,并用埋线治疗控制。当然,对于服用西药效果不显著者,可停服药物。此外,为了促使脑功能恢复,可加服 B 族维生素、维生素 C 和盐酸吡硫醇(脑复新)等治疗 3～6 个月。

[附:癫痫穴的定位]

1. 癫痫穴(奇穴) 风池内 1 寸上 1 寸,斜方肌尽头处。刺法:直刺进针,针尖略向上刺,深 5～8 分。

2. 癫痫穴(平衡针法) 位于胫骨与腓骨之间,及髌骨下沿至踝关节连线的中点。以针刺腓深神经后出现的针感为宜。

第四节 精 神 分 裂 症

精神分裂症是一种常见的精神病。大多数患者在年富力强的青年时期起病,以 25 岁左右为最多,也有不少在少年和壮年时起病,大多起病缓慢,少数呈急性或亚急性。病程从数月至数十年。如不及时治疗常会反复发作或迁延不愈。当疾病在高峰期,患者的工作、学习、生活、社会交往等均适应不良,客观检查发现情感、思维、意志行为的互相不协调,精神活动有分裂现象。

一、临床表现

该病的主要表现是精神活动(也称心理活动)脱离现实,在知觉、情感、思维及意志行为之间不协调并互相影响,而导致学习、工作、生活、社交等适应能力降低,因此常不能维持原来的学习、工作能力,原来的生活习惯方式也变为异常。

二、诊断要点

(1)发病缓慢,发病初期或急性发病时有神经衰弱症状,如头痛、失眠等。

(2)精神症状:凡具有以下症状中的至少两项,且无意识障碍以及情感高涨或低落,即可确诊:①联想障碍;②妄想;③情感障碍;④幻听;⑤行为障碍;⑥意志减退;⑦被动体验;⑧思维被插入或被撤走或强制性思维。

（3）病程标准：精神障碍的病期至少持续 3 个月。

（4）应除外脑器质性精神障碍，躯体疾病所致精神障碍和精神活性物质及非依赖性物质所致精神障碍。

三、微创埋线治疗

精神分裂症属中医学"癫狂"的范畴。主要与心、肝、脾和脑有关，在病理产物方面主要责之于痰瘀，取穴以任督二脉调神为主，兼以健脾、养心、疏肝、豁痰祛瘀为法。辨证分型可分为以痰气郁结、心脾两伤为主的癫症，以及痰火上扰、耗气伤阴为主的狂症。①癫症：精神抑郁，表情淡漠，神志痴呆，语无伦次，或喃喃独语，喜怒无常，不思饮食。舌苔腻，脉弦滑。或神思恍惚，魂梦颠倒，心悸易惊，善悲欲哭，肢体困乏，饮食衰少，舌质淡，苔薄，脉细无力。②狂症：不寐易惊，烦躁不安，语无伦次，面红目赤，情绪不稳，喜好饮食。舌质红，苔黄腻，脉滑数。病起急骤，先有性情急躁、头痛失眠、两目怒视、突然狂乱无知，逾垣上屋，不食不眠，舌红绛，苔腻，脉弦大滑数。

1. 取穴　三维配穴法。

（1）任督二脉：水沟、百会、风府、大椎。

（2）脏腑背俞穴：脾俞、心俞、肝俞、肾俞、膈俞。

（3）循经取穴：足三里、阴陵泉、三阴交、阳陵泉、内关、神门、涌泉、丰隆。

（4）经验配穴：印堂。

2. 操作要点　本病治疗中，癫症选穴以背俞穴为主，狂症以水沟、百会、风府、大椎和涌泉等泻火、镇静、安神穴位为主。每次根据症状选 5～10 穴，背部穴位提捏进针，向脊柱方向植入线体，其他穴位直刺植入线体。风府穴注意针刺深度和针尖方向。在治疗时间上，7～10 天埋线 1 次，一般 10～20 次为 1 个疗程。

四、临证经验

1. 华佗夹脊穴为主治疗精神分裂症　取穴：根据患者症状和神经节段支配规律，随证选取大椎、陶道、无名（T_2 棘突下）、身柱、神道、灵台、至阳、腰阳关、十七椎下和腰俞，以及穴位两侧的华佗夹脊穴共 30 个穴位为主穴；配穴：天泉、大肠俞、委中、承山。每 2 周 1 次。

2. 应用听宫穴埋线治疗精神分裂症顽固性幻听　取穴：听宫穴。取 2 - 0 PGLA 线体，长 0.5 cm，张口取穴，用一次性埋线针植入穴位，每周 1 次。3 次为 1 疗程。

五、临床治疗分析

精神分裂症的病因主要由于情志不遂,损伤肝脾,或因思虑过度伤及心神。此外,其发病又于先天禀赋和体质强弱有密切关系。病理变化为因思虑过度,劳伤心脾,而致心脾两伤,血不养心,出现失眠,注意力不集中,精神恍惚,心悸善怒,悲痛欲哭,疲乏无力等症。或因抑郁伤肝,肝气郁结,伤及脾胃,致脾虚失运,生湿生痰,痰气上逆,结于心胸,迷蒙心窍神明,出现精神痴呆,言语无伦,喜怒无常,秽俗不知。痰多夹瘀,痰瘀合邪,气血凝滞,脑气与脏腑之气不相连接,也可导致发病。

本病分为虚实两端。对于虚证,除重点调神之外,本病应该取背俞穴,特别是脾俞、心俞以补益心脾之虚,兼取心包经之内关、间使和心经之神门以宽胸利气、安神养心,还可配足三里、阴陵泉、三阴交,补脾益气。痰是本病治疗的一个重点环节,无论是癫症还是狂症都与痰有关,癫症主要责之于痰郁,故取穴当疏肝解郁理气化痰。朱丹溪云:"治痰必须调气,调气必须豁痰。"气滞、痰凝是本病主要的病理变化,故疏肝解郁、降逆化痰散结为本病之治疗大法。内关、三阴交、并加丰隆、阳陵泉疏肝理气、和胃化痰、气下痰消,故能收到较好的疗效。

对于痰火所致之狂症,《内经》对足阳明经脉病候较为集中的论述主要见于《灵枢·经脉》篇关于"是动"、"所生"病的描述,"是动则病:洒洒振寒,善呻,数欠,颜黑,病至则恶人与火,闻木声则惕然而惊,心欲动,独闭户塞牖而处。甚则欲登高而歌,弃衣而走,贲向腹胀,是为骭厥。"阳气盛则为狂,阳盛充于四肢,所以有登高而歌,弃衣而走,狂躁好动,打人毁物。治疗当清胃泻火、镇静安神。取足阳明胃经穴位,如足三里、丰隆、上巨虚和督脉穴人中为主要穴位。

调神法的特征是在华佗夹脊穴区域形成局部联合刺激灶,一般以夹脊穴及中间的督脉穴联合,研究认为"颈膨大"不仅是脑脊神经传导束必经之路,同时还具有调节脑功能和感觉运动功能之功能,改善大脑的血液循环供给的功能,通过交感神经、神经节、神经根、调节血管的运动功能,调节脊髓上部的控制中枢,从而达到治愈精神分裂症,减少复发之目的。据报道,临床上有 20%~40% 具幻听的患者药物治疗效果不满意,最终成为"顽固性幻听"。不仅影响患者的思维和情感,而且往往支配患者的行为,听宫穴为小肠经穴,小肠经"从缺盆循颈,上颊,至目锐眦,却入耳中",听宫穴通经络、泻郁火和化痰浊,对于顽固性幻听具有显著的治疗作用。

第五节 失 眠

"失眠"是一种常见的睡眠障碍,主要表现为睡得太少或睡醒后感觉疲惫、难以入睡、半夜觉醒或睡眠质量不高。失眠现象在中、老年人中较为普遍。引起失眠最主要的是心理因素和环境因素,即所谓情绪性失眠和境遇性失眠。情绪性失眠,主要是由于情绪的波动而引起的。境遇性失眠,主要是因客观环境发生变化而造成的。例如,外出旅游或探亲访友时,住进陌生的旅馆和他人家中,觉得很不习惯,有时生病住院和乔迁新居,居住条件和环境发生较大变化,也会感到不适应。

一、临床表现

失眠症临床表现有入睡困难、睡眠不深、易惊醒、自觉多梦早醒、醒后不易入睡、醒后感到疲乏或缺乏清醒感、白天思睡等。患者常对失眠感到焦虑和恐惧,严重时还影响其工作效率和社会功能。常见伴随症状为头晕、头痛、心悸、健忘、梦多、易于激动及烦躁等。多发生于脑力工作者,以中年为多见,且起病缓慢,其发病与精神因素关系较为密切。

二、诊断要点

(1)几乎以失眠为唯一的症状,包括难以入睡、睡眠不深、多梦、早醒,或醒后不易再睡,醒后不适感、疲乏,或白天困倦等。

(2)具有失眠和极度关注失眠结果的观念。

(3)对睡眠数量、质量的不满引起明显的苦恼或社会功能受损。

(4)至少每周发生 3 次,并至少持续 1 个月。

(5)排除躯体疾病或精神障碍症状导致的继发性失眠。

如果失眠是某种躯体疾病或精神障碍(如神经衰弱、抑郁症)症状的一个组成部分,不另诊断为失眠症。

三、微创埋线治疗

脏腑功能紊乱、邪气阻滞、气血阴阳平衡失调、神志不宁是发生失眠的基本病机。造成失眠的原因虽多,但不外虚实两种。一般而言,由于情志所伤,肝气郁结,心火偏亢,气滞血瘀,或痰火内扰,胃气不和致脏腑气机升降失调,阴阳不循其道,阳气不得入于阴,心神不安所致者多为实证失眠;若因老年体衰,气血不足,或病后气血亏损,阴阳失调,或思虑过度,劳伤心脾,致心失所养,神无所主,或血虚胆怯,肝失所养,或心肾不交,虚火上扰,多为虚证失眠。但在一定条件下,虚实可以相互转化,彼此相互影响,形成顽固性失眠。临床可分为以下类型。①心脾两虚:不易入睡,或多梦易醒,醒后难于入寐,面色不华,心悸健忘,倦怠乏力,食少腹胀或便溏,舌苔淡白,脉细弱。②心肾不交:心烦不寐,入睡困难,睡梦纷纭,兼见有头晕,腰膝酸软,潮热盗汗,五心烦热,口舌生疮或梦遗滑精,月经不调,舌红少苔,脉细数。③心胆气虚:虚烦不眠,胆怯易惊,惕惕然不可终日,心悸、善太息,或兼面色不华,胸胁不适、呕恶、舌淡胖,脉细弱。④痰热内扰:失眠心烦、多梦易醒,痰多胸闷、头重目眩、口苦恶食、嗳气吞酸、舌质偏红、舌苔黄腻,脉滑数。⑤痰浊壅滞:睡则不安,胃不适,纳呆嗳气,腹胀肠鸣,大便不爽或便秘,苔厚腻、脉沉滑。

1. **取穴** 三维取穴。

(1) 脏腑背俞穴:心俞、肾俞。

(2) 任督二脉穴:鸠尾、中脘。

(3) 循经取穴:三阴交、神门。

(4) 经验配穴:安眠穴。心脾两虚加足三里、脾俞;心肾不交加太溪;心胆气虚加行间、大陵、阳陵泉;痰热内扰加丰隆、中脘、内庭;痰浊壅滞加丰隆、阴陵泉。

2. **操作要点** 每次根据症状选5~10穴,背部心俞、脾俞等提捏进针,向脊柱方向植入线体,其他穴位直刺植入线体。鸠尾穴可因不同的方向和深度而分别损伤心脏和肝脏。刺该穴时,宜针尖略向下直刺,深度不宜超过1寸,以不刺穿腹膜为准,进针时宜手法轻柔,不可强刺激。安眠穴位于翳风穴与风池穴连线的中点,在胸锁乳突肌肌腱中部,深部有头夹肌及枕动、静脉,可直刺进针得气即止。

四、临证经验

1. **辩证分型治疗失眠** 以神门和三阴交为主穴。辨证分型取穴心脾两虚型取心俞、脾俞、心肾不交型取心俞、肾俞、太溪;脾胃不和型取胃俞、足三里;肝阳上扰型取肝俞、太冲;心胆虚怯型取心俞、胆俞。

2. **赤医穴治疗失眠** 赤医穴(第6胸椎棘突最高点上缘以及向上数1个棘突的上缘)、后合谷(手背第1、2掌骨基底前方凹陷中)、大椎、曲池。背部穴对准穴位呈45°角进针,曲池用直刺注入线体,后合谷穴进针后沿第2掌骨掌侧向中指掌指关节方向斜刺1.5 cm,注入线体。

3. 头部穴位埋线配合足底按摩治疗顽固性失眠　取头部穴位百会、神庭、四神聪、安眠1号(位于风池和翳风连线的中点)。操作方法:患者取坐位,穴位皮肤常规消毒。将2-0线体装入一次性9号埋线针,斜刺入穴位,深度与毫针刺法相同,边推针芯边退针管,出针后用创可贴贴敷针眼。每天在下午4:00左右实施治疗,2周治疗1次,30天为一疗程。同时配合足底按摩:根据"实则泻之、虚则补之"的治疗原则,先嘱患者用热水浴脚10 min。在全足按摩的基础上,重点按摩足部大脑、额窦、垂体、安眠点腹腔神经丛等反射点,以及甲状腺、胃、肾、输尿管膀胱等反射点。按压力度以患者能忍受为度。每次操作时间为30 min,操作完毕嘱患者饮白开水300~500 ml。于下午4:00左右实施治疗,每天1次,共治疗30天。

4. 埋线和腹针治疗失眠症　主穴:复溜、心俞、肾俞。配穴:①心脾两虚:阴陵泉、足三里、天泉。②阴虚火旺:三阴交、气穴、支沟。③心虚胆怯:天泉、阳陵泉、胆俞。④肝郁化火:阳陵泉、三阴交、肝俞。⑤痰热内扰:丰隆、足三里、合谷。以上均双侧取穴,每次治疗主配穴各取一对,交替使用。每7天埋线1次,4次为1个疗程,5周统计治疗结果。配合腹针:按腹针疗法的八廓定位法取穴:中脘、关元、左上风湿点、左下风湿点、右上风湿点、右下风湿点、左大横、右大横。操作方法:患者仰卧位,采用0.25 mm×40 mm不锈钢毫针,诸穴均直刺,肌薄处刺约0.5寸,肌厚处刺1~1.2寸,施轻缓手法,只捻转不提插,每次留针30 min,隔日治疗1次,腹针治疗穿插于埋线治疗间隙。

5. 内关穴埋线配合耳穴贴压治疗失眠症　取内关穴,每10天埋线1次,3次为1个疗程。耳穴贴压主穴取神门、交感,心脾两虚型加心、脾;阴虚火旺型加肾;胃腑不和型加胃;肝火上扰型加肝。每次贴一侧,5天后换贴1次,双耳交替使用。4周为1个疗程。

6. 穴位埋线及枕骨全息推拿疗法治疗失眠症　穴位埋线主穴选择心俞(双)、肾俞(双)、足三里(双)、三阴交(双)。配穴:肝火扰心加肝俞(双),痰热内扰加脾俞(双)、丰隆,心脾两虚加脾俞(双)、气海,心肾不交加志室(双),心胆气虚加胆俞(双),脾胃不和加脾俞(双)、大肠俞(双)。配合枕骨全息定位法选穴推拿:枕骨第二线定位,由枕骨下缘取之。以枕外隆凸为终点,两侧乳突为始点,左右各分为7个枕点反射区,每点约相隔一横指,从外到内分为:心、肺、胃、脾、肾、肝、生殖区(前列腺、子宫)。每穴按压1~3 min。先埋线后推拿,每周1次。

五、临床治疗分析

失眠又称不寐、目不瞑。形成失眠的病因很多,但总与心、肝、脾、肾及阴血不足有关,其病机总属阳盛阴衰,阴阳失交,阳不入阴。在治疗上当补虚泻实,调整阴阳,养心安神。

微创埋线治疗失眠症,以辨证治疗为主。主要取穴为心肝肾相关穴位,也可以应用一些经外奇穴,如安眠1和安眠2等。但要注意,取穴不可过多,刺激强度不可过强,以免适得其反。PGLA线体刺激柔和,体内反应小,非常适合失眠埋线治疗。久病虚证以选取所属经脉的原穴或背俞穴为主,如心脾两虚者配心俞、脾俞补养心脾;心肾不交者配心俞、肾俞补益心肾,使水火相济;脾胃不和者配胃俞。此外神门、三阴交可养心安神。对于肝火上扰者配太冲、阳陵泉等以泻肝胆之火。

在治疗顽固性失眠病症中应着重于调整阴阳的偏盛偏衰,恢复阴阳转换机制。头为诸阳之会,脑为元神之府,头部腧穴可治疗神经系统的疾患。故选取百会、神庭、四神聪等穴,神庭、百会和四神聪前后两穴均位于督脉的循行路线上,四神聪左右两穴紧靠膀胱经,督脉和膀胱经均联通心肾、入脑,对调动太阳、督脉之经气血上荣脑髓,使阳神得以潜藏入阴具有重要意义。安眠1是经外奇穴,为治疗失眠经验穴。所选头部诸穴大多位于与睡眠机制有关的神经结构的头皮反射区,所以可取得较好疗效。

复溜五行属金,为肾经母穴,有滋阴增水功能,为"壮水之主,以制阳光"之要穴。心俞为心经经气输注于背部之处,有补心宁神之效。肾俞是肾经经气输注于背部之处,取之可补肾气、滋肾阴,用以加强固藏作用。三穴共为主穴,意在总调水火、沟通心肾、平衡阴阳。三阴交、气穴可健脾养血、滋肾阴、敛阳气;阴陵泉、足三里、丰隆可健脾和胃祛痰湿;天泉、胆俞、肝俞、支沟、阳陵泉可清心解郁降火。配穴辅佐主穴加强调和阴阳作用,同时治疗伴发病症。薄智云腹针疗法是通过刺激腹部穴位调节脏腑失衡来治疗全身疾病,通过腹部穴位的针刺,调节充实各脏腑的气血功能,使它们之间的关系恢复协调平衡,调和脏腑阴阳,达到治疗失眠的目的。

失眠以调整脏腑功能,安神定志为基本原则。内关系手厥阴心包经所属,又为心经别络,主治神志病。《灵枢·口问》:"耳者宗脉之所聚也。"耳与人体脏腑经络密切相关。通过中医辨证分型,对相应的耳穴进行按压刺激,能有效地调节整个机体的功能,纠正脏腑阴阳失调、气血不和的病理状态,从根本上改变患者的失眠状态及其他伴随症状,减少复发。

枕骨全息疗法是以枕骨局部为整体缩影的全息现象为根据的一种治疗方法,推拿治疗以枕骨第二线定位,由枕骨下缘取之。因为许多失眠的发病机制与各种原因造成椎动脉血液循环障碍而使脑供血不足有关,临床可见大部分失眠患者在枕骨心、肝、肾区有条索状压痛点,此处正好为椎动脉进入颅腔的位置,经手法弹拨后头痛、头晕症状可即时消失,夜间睡眠得到改善,可能与手法缓解椎动脉痉挛而改善脑部供血有关。

失眠除了脏腑虚弱外,尚有许多生活和工作环境等客观因素影响患者。及时通过心理疏导或适当改善环境有助于病情痊愈。

第六节 焦 虑 症

焦虑性神经症,简称焦虑症,是以焦虑为主要特征的神经症。表现为没有事实根据也无明确客观对象和具体观念内容的提心吊胆和恐惧不安的心情,还有自主神经症状和肌肉紧张,以及运动性不安。本病分为惊恐障碍和广泛性焦虑两种形式。

一、临床表现

焦虑症多发生于中青年群体中,诱发的因素主要与人的个性和环境有关,前者多见于那些内向、羞怯、过于神经质的人,后者常与激烈竞争、超负荷工作、长期脑力劳动、人际关系紧张等密切相关,亦有部分患者诱因不典型,临床上医师常把焦虑症分成急性焦虑和慢性焦虑两类。

1. **急性焦虑** 主要表现为惊恐样发作,在夜间睡梦中多发生,有濒死的感觉,患者心脏剧烈跳动,胸口憋闷,喉头有堵塞感和呼吸困难,由惊恐引起的过度呼吸造成呼吸性碱中毒(二氧化碳呼出过多导致血液偏碱性),又会诱发四肢麻木,口周发麻,面色苍白,腹部坠胀等,进一步加重患者的恐惧,使患者精神崩溃,这类患者就诊时往往情绪激动,紧张不安,常给医师一种心血管疾病发作的假象,一般急性焦虑发作持续几分钟或数小时,当发作过后或适当治疗后,症状可以缓解或消失。

2. **慢性焦虑** 急性焦虑常在慢性焦虑的背景上产生,但更多患者主要表现为慢性焦虑的症状,一般慢性焦虑的典型表现为五大症状,即心慌、疲惫、神经质、气急和胸痛,此外还有紧张、出冷汗、晕厥、嗳气、恶心、腹胀、便秘、阳痿、尿频急等,有时很难与神经衰弱或其他专科疾病相区分,故需要医师对病情有全面细致的了解,以免误诊。有时一些必要的辅助检查有助于排除器质性疾病,如心电图、X线胸片、消化道造影、胃镜等检查可以帮助医师查出疾病。不过,焦虑症的主观症状虽然严重,但客观体征却很轻或呈阴性。

二、诊断要点

1. **广泛性焦虑症** 是以经常或持续的、无明确对象或固定内容的紧张不安、或对现实生活中某些问题、过分担心或烦恼为特征,这种紧张不安、担心或烦恼与现实很不相称;常伴有自主神经功能亢进、运动性紧张和过分警惕。

2. **惊恐发作** 1个月内至少有惊恐发作3次,每次发作不超过2 h,且明显影响日常活动;这种发作并非由躯体疾病所致,也不伴有精神分裂症、情感障碍或其他神经症性疾病。

三、微创埋线治疗

中医学认为五脏的生理活动与精神情志密切相关,五脏功能失调会导致精神情志失常,因此,治疗焦虑症的原则是通过背俞穴来调理五脏六腑之气,再配合辨证取穴。

1. **取穴** 三维取穴。

(1) 脏腑背俞穴:肺俞、心俞、肝俞、脾俞、肾俞。

(2) 任督二脉穴:百会、大椎。

(3) 循经取穴:丰隆、承山、内关、公孙、三阴交、太溪、太冲。

2. **操作要点** 每次根据症状选5～10穴,肺俞、心俞、肝俞、脾俞提捏进针,向脊柱方向植入线体,肾俞穴可直刺植入线体。三阴交、太溪、太冲穴注意压迫止血,治疗后嘱患者休息。百会穴沿头皮刺入。

四、临证经验

1. **五脏俞透穴埋线治疗焦虑症** 主穴取肺俞、心俞、肝俞、脾俞、肾俞。常规埋线,穴位局部皮肤常规消毒,采用一次性埋线针和2-0线体,垂直进针快速刺入穴位得气后,缓缓边推针芯边退针管,把线体留在穴位内。出针后,用消毒干棉球按压针孔15～30 s以防出血。14天埋线1次。

2. **穴位埋线配合药物治疗** 取穴:百会、肝俞(双侧)、内关(双侧)、公孙(双侧)、丰隆(双侧),常规埋线,14天1次,4次为1个疗程。配合盐酸曲唑酮,起始剂量为每日50 mg。

五、临床治疗分析

焦虑症从临床表现看,属情志病范畴,散见于郁证、惊悸、怔忡、脏躁、头痛、奔豚气、不寐、百合病等病。其发生与精神因素有关,多为情志所伤。《素问·宣明五气》中记载:"心藏神,肺藏魄,肝藏魂,脾藏意,肾藏志。"说明五脏的生理活动与精神情志密切相关,五脏功能失调会导致精神情志失常。背俞是五脏六腑之气输注于背腰部的腧穴,内应于脏腑,反注于背部,具有反映脏腑功能状态、调节脏腑气血、治疗脏腑疾病的作用,五脏俞作为背俞穴中最具代表性的 5 个腧穴,具备了背俞穴的所有功能及特点。从经络循行与脏腑、阴阳关系及其解剖作用机制来看,五脏俞治疗五脏疾病有着充分的理论依据。

中医学认为,脑为元神之府,神为脑所主。本病病位在脑,与心、肝、脾、肾相关。百会属督脉,为诸阳之会,督脉者,起于下极之俞,并于脊里,上至风府,入属于脑,通经活络,宁神定惊;肝俞属足太阳膀胱经,膀胱经从头项入里络脑,具有疏肝解郁、调理脑府气机的作用;内关为手厥阴心包经,公孙为足太阴脾经,二者为八脉交会穴之一,专治胃、心、胸之疾;丰隆为足阳明胃经的络穴,阳明经多气多血之经,具有行气化痰、活血化瘀之效。诸穴配伍,疏肝理气、解郁化痰、安神定志,使脑府气机畅达,解除患者的焦虑状态。

第七节 抑 郁 症

抑郁症以情感低落、思维迟缓,以及言语动作减少、迟缓为典型症状。抑郁症严重困扰患者的生活和工作,给家庭和社会带来沉重的负担,约 15% 的抑郁症患者死于自杀。世界卫生组织、世界银行和哈佛大学的一项联合研究表明,抑郁症已经成为中国疾病负担的第二大疾病。

一、临床表现

按照中国精神障碍分类与诊断标准第 3 版(CCMD—3),根据对社会功能损害的程度,抑郁症可分为轻性抑郁症或者重症抑郁症;根据有无"幻觉、妄想,或紧张综合征等精神病性症状",抑郁症又分为无精神病性症状的抑郁症和有精神病性症状的抑郁症;根据之前(间隔至少 2 个月前)是否有过另 1 次抑郁发作,抑郁症又分为首发抑郁症和复发性抑郁症。

二、诊断要点

1. 抑郁心境　基本特点是情绪低落、苦恼忧伤、兴趣索然,感到悲观绝望、痛苦难熬,有度日如年、生不如死的感觉,常用活着无意思、高兴不起来等描述其内心体验,典型者有抑郁情绪、昼重夜轻的特点,常与焦虑共存。

2. **思维迟缓**　思维联想过程受抑制,反应迟钝,自觉脑子不转了,表现为主动性言语减少,语速明显减慢,思维问题费力,反应慢,需等待很久,在情绪低落影响下,自我评价低,自卑,有无用感和无价值感,觉得活着无意义,有悲观厌世和自杀打算,有自责自罪,认为活着成为累赘,犯了大罪,在躯体不适基础上出现疑病观念,认为自己患了不治之症。

3. **意志活动减退**　主动性活动明显减少,生活被动,不愿参加外界和平素感兴趣的活动,常独处,生活懒散,发展为不语不动,可达木僵程度,最危险的是反复出现自杀企图和行为。

4. **躯体症状**　大部分抑郁患者都有躯体及其他生物症状,如心悸、胸闷、胃肠不适、便秘、食欲下降和体重减轻、睡眠障碍突出,多为入睡困难。

5. **其他**　抑郁发作时也能出现幻觉、人格解体、现实解体、强迫和恐怖症状,因思维联想显著迟缓及记忆力下降,易影响老年患者的认知功能,出现抑郁性假性老年痴呆症。

三、微创埋线治疗

抑郁症属于中医学"郁症"的范畴,多因七情所伤,导致肝失疏泄,脾失运化,心神失常,脏腑阴阳气血失调,痰气郁结而成,因此,治疗抑郁症选取背俞穴,以达到调节五脏六腑之经气。并配合辨证取穴为主。

1. **取穴**　背俞穴配合辨证取穴。

(1)脏腑背俞穴:心俞、肝俞、脾俞、肺俞、肾俞穴。

(2)辨证取穴:心神不宁配膻中、鸠尾、间使,纳食不佳配合谷、足三里,肝火旺盛配三阴交、太溪、太冲,口苦胁胀配内关、阳陵泉,神昏烦躁配四神聪、神门。

2. **操作要点**　每次根据病情和辨证选择5~10穴,背俞提捏进针斜向脊柱植入线体,膻中穴提捏进针,沿任脉向上刺入,边推线边退针,植入皮下即可。每周1次,10次为1个疗程。

四、临证经验

1. **五脏俞穴埋线法**　治疗抑郁症,取心俞、肝俞、脾俞、肺俞、肾俞穴。穴位局部皮肤常规消毒,采用一次性埋线针和2-0线体,垂直进针快速刺入穴位得气后,缓缓边推针芯边退针管,把线体留在穴位内。出针后,用消毒干棉球按压针孔

15～30 s 以防出血。埋线 2 周 1 次,3 次为 1 个疗程,治疗 2 个疗程。

2. 针刺结合埋线法　针刺膻中、鸠尾、间使、足三里、四神聪、心俞、肾俞、肝俞、合谷、神门等主穴,均采取双侧取穴;心俞、肾俞、肝俞采用埋线法,埋线每周 1 次,3 次为 1 个疗程。针刺每日 1 次,每次 30 min,10 次为 1 个疗程。

3. "脑肠相关"循经取穴法　根据"脑肠相关"学说的客观性。选用穴位:督脉的神庭、百会,二穴为督脉的头部穴位,用来治疗神志性疾病;通过刺激膀胱经的背俞穴脾俞、胃俞、大肠俞、小肠俞,能够使相应脏腑的功能得到调整,更好地发挥化生、运化、输送水谷精气的作用,使脑髓充盈,从而发挥大脑正常主精神思维的功能;胃经的天枢(大肠募穴)、足三里(胃经下合穴)、上巨虚(大肠下合穴)、下巨虚(小肠下合穴),亦是相应脏腑精气汇聚的部位,诸穴合用不但能调节相应脏腑精气,还能使机体泌别清浊,取其精华而去其糟粕,使水谷精微及时上输于脑。以上穴位埋线治疗每 10 天 1 次,3 次为 1 个疗程,治疗 3 个疗程。

五、临床治疗分析

抑郁症多属中医学"神志病"的范畴,与"郁证"、"百合病"、"脏躁"、"癫证"、"失眠"等相关。结合中医理论认为本病因肝失疏泄、脾失健运、心失所养,情志不为心主而致。本病病位在心,与肝、脾、肾、肺密切相关。五脏主五志,认为抑郁症与五脏相关。背俞穴是脏腑之气输注于腰背部的腧穴,可通调脏腑经气,调节气血,从而达到阴平阳秘,故选择五脏背俞穴治疗抑郁症。所以取穴心俞、肝俞、脾俞、肺俞、肾俞,可健脾养心、疏肝解郁、安神定志。

膻中、鸠尾、间使能宁心安神、宽胸理气。四神聪安神聪脑,足三里健脾和胃、理气降逆、培固正气。现代研究表明,针刺足三里能显著改善抑郁模型小鼠和大鼠的行为,明显缩短其强迫游泳的不动时间。三阴交、太溪、太冲能滋肾阴而降肝火,使神安郁解。诸穴相配,以达"阴平阳秘,精神乃治"之目的。

根据"脑肠相关"学说,联络脑与胃肠的经脉,主要是督脉、膀胱经和胃经。从循行上看,督脉入属于脑,又循行于头顶正中,"经脉所过,主治所及",因此,其对于与脑有关的神志病的治疗作用肯定。同时督脉为阳脉之海,总督一身之阳气,统领诸经,进而联系五脏六腑,对各经脉脏腑病变均有调整作用,故督脉通过脑腑来调节人体阴阳平衡,从而对精神异常具有治疗作用。

第十二章

内分泌科疾病

第一节　甲状腺功能亢进症

甲状腺功能亢进症,简称甲亢,是指由于多种病因导致甲状腺激素分泌过多,引起机体高代谢状态,临床表现为心动过速、多食、消瘦、畏热、多汗、易激动及甲状腺肿大等症群的一组疾病的总称,故通常所指的甲亢是一种临床综合征,而非具体的疾病。随着人们生活和工作节奏的不断加快,近年甲亢的发生在明显增多。我国一组流行病学调查表明,总发病率为 3% ,女性是 4.1% ,男性为 1.6% 。本病可发生于任何年龄,从新生儿时期到老年人均可患甲亢,而最多见于青年及中年的女性。甲亢病因多种,其中以 Graves 病(GD)最常见,约占所有甲亢患者的 85% ,其次为结节性甲状腺肿伴甲亢和亚急性甲状腺炎伴甲亢。本节主要介绍Graves 病。

一、临床表现

GD 的典型表现可分为下列三大症群:甲状腺激素分泌过多症候群、甲状腺肿及眼征。值得注意的是老年患者的临床表现常不典型。

1. 甲状腺激素分泌过多症候群

(1) 高代谢症候群:患者常出现怕热、多汗、体重下降等症状。

(2) 精神、神经系统:注意力分散、情绪激动、失眠好动,甚至出现幻觉、狂躁等。舌和双手平举向前伸出时有细震颤。

(3) 心血管系统:心悸、气促是大部分甲亢患者的突出主诉。突出的临床表现为持续性心动过速、休息或睡眠时心率仍高于正常,系本病的特征之一。亦可出现心律失常,以房性期前收缩(早搏)最常见,其次为阵发性或持续性房颤。严重甲亢可出现收缩压升高、舒张压降低和脉压增大。

（4）消化系统：表现为食欲亢进，大便次数增加，甚至呈顽固性腹泻。

（5）肌肉骨骼系统：主要表现为肌肉软弱无力，肌肉萎缩，可伴发周期性麻痹（亚洲青壮年男性多见）和甲亢性肌病。

（6）生殖系统：女性患者常有月经稀少，甚至闭经。男性多阳痿，少数患者有乳腺发育。

（7）皮肤、毛发及肢端改变：皮肤光滑细腻，缺少皱纹，触之温暖湿润，颜面潮红。5％患者出现特异性皮肤损害，胫前黏液性水肿。

2. 甲状腺肿　不少患者以甲状腺肿大为主诉，甲状腺呈程度不等的弥漫性、对称性肿大，随吞咽动作上下移动；质软、无压痛，久病者较韧。肿大程度与甲亢轻重无明显关系。有时可在甲状腺上、下叶外侧触及震颤，闻及血管杂音。

3. 眼征　大致分为两种类型，一类由甲亢本身所起，系由于交感神经兴奋眼外肌群和上睑肌所致，又称单纯性突眼；另一类为 GD 所特有，为眶内和球后组织体积增加、淋巴细胞浸润和水肿所致，又称 GD 眼病或浸润性突眼。

二、诊断要点

临床高代谢的症状和体征，甲状腺肿大，血清 TT_4、FT_4 增高，TSH 降低，甲亢诊断成立。应注意的是，淡漠型甲亢的高代谢症状不明显，仅表现为明显消瘦或心房颤动，尤其在老年患者；少数患者无甲状腺肿大；T_3 型甲亢仅有血清 T_3 增高。

若诊断 Graves 病，则参考以下标准：①甲亢临床诊断成立；②甲状腺弥漫性肿大（触诊和 B 超证实）；③眼球突出和其他浸润性眼征；④胫前黏液性水肿；⑤TRAb、TPOAb、TGAb 阳性。以上标准中，①和②是诊断必备条件，③、④和⑤是诊断辅助条件。

三、微创埋线治疗

本病主要是由于情志不舒，肝脾气逆，脏腑失和，水湿不化，聚湿生痰，痰气交结所致。此外，妇人经、产、孕、乳等，亦致肝肾精血不足，水不涵木，肝旺气滞则血瘀痰凝，发为本病。因此治疗上实证当以疏肝理气、化痰消瘿为主，虚证当滋阴降火、理气消瘿。

1. 取穴　三维配穴。

（1）脏腑背俞穴：肾俞、肝俞。

（2）任督二脉穴：天突、中脘、关元。

（3）循经取穴：三阴交、太冲、太溪、丰隆、足三里、合谷、阳陵泉、间使。

（4）经验配穴：腺内穴、腺外穴。

2. 操作要点 肝俞提捏进针，向脊柱方向植入线体，肾俞直刺。太冲穴注意压迫止血，治疗后嘱患者避免剧烈运动。腺内穴在喉节与天突穴联线的上 1/3 处旁开 0.1 寸，斜刺进针，穿过肿体中心至远端。腺内穴埋线即将线分别埋入两侧甲状腺体内。腺外穴：与腺内穴相反，即从肿体外缘进针，沿肿体中心向食管方向斜刺 1.5 寸左右植入线体。甲状腺不肿大者，把线埋在该部位的皮下即可。拔针后少量放血，埋线进针时要缓慢，用力要均匀，避开颈总动、静脉。

四、临症经验

1. 针刺和埋线治疗甲状腺疾病 针刺：①腺内穴和腺外穴；②腺缩穴：从甲状腺峡中央旁开 0.2 寸，向外后斜刺 1.5 寸深左右。③腺根穴：从喉结旁开 1.5 寸向下进针，沿食管外向下刺 1.5 寸左右，针体尽量从腺体组织内通过。④喉返穴：胸锁关节上 1 寸，胸锁乳突肌内缘进针，直刺到食管与气管之间，即喉返神经通过处，用 1 寸针，若用治疗仪通电 3～5 min 即可。⑤肌根穴：胸锁关节上缘 0.2 寸，直刺进针 1 寸深左右，直接刺到甲状腺肌肉的根部。⑥肿下穴：肿体之中央下缘，直刺进针 1 寸左右。⑦肿中穴：肿体之中央直刺进针 1 寸左右。⑧肿上穴：肿体之中央上缘直刺进针 1 寸左右。⑨穿肿穴：肿体之中央上缘再向外 1 寸处，向肌根穴方向斜刺进针。⑩结节穴：有甲状腺结节者，用粗针直接针刺结节体，针尖要透过结节体。⑪支腺穴：第 2 颈椎旁开 0.5 寸，针 1.5 寸深左右。穴位常用 1～6 穴，一次一侧针 1～2 穴，留针 15 min 至 2 h。常用针灸针，粗细针合用为宜。粗针 24 号适用于针腺内穴、腺外穴、结节穴，其余穴位均用细针。甲状腺明显肿大和畸形者用粗针能提高疗效，但首次针刺时用细针，手法要轻，使患者有个适应过程。喉返穴一般在第 2 个疗程或使用其他穴位疗效不明显时选用，留针时间长短均可。若用治疗机，通电时间要短于其他穴位，刺激量不宜大，能见到甲状腺随治疗机的频率有轻度拉动即可。其他穴位用中等刺激量，通电时间也不宜过长，一般在15 min 左右。

针刺一般 2～3 天 1 次，也可 1 天 1～2 次，15 天为 1 个疗程。甲状腺缩小到接近正常，甲亢症状基本消失时，改为巩固治疗，即 1 周针 1～2 次，1 个月为 1 个疗程，休息 15 天后视病情而定，巩固治疗一般不少于半年。针刺同时配合穴位埋线；只埋腺内穴，一般一侧只埋 1 根线；对多次埋线者和甲状腺肿大特别明显的患者，每侧埋入 2～3 根线。对甲亢患者 2 个月左右 1 次为宜。多者可埋 5～7 次。

2. 穴位埋线配服甲亢宁汤治疗甲状腺功能亢进综合治疗　埋线取双侧足三里、三阴交、肝俞、肾俞、心俞、脾俞;每次选 3 个穴位,常规埋线操作,2 周 1 次,共 8 次。同时口服甲亢宁汤,组成:太子参 15 g,麦冬 10 g,五味子 6 g,玄参 15 g,浙贝 10 g,生牡蛎 10 g,香附 10 g,夏枯草 15 g,丹参 15 g,炙甘草 5 g。每日 1 次。

五、临床治疗分析

甲状腺功能亢进属中医学"瘿病"中"气瘿"的范畴。《诸病源候论》曰"气瘿之状,颈下皮宽,内结突起,胭胭然亦渐大,气结所致也……瘿者,由忧恚气结所生,亦曰饮沙水,沙随气入于脉,搏颈下而成之。"说明本病的发生多与精神因素及水土有关。主要是由于情志不舒,肝脾气逆,脏腑失和,水湿不化,聚湿生痰,痰气交结所致。此外,妇人经、产、孕、乳等,亦致肝肾精血不足,水不涵木,肝旺气滞则血瘀痰凝,发为本病。因此治疗上实证当以疏肝理气,化痰消瘿为主,虚证当滋阴降火,理气消瘿。

"实则泻其子,虚则补其母",补肾经的太溪、肾俞以滋肾养阴,壮水之主,滋水涵木;心包经的间使以泻心火、平肝木;肝经的太冲以泻肝火,平肝木;补脾、胃经的足三里、三阴交以补中土、益脾气。取气瘿,旨在疏导局部经气,并疏肝理气,消瘿散结。《素问·离合真邪论》记载心俞穴"五椎下间主肝热",亦阐明了心肝二脏相生相乘、互为因果的关系。因此利用埋线对穴位产生良性持久刺激作用于心俞、肝俞,以达到疏肝解郁、清心安神之功。

第二节　糖　尿　病

糖尿病是由于多种病因引起以慢性高血糖为特征的代谢紊乱。典型的临床表现为多尿、多饮、多食及消瘦。长期高血糖将引起多系统损害:肾、眼、心血管、神经等损害、功能不全或衰竭,病情严重或应激时可发生急性代谢紊乱,例如酮症酸中毒、高渗性昏迷等,且易并发各种感染。糖尿病可分为 1 型糖尿病、2 型糖尿病、其他特殊类型糖尿病、妊娠糖尿病 4 种,本节主要介绍 2 型糖尿病的诊断及治疗方法。

一、临床表现

2 型糖尿病(T2DM)一般起病缓慢,轻症早期常无症状,至症状出现或确诊后常历时数年至数十年不等。有时可始终无症状,直至严重并发症被发现。同时2型糖尿病患者常有家族史,临床上肥胖、高脂血症、脂肪肝、高血压病、冠心病、IGT或T2DM等疾病常同时或先后发生,并伴有高胰岛素血症。

患者症状常表现为多尿、多饮、多食及体重减轻,即"三多一少"。可有皮肤瘙痒,尤其外阴瘙痒,血糖升高较快时可使眼房水、晶状体渗透压改变而引起屈光改变致视力模糊。糖尿病并发症和(或)伴发症包括急性并发症如糖尿病酮症酸中毒(DKA)、高血糖高渗透压综合征(HHS)、糖尿病乳酸性酸中毒等,慢性并发症包括糖尿病肾病变、糖尿病视网膜病变和失明、糖尿病神经病变、糖尿病下肢血管病变和糖尿病足。

二、诊断要点

糖尿病诊断以典型症状和血糖异常升高作为诊断依据(表12-1)。对于无明显症状、仅一次血糖值达到糖尿病诊断标准者,必须在另一天复查核实而确定诊断。

表 12 - 1　糖代谢状态分类(WHO 1999)

糖代谢分类	静脉血浆葡萄糖(mmol/L)	
	空腹血糖(FPG)	糖负荷后2 h血糖(2hPPG)
正常血糖(NGR)	<6.1	<7.8
空腹血糖受损(IFG)	6.1~<7.0	<7.8
糖耐量减低(IGT)	<7.0	7.8~<11.1
糖尿病(DM)	≥7.0	≥11.1

注:IFG和IGT统称为糖调节受损(IGR,即糖尿病前期)

三、微创埋线治疗

本病可归属中医学"消渴"的范畴。认为消渴主要系饮食失节,情志失调,房劳过度等致积热伤阴,化燥津枯,其病机以阴虚为本,燥热为标,互为因果。以肺燥、胃热、肾虚的不同分上、中、下三消,因此治疗以清热润肺、养胃润燥、补肾滋阴。

1. 取穴　三维配穴。

(1)脏腑背俞穴:脾俞、肺俞、肾俞。

(2)任督二脉穴:天突、中脘、关元。

（3）循经取穴：三阴交、太冲、太溪、丰隆、足三里、合谷、阳陵泉、间使。

（4）经验配穴：胰俞（胃管下俞或胃脘下俞）。

2. 操作要点 每次根据症状选5～10穴，背部脾俞、肺俞提捏进针，向脊柱方向植入线体，肾俞直刺植入线体。太冲、太溪穴注意压迫止血，治疗后嘱患者休息。值得注意的是，糖尿病患者的血糖升高，皮肤组织的糖原含量也增高，容易发生真菌、细菌感染，在操作时，一定注意无菌操作，应用安全容易吸收的线体，避免使用羊肠线。

四、临症经验

1. 消渴散配合穴位埋线疗法治疗糖尿病 消渴散组成：人参100 g，黄连100 g，五味子100 g，水蛭100 g，花粉200 g，僵蚕200 g，泽泻200 g。研细末，每次10 g，每日3次，于饭前1 h水冲服。埋线取穴：脾俞、肾俞、足三里、三阴交、胃脘下俞。每隔20天施治1次，2次为1个疗程。

2. 穴位埋线治疗糖尿病肾病 给予西医常规治疗，包括糖尿病教育、饮食控制和适量运动，并按照《中国糖尿病防治指南》严格控制血糖、糖化血红蛋白、血压、血脂。埋线取穴：脾俞、足三里、肾俞、胰俞为主穴。血瘀证加血海、膈俞，痰湿证加丰隆，阴虚证加三阴交。

3. 穴位埋线治疗脾虚型肥胖症胰岛素抵抗 "埋线组"，以脐周八穴下脘、石门、天枢（双）、太乙（双）、大巨（双）为主穴埋线。所加体穴分3组：①足三里、中脘、关元、大肠俞、脾俞（均双）；②滑肉门、大横、水分、阴交、胃俞、关元俞（均双）；③外陵、带脉、建里、气海、肾俞、膀胱俞（均双）。每周治疗3次，每次取一组穴位埋线，其他穴位组电针。共治疗8周。

五、临床治疗分析

本病可归属中医学"消渴"的范畴。历代医家对本病多从肺、脾、肾功能失调立论，究其根本，也就是三焦"如雾"、"如沤"、"如渎"功能失调所致。认为消渴主要系饮食失节，情志失调，房劳过度等致积热伤阴，化燥津枯，其病机以阴虚为本，燥热为标，互为因果，阴愈虚，燥热愈甚，燥热愈甚，愈耗其阴，病变在肺、胃、肾三脏。临床主要表现口渴多饮，消谷善饥，尿频尿多或尿浊而甘，形体渐瘦等。以肺燥、胃热、肾虚的不同分上、中、下三消。治疗以清热润肺、养胃润燥、补肾滋阴。

肺俞、肾俞、脾俞均为脏腑经气输注于腰背部的背俞穴，是内脏器官生理、病理状态在体表功能的感应点,三者联用达到益气、健脾、补肾之功,共奏促进三焦气化,输布水湿,滋阴清热,阴阳并治之效。三阴交为肝、脾、肾三阴经交会之穴,能协调肝、脾、肾之功能,以消阴虚内热之症。肺俞配肺之原穴太渊可养阴润肺,荥穴鱼际配少府以泻肺热。胃俞、中脘、足三里健脾益气养胃以布津液,太溪配肾俞以补肾滋阴。

胰俞属于经外奇穴,位于足太阳膀胱经背部背俞穴的循行路线上,在第8胸椎棘突下旁开1.5寸,左右共计2穴,具有背俞穴的固有功效。《千金翼方》载:"消渴咽喉干,灸胃管下俞三穴各百壮",同时胰俞穴主要是 T_8 神经分布,支配胰腺的传入神经主要是 T_8,传出神经主要为 $T_6 \sim T_{10}$,与胰俞的神经分布有着高度的对应性。动物实验研究证实,针刺胃脘下俞穴能显著降低实验性家兔的血糖,并明显改善胰岛的形态功能,因此是治疗糖尿病的经验效穴。

第三节　单纯性肥胖症

医学上定义的肥胖就是体内脂肪积聚过多。如果一个人每日摄入的食物中所含的能量大于机体的消耗量,多余的这部分能量就将以脂肪的形式储存在体内,久而久之,体重就可能超过正常的体重标准。当体重超过标准体重20%时就称为肥胖。根据世界卫生组织提供的数据,2008年,20岁及以上的成年人中有超过14亿人超重。其中2亿多男性和近3亿女性为肥胖。2010年,4 000多万5岁以下儿童超重。超重和肥胖是全球引起死亡的第五大风险。每年至少有280万成人死于超重或肥胖。另外,44%的糖尿病负担,23%的特定癌症负担均可归因于超重和肥胖。2013年6月美国医学会正式将肥胖定义为一种疾病,需要一系列的医学预防和医疗干预加以防范。

目前关于单纯性肥胖症的病因尚不清楚,可能是包括遗传、环境因素、饮食等在内的多种因素相互作用的结果。一般轻、中度肥胖无明显自觉症状,但可引起许多不良的代谢紊乱和疾病,如高脂血症、高血压病、冠心病、脑卒中、糖尿病、痛风等的发病率均升高。

肥胖症可由许多疾病引起,根据病因可分为单纯性肥胖症(只有肥胖而无任何器质性疾病的肥胖症)与继发性肥胖症两类,本节重点介绍单纯性肥胖症。

一、临床表现

1. 病史　任何年龄都可发生肥胖,女性发病多在分娩后和绝经后居多,男性则多在 35 岁以后。

2. 症状 一般轻、中度肥胖无任何自觉症状，重度肥胖者则多有不耐热，活动能力减低甚至活动时有轻度气促，睡眠时打鼾，饭量不增加，甚至比以前相对减少。有的可有并发症，如高血压病、糖尿病、痛风等临床表现。

3. 并发症 肥胖症患者易伴发下列疾病：糖代谢异常及胰岛素抵抗、高脂血症、高血压病、心脏肥大及缺血性心脏病、阻塞型睡眠呼吸暂停综合征、肝损害、女性月经异常、骨关节炎等。

4. 体格检查 着重于检查肥胖的特征及其所带来的不良后果和疾病的体征。这些体征不是每个肥胖者均具有，取决于肥胖的程度和速度。

典型特征是身材外形显得矮胖、浑圆，脸部上窄下宽，双下颏，颈粗短，向后仰头枕部皮褶明显增厚。胸圆，肋间隙不显，双乳因皮下脂肪厚而增大。站立时腹部向前凸出而高于胸部平面，脐孔深凹。短时间明显肥胖者在下腹部两侧、双大腿和上臂内侧上部和臀部外侧可见紫纹或白纹。

5. 常规辅助检查 实测体重、体重指数、肥胖体型、腹围、B 超测定皮脂肪厚度、血压。

二、诊断要点

肥胖症的诊断主要根据体内脂肪堆积过多和（或）分布异常。

1. 体重指数（BMI） 是较常用的衡量指标。$BMI = 体重(kg)/[身高(m)]^2$。亚太地区肥胖和超重的诊断标准为：$BMI \geqslant 23$ 为超重，$BMI \geqslant 25$ 为肥胖。

2. 标准体重百分率 以标准体重为基础，计算被检者实际体重比标准体重的百分比，实测体重超过标准体重，但超出部分＜20％者称为超重；实测体重超过标准体重 20％以上则可诊断为肥胖病。体重超过标准体重的 30％～50％，称中度肥胖病；超过标准体重 50％以上者称为重度肥胖病。

三、微创埋线治疗

单纯性肥胖病的治疗重在调理脾胃的功能，使之传输和消化吸收的功能正常，即产生祛除水湿、痰浊、膏脂的减肥功效。

1. 取穴 三维配穴。

（1）脏腑背俞穴：脾俞、肾俞、肺俞。

（2）任督二脉穴：中脘、关元、气海。

（3）循经取穴：天枢、足三里、丰隆。

（4）经验配穴：脾虚湿阻配脾俞、阴陵泉；胃热内蕴配曲池、内庭、上巨虚；肝郁气滞配太冲、肝俞；脾肾两虚配脾俞、肾俞；阴虚内热配肾俞、太溪、三阴交。

（5）重点配穴：食欲亢进，梁丘、中脘或肾俞、三阴交；便秘，曲池、天枢、上巨虚、支沟；月经不调，肝俞、血海、地机、三阴交、关元。

2. **操作要点**　每次根据症状选 5～10 穴，背俞穴提捏进针，向脊柱方向植入线体，其他穴位直刺植入线体。太溪、三阴交、太冲穴注意压迫和止血，埋线后 1～2 天内避免运动过多。

四、临证经验

1. **俞募配穴埋线治疗肥胖病**　选穴：大肠俞、胃俞、小肠俞、天枢、中脘、关元采用穴位埋线，水分、大横、曲池、支沟、内庭、丰隆、上巨虚、三阴交、阴陵泉采用电针。操作：采用注射式埋线，线体约 2 cm 长，常规方式植入穴位。电针在针刺入得气后加疏密波 30 min。15 天埋线 1 次，电针均每周 3 次，总疗程 2 个月。

2. **电针结合埋线治疗肥胖病**　埋线取穴：中脘、天枢（双）、足三里（双）。每两周埋线 1 次，2 次为 1 个疗程。电针取穴：三阴交、丰隆、合谷、脐周八穴：水分、阴交、滑肉门（双）、天枢（双）、外陵（双）。操作：选用针灸针进行针刺，深度视腹部脂肪厚度而论，以针下感觉穿透脂肪层达腹部肌层有阻挡感为宜，约 1.5 寸，平补平泻法捻转，得气后留针。然后用电针仪两组输出导线，分别对称连接左右腹部 4 穴（同侧滑肉门与外陵对接），采用疏密波，频率为 20/100 Hz，强度以患者耐受为度。留针 20 min，除接电针穴外余穴每 10 min 行针 1 次。每周治疗 3 次，每次间隔 1～2 日。电针配合埋线 4 周为 1 个疗程。治疗 3 个疗程后统计疗效。

3. **电针结合埋线治疗肥胖病**　取穴：中脘、上脘、关元、天枢、大横、关门、减肥点（肚脐与髂前上棘连线的中点）、水道、带脉、阿是穴。操作：常规皮肤消毒，取一次性无菌针灸针向下 45°斜刺进入穴位，用泻法反复轻插重提，大幅度快频率捻转，使患者产生强烈针感，然后接电针，连续波，频率 4～6 Hz，电流强度以患者耐受为度，留针 45 min。每日 1 次，连续 5 日为 1 个疗程。电针治疗结束当日予以埋线治疗，1 次为 1 个疗程。共 3 个疗程。

4. **长针透刺埋线治疗肥胖病**　选穴：主穴取脾胃两经经腹部穴位，府舍、腹结、大横、归来、大世、天枢、滑肉门、梁门、承满。脾虚湿阻型加脾俞、足三里、丰隆；胃肠燥热型加足三里、阳陵泉；脾肾两虚型加脾俞、肾俞；选取脾胃两经在腹部走行路线，每次选 10 穴。每 15 日埋线 1 次，1.5 月为 1 个疗程。

5. **调理三焦治疗肥胖病**　取穴：膻中、天枢、支沟、肺俞、心俞、脾俞、肝俞、三焦俞、肾俞、水道、中脘、丰隆、关元。埋线间隔为 1 周,2 次为 1 个疗程,连续治疗 3 个疗程。

6. 腰腹群针埋线法治疗肥胖病 取穴腹群针以腹部任脉、肾经、胃经、脾经、胆经 5 条经脉在腰腹部的穴位为主(以天枢、大横、中脘、关元为重点;双侧腰部以取胆经的带脉、五枢、维道为主,腹腰部脂肪堆积处取穴)。腰群针以腰背部督脉、膀胱经第一、二侧线经穴为主(以肾俞、大肠俞为中心,在骶臀部脂肪堆积处取穴)。另在脂肪堆积无经穴处以肥为腧作为阿是穴选用。腰腹部脂肪堆积处共选取经穴及阿是穴共 20 穴进行治疗。以上治疗每周 1 次,共治疗 10 次,疗程为 10 周。

7. 靳三针埋线治疗肥胖病 取穴:取靳三针之肥三针(带脉、中脘、足三里)和脂三针(内关、足三里、三阴交),双侧取穴。15 天埋线 1 次,5 次为 1 个疗程,共治疗 1 个疗程。

五、临床治疗分析

祖国医学对肥胖症的认识最终起源于《黄帝内经》。《灵枢·逆顺肥瘦》中对肥胖的症状进行了详细描述:"此肥人也,广肩,腋项肉薄,厚皮而黑色,唇临临然,其血黑以浊,其气涩以迟。"此外,《灵枢》还根据肥胖者的特点进行了另一种分型,即分为"脂人"、"膏人"、"肉人"3 种。现代医家多认为,单纯性肥胖病的发生与多种因素有关,先天禀赋,阳热体质患者多贪食辛辣肥甘厚味,脾胃运化功能亢奋,导致膏脂痰浊堆积,可引发肥胖;长期过食,致使脾胃运化功能负担加重,引起脾胃功能减弱;多逸少劳,气血运行不畅,脾胃呆滞,水谷精微无以化生,即脾胃功能受损;情志受损,肝郁气滞,肝郁犯脾,脾失健运,均可导致肥胖。说明单纯性肥胖病的发生多由脾胃功能异常引起。因此,单纯性肥胖病的针灸治疗重在调理脾胃的功能,使之传输和消化吸收的功能正常,即产生祛除水湿、痰浊、膏脂的减肥功效。

肥胖治疗取穴多取胃、脾经及任脉腹部的腧穴。天枢穴为足阳明胃经腧穴,又是大肠经的募穴,募穴是脏腑经气输注和会聚的部位,是气机升降的枢纽,具有很好的调节肠胃功能;同时该穴又位于脂肪最容易堆积的腹部,可以起到局部刺激作用,有研究认为天枢穴能加速局部脂肪细胞分解代谢速度。足三里属足阳明胃经的合穴,具有健脾和胃、利湿化痰的作用,足三里可以起到抑制饥饿中枢、降低食欲、加快胃肠道蠕动的作用。有研究认为电针足三里或内庭能显著抑制因刺激丘脑外侧区(LHA)引起的亢胃效应,达到抑制食欲的作用。

中脘为胃之募穴，又是腑会，是脾胃生化输布的枢纽、营卫气血之源，且痰湿生于脾，腑以通为顺，故刺中脘，可使三焦气化，散布精微于五脏六腑，行气化痰湿。实验研究亦证实针刺中脘对胃肠功能有调整作用，配气海，通腑气使食无积、秽得除。丰隆穴为足阳明胃经的络穴，针刺该穴能疏通表里两经之气血，即一络通二经，不仅能治本经病，还可治其脾经病证，起到调理脾胃，促进水谷精微的运化作用。现代医学研究表明，丰隆具有调节血脂的特异性，显著降低血清胆固醇。关元为任脉与足三阴经之交会穴，又为小肠募穴，刺之可振奋气机，益元阴元阳，同时亦调理下焦，助气化而利水湿。诸穴合用，共奏祛痰化湿、化浊通腑、调气和血之效，达到消脂减肥的目的。

脾虚湿阻型肥胖为脾虚运化失司，致使水湿内停，痰浊膏脂聚积引发。依据"合治内腑"，故取脾胃之合穴阴陵泉及背俞穴脾俞以调理脾胃之气机，健脾益气，祛浊降脂。胃热内蕴型肥胖可取曲池、内庭、上巨虚。曲池具有较强的退热作用，可清除大肠之积热，与天枢等穴合用能清泻阳明之火、通积导滞。《灵枢·邪气脏腑病形》曰："荥俞治外经，合治内腑。"因此取足阳明胃经的荥穴内庭清胃热，大肠经的下合穴上巨虚通调肠道积滞，以达到祛浊降脂之功。肝气内郁型肥胖取肝经之原穴太冲以疏肝解郁、化痰消脂；依据俞募穴配穴法，取肝俞穴以助疏肝理气、调理气机。脾肾阳虚型肥胖因温化无力，运化失司，致使水湿内停，痰浊膏脂聚积引发，故取肾俞、脾俞健脾益肾，联合足三里、气海以调理脾胃之气机达到温肾健脾、利水渗湿、祛浊降脂之功。阴虚内热型肥胖配以肾俞、太溪、三阴交。三阴交属三阴经的交会穴，可激发经气，起到健脾利湿、调补肝肾、化脂降浊的作用，针刺三阴交可以促进胆固醇的分解和排泄，减少其合成和吸收，改变其在血浆和组织中的分布，从而降低血液中胆固醇的含量。三阴交配肾俞养血滋阴、清虚热，治疗阴虚火旺；同时与气海同用，既能利湿又能化湿。诸穴合用，共奏祛痰化湿、化浊通腑、调气和血之效。

临床上发现胃热湿阻型患者最多，疗效最好，这部分患者多数食欲旺盛，饥饿感明显，伴或不伴有便秘，不能耐受自我控制饮食后产生的饥饿感，穴位埋线治疗后可明显抑制食欲，通腑泻浊，体重随之下降，故疗效显著。这可能与此型多见于该病初期，多为实证，病机相对简单有关。另外，脾虚湿阻型在临床中也较多见，这部分患者临床症状不甚典型，多见于肥胖的初中期，由于饮食不节或情志失调伤脾所致，穴位埋线治疗后有很好的疗效。

由于肝郁气滞型病机相对复杂，多为气虚与气滞互见兼夹血瘀，而且此型基础体重相对较轻，故体重可减的空间不大，疗效并不明显。脾肾两虚型患者多病程相对较长,平均年龄相对较大,同时此型患者又多有糖尿病、高血压病、冠心病、高脂血症等基础疾病,病机较复杂,治疗多存在困难,因此疗效劣于胃热湿阻型和脾虚湿阻型。阴虚内热型患者临床相对较少见,埋线治疗后能补肾滋阴、理气通络,而达到减肥的目的,其可能的原因为此型病机相对最为复杂,病位最深(病及下焦),而且其基础体重相对又较轻,可减的空间相对较小,疗效也较差。

肥胖主要是体内能量过剩,导致的体内脂肪积聚过多,而体重是包括肌肉、脂肪、水、骨等所有组织在内的总和,如肥胖伴有水肿,当水肿消退时,可致体重下降,显然这种体重的下降并非真正意义上的体脂减少。同时临床观察到,在穴位埋线减肥的初期,体重可有明显下降,4～5次治疗后患者体重无明显下降,但其三围比例可见良性改善明显,这和埋线减肥促进脂肪良性再分配的作用有关。因而在反应减肥指标方面,除体重外,应以能反应体脂的皮脂厚度、体质指数(BMI)、体脂百分率等为观察指标。

第十三章

外科疾病

第一节　乳腺增生

乳腺增生是女性最常见的乳房疾病,其发病率占乳腺疾病的首位,属中医学"乳癖"的范畴。多发生于 20～50 岁女性,往往双乳发病,散在多发,以乳房肿块和乳房疼痛为主要表现,胀痛多呈周期性,且多与月经周期有关。其发病原因主要是由于内分泌失调,形成乳腺上皮和纤维组织增生,导致乳腺组织导管和乳小叶在结构上的退行性病变及进行性结缔组织的生长。

一、临床表现

1. **乳房疼痛**　常为胀痛或刺痛,可累及一侧或两侧乳房,以一侧偏重多见,疼痛甚者不可触碰,甚至影响日常生活及工作。疼痛可向同侧腋窝或肩背部放射;部分可表现为乳头疼痛或痒。乳房疼痛常随月经周期而规律性变化;疼痛亦可随情绪变化、劳累、天气变化而波动。这种与月经周期及情绪变化有关的疼痛是乳腺增生病临床表现的主要特点。

2. **乳房肿块**　大部分乳房肿块有随月经周期而变化的特点,月经前肿块增大变硬,月经来潮后肿块缩小变软。可发于单侧或双侧乳房内,单个或多个,一般好发于乳房外上象限。表现为大小不一的片状、结节状、条索状等,其中以片状为多见。边界不明显,质地中等或稍硬,与周围组织无粘连,常有触痛。

3. **乳头溢液**　少数患者可出现乳头自发溢液,多为淡黄色或淡乳白色,如果出现血性或咖啡色溢液需要谨慎。

二、诊断要点

乳腺增生以乳房疼痛随月经周期而规律性变化为主要特点;疼痛性质可为胀

痛,隐隐刺痛。乳房疼痛可随情绪变化、劳累、天气变化而波动。可行乳腺 B 超、钼靶检查 X 线、MRI 检查等明确病情,并与乳腺肿瘤相鉴别。

三、微创埋线治疗

乳腺增生的病因病机是肝气郁结、阴虚火旺、冲任失调、痰瘀互结,因此,治疗乳腺增生的原则是疏肝理气、滋阴清火、调理冲任、化痰通络散结,以循经、辨证相结合。

1. 取穴　三维配穴。

(1) 脏腑背俞穴:肝俞。

(2) 任督二脉穴:膻中。

(3) 循经取穴:屋翳、乳根、阳陵泉。

(4) 经验配穴:肝郁气滞加期门、太冲,痰浊凝结加丰隆、足三里,肝肾阴虚加肾俞、三阴交。

2. 操作要点　每次根据病情选 5～10 穴,背部穴位提捏进针,向脊柱方向植入线体,其他穴位直刺植入线体。屋翳、乳根、期门穴均为胸前部穴位,深部为肺脏、肝脏等重要器官,宜用提捏进针法斜刺进针,太冲穴线体宜剪短,注意压迫止血,治疗后嘱患者休息。

四、临证经验

1. 小针刀配合穴位埋线治疗乳腺增生　取督脉及胸椎棘突旁开 1.5 寸处,左右均取,让患者俯卧在治疗床上,寻找压痛点,用甲紫做好标记,逐点常规消毒。术者戴无菌手套,利多卡因逐点注射 1 ml,用 4 号小针刀,刀口线与进针部位的组织纤维方向平行,垂直于皮肤进入,至肌筋膜层、肌层,遇到阻力或条索时分别行切、割、剥离至无阻力感,出针按压至无出血。敷创可贴,休息 7 天,3～5 次为 1 个疗程。小针刀治疗 7 天后选用穴位埋线疗法。取穴:主穴为天宗(双)、肩井(双)、膻中、太冲(双)。15 天埋线 1 次,3～5 次为 1 个疗程。

2. 针刺脐周八穴加背俞穴埋线治疗乳腺增生　①针刺脐周八穴:取主穴为脐周八穴(水分、阴交、外陵、天枢、滑肉门)。随证取穴:肝郁气滞型加太冲、膻中,痰浊凝结型加丰隆、中脘、阴陵泉,肝肾阴虚型加太冲、太溪、水泉。操作方法:患者取仰卧位,穴位皮肤经 75% 酒精棉球消毒,采用 0.35 mm×40 mm 灭菌毫针。脐周八穴以舒张进针法直刺;膻中穴平刺或针尖向患侧平刺;太冲、太溪、阴陵泉、水泉等穴均直刺。上穴均行针得气后留针 30 min,留针期间每隔 10 min 行针 1 次。

于月经结束后第 5 天开始针刺,隔日 1 次,1 个月经周期(针刺 10 次)为 1 个疗程。②背俞穴埋线:取穴为肝俞、膈俞、脾俞、天宗。10 日 1 次。于月经结束后第 5 天开始埋线,1 个月经周期埋线 2 次为 1 个疗程。

五、临床治疗分析

乳腺增生多由恼怒伤肝,肝气不舒,肝郁气滞;或思虑伤脾,脾失健运,痰湿内蕴,以致肝脾两伤,痰气相结,瘀滞而成块所致。患者多有精神抑郁、易惊、乳胀乳痛、胸闷、易怒和月经不调等伴随症状。气血上行为乳,下行为月水。女子以肝为先天,肝脉布两胁,乳头属肝,乳房为足阳明胃经所过,乳房与胞宫同受冲任气血灌注,乳腺增生与肝胃两经及冲任二脉失调关系密切,治法以疏肝解郁、活血祛瘀、化痰散结、补气健脾为主。

屋翳、乳根位于乳房局部,是改善局部气血运行,治疗乳房疾病的有效穴位;针对本病的病机取肝俞疏肝解郁;配合膻中、阳陵泉宽胸理气、开郁散结;太冲为肝经的原穴,善疏肝理气解郁;期门邻近乳房,又为肝之募穴,具有疏肝理气、活血化瘀、消痞散结之功;足三里为足阳明经合穴,针刺此穴有强壮作用,能激活巨噬细胞,提高其吞噬指数,以抑制病灶,促使肿块逐渐缩小或消散。现代医学认为本病与内分泌功能失调有关,而现代研究证明针刺足三里、肝俞、膻中可调节妇女内分泌系统,且针刺肝俞、肾俞对下丘脑、垂体、卵巢生殖生理内分泌功能具有良性调整作用;三阴交属阴主血,具有很好的理气活血、调整阴阳作用。

用小针刀在督脉及胸椎棘突旁开 1.5 寸处寻找阳性反应点,应为对应取穴或神经节段取穴,乳腺增生多在背部督脉附近有条索状物等反应点,可以应用针刀进行松解、剥离、疏通,使经气畅通。此外,肩井穴为手足阳明经与阳维脉之交会穴,是治疗乳房病之要穴;天宗穴善治乳病,为病灶对应取穴。与膻中、太冲合用共奏疏肝行气止痛、活血化瘀散结之功。

第二节 胆 结 石

胆结石是指发生在胆囊内的结石所引起的疾病,是一种常见病。按结石的成分,可分为胆红素结石、胆固醇结石和混合结石 3 类。随年龄增长,发病率也逐渐升高,女性明显多于男性。随着生活水平的提高,饮食习惯的改变,卫生条件的改善,我国的胆石症已由以胆管的胆红素结石为主逐渐转变为以胆囊胆固醇结石为主疾病。

一、临床表现

胆结石的临床表现取决于胆石动态、所在部位及并发症,主要症状为胆绞痛(疼痛剧烈汗出、面色苍白)、恶心呕吐,并可有程度不等的黄疸、发热。胆绞痛一般短暂,但也有长达数小时的,其疼痛往往于夜间、饱餐后或进食高脂肪食物后发作,疼痛可向右肩或右肩胛部放射。

二、诊断

(1)饱餐后或进食高脂肪食物后出现胆绞痛、恶心呕吐,并可有程度不等的黄疸、发热,疼痛可向右肩或右肩胛部放射。

(2)根据 B 超、上腹部 CT 等检查可明确诊断。

三、微创埋线治疗

胆结石是由于湿热蕴结、肝胆郁滞,影响了其正常疏泄功能,使胆汁郁结排泄不利形成胆结石。治宜清利肝胆,理气止痛,化湿除热,以循经、辨证相结合。

1. 三维配穴

(1)脏腑背俞穴:胆俞。

(2)任督二脉穴:巨厥、中脘。

(3)循经取穴:日月、期门、阳陵泉。

(4)经验配穴:胆囊点。

2. 操作要点　每次根据症状选 5～10 穴,背部穴位提捏进针,向脊柱方向植入线体,日月、期门均为胸前部穴位,深部为肺脏、肝脏等重要器官,宜用提捏进针法斜刺进针,其他穴位直刺植入线体。

四、临证经验

腹部穴位埋线法治疗胆结石　胆石症患者,用右上腹、右肋缘上下及肩、背部压痛区的穴位。压痛区内常用穴:①鸠尾透巨厥、幽门;②右日月透期门、腹哀;③上脘透中脘、梁门;④右肝俞、右胆俞;⑤阳陵泉。根据病情 5 组穴每次埋线可选用 2～3 组穴,交替应用。

五、临床治疗分析

现代医学认为,胆囊的收缩与排空主要受交感和迷走神经的支配。分布于肝胆的自主神经束来自 $T_6 \sim T_9$ 脊髓,而膈俞、肝俞、胆俞、期门穴正好处于该节段的脊神经分布区,刺激该处穴位可使自主神经系统高度兴奋,并通过支配内脏的传出神经直接使胆囊收缩,使肝胰壶腹(Oddi)括约肌舒张;同时迷走神经兴奋还可通过释放乙酰胆碱,作用于肝细胞而增加胆汁分泌,进而引起胆囊收缩,结石排出。

实践和研究已经证明,针刺日月、期门、巨厥、中脘、阳陵泉等穴能促进胆囊收缩、胆管括约肌松弛,胆汁排空加速,促进胃肠蠕动,使胃肠排空加速,消化力增强。再者肝俞、胆俞等穴均是疏肝利胆清湿热的要穴,共同达到肝胆疏利的作用。配合中脘、章门理气疏肝和胃,梁门、足三里扶正益气,太冲清利郁热,大肠俞利湿泄热。

利用上述压痛区的这些穴位进行透刺埋线,是一种有效的持续性适量刺激(穴位下破坏脂肪组织及粗针的透刺,均较毫针刺激量大)。这样使肝、胆、胃肠得到调节,缓解痉挛,排空速度恢复正常,从而起到健脾胃、清湿热、利胆排石、消炎止痛的功效。

胆石症者宜取右侧卧位;若突发绞痛,应立即停止活动,卧床休息;饮食宜清淡,限制脂肪摄入,忌食肥腻酒酪、高脂肪、高胆固醇(蛋黄、动物内脏)等食物,忌食生冷、酒酪、辛辣、厚味之品;少食多餐,宜以易消化、高营养之流质、半流质食品。

第三节 尿 失 禁

尿失禁是由于膀胱括约肌损伤或神经功能障碍而丧失排尿自控能力,使尿液不自主地流出。尿失禁可以发生在任何年龄及性别,尤其是女性及老年人。尿失禁除了令人身体不适,更重要的是,它会长期影响患者的生活质量,严重影响患者的心理健康。

一、临床表现

尿失禁可分为充溢性尿失禁、真性尿失禁、反射性尿失禁、急迫性尿失禁及压力性尿失禁 5 类。

1. 充溢性尿失禁 是由于下尿路有较严重的机械性(如前列腺增生)或功能性梗阻引起尿潴留,当膀胱内压上升到一定程度并超过尿道阻力时,尿液不断自尿道中滴出,这类患者的膀胱呈膨胀状态。

2. **真性尿失禁** 是由于尿道阻力完全丧失,膀胱内不能储存尿液,患者在站立时尿液全部由尿道流出。

3. **反射性尿失禁** 是由完全的上运动神经元病变引起,排尿依靠脊髓反射,患者不自主地间歇排尿(间歇性尿失禁),排尿没有感觉。

4. **急迫性尿失禁** 可由部分性上运动神经元病变或急性膀胱炎等强烈的局部刺激引起,患者有十分严重的尿频、尿急症状,由于强烈的逼尿肌无抑制性收缩而发生尿失禁。

5. **压力性尿失禁** 是当腹压增加时(如咳嗽、打喷嚏、上楼梯或跑步时)即有尿液自尿道流出,引起这类尿失禁的病因很复杂,需要作详细检查。

二、诊断要点

(1) 病史是诊断尿失禁的一个重要部分,尿失禁的病因可分为下列几项:①先天性疾患,如尿道上裂,②创伤,如妇女生产时的创伤、骨盆骨折等,③手术,在成年人为前列腺手术、尿道狭窄修补术等;儿童为后尿道瓣膜手术等,④各种因引起的神经源性膀胱。

(2) 特别由神经原性膀胱引起的尿失禁,应作下列检查:①测定剩余尿量,以区别因尿道阻力过高(下尿路梗阻)与阻力过低引起的尿失禁;②如有剩余尿,行排尿期膀胱尿道造影,观察梗阻部位在膀胱颈部还是尿道外括约肌;③膀胱测压,观察有否无抑制性收缩,膀胱感觉及逼尿肌无反射;④站立膀胱造影观察后尿道有无造影剂充盈,尿道功能正常者造影剂被膀胱颈部所阻止,如有关排尿的交感神经功能受到损害则后尿道平滑肌松弛,造影片上可见到后尿道的近侧 $1\sim2$ cm 处有造影剂充盈,因这部分尿道无横纹肌;⑤闭合尿道压力图;⑥必要时行膀胱压力、尿流率、肌电图的同步检查,以诊断咳嗽-急迫性尿失禁,逼尿肌括约肌功能协同失调以及由括约肌无抑制性松弛引起的尿失禁;⑦动力性尿道压力图:用一根特制的双腔管,末段有二孔,一孔置于膀胱内,另一孔在后尿道,尿道功能正常者在膀胱内压增加时(如咳嗽时)尿道压力也上升,以阻止尿液外流,有少数压力性尿失禁患者,膀胱内压增高时,尿道压力不上升,从而尿液外流。

三、微创埋线治疗

中医学认为,肾为先天之本,司两便。本病属于脾肾亏虚,命门火衰,不能温煦膀胱,致膀胱气化无权,使贮存和控制憋尿功能失常,取穴以循经、辨证相结合。

1. 取穴　采用三维取穴法。
（1）脏腑背俞穴：膀胱俞、肾俞。
（2）任督二脉穴：中极、关元。
（3）循经取穴：阴陵泉、太溪。
（4）经验配穴：腰骶隐痛配会阴，焦虑不安配神门，小便不畅配秩边。

2. 操作要点　每次根据症状选5～10穴，膀胱俞、肾俞可直刺植入线体。中极、关元以有针感向阴部放射为佳，阴陵泉、太溪穴埋线后需延长压迫时间，嘱患者埋线后减少剧烈活动。

四、临证经验

穴位埋线配合功能锻炼法治疗尿失禁　取穴足三里、肾俞、三阴交、关元透中极。每次选穴2～4个，常规消毒后局麻，用12号一次性埋线针快速刺入穴位，行针得气后埋线，以无菌干棉球按压片刻，外敷创可贴，注意3～5天内局部不能沾水，以防感染。2周1次，4次为1个疗程，共行2个疗程，每个疗程间隔休息20天。配合功能锻炼：指导患者进行常规盆底肌锻炼，又称阿诺德、凯格尔的耻尾肌自然锻炼法，即嘱患者做收紧肛门及阴道的动作，每次进行3 s后放松，连续15～30 min，每日2次。4周为1个疗程，每个疗程间休息1周，共行4个疗程。

五、临床治疗分析

尿失禁病在膀胱，涉及脾、肺、肾及肝。本病多因禀赋不足，脾肺虚弱，不能通调水道；或元气素虚，产时复伤气血，以致肾气不固，膀胱气化失职；或因天癸将竭，肝肾亏虚，命门火衰，膀胱气化不及而致小便失禁。

中极是膀胱募穴，是膀胱之气结聚的地方，能调节膀胱功能，善治膀胱约束无权的尿失禁及遗尿症，又能通利膀胱水道而促进膀胱的排空功能；关元穴是任脉与足三阴交会穴，通于足少阴肾经，可补益肾气，固摄膀胱，配合中极加强膀胱的贮尿功能；阴陵泉是足太阴脾经的合穴，能益脾气以运化水湿，助中极通利膀胱水道；肾俞与膀胱俞均属背俞穴，能调节肾与膀胱功能，补益肾气，固摄膀胱；太溪调补肾气而固涩；秩边为膀胱经要穴，诸穴配伍，能疏通膀胱经气，使膀胱气化有权，开阖有度而获效。

耻尾肌自然锻炼法可以随时随地进行，是一种很简便有效的辅助治疗方法。患者病情痊愈后，亦可经常进行锻炼，以增强盆底肌的张力，巩固疗效，预防复发。

第四节 慢性前列腺炎

慢性前列腺炎包括慢性细菌性前列腺炎和慢性非细菌性前列腺炎两部分。慢性细菌性前列腺炎主要为病原体感染,以逆行感染为主,病原体主要为葡萄球菌属,常有反复的尿路感染发作病史或前列腺按摩液中持续有致病菌存在。非细菌性前列腺炎是多种复杂的原因和诱因引起的炎症、免疫、神经内分泌参与的错综的病理变化,导致以尿道刺激症状和慢性盆腔疼痛为主要临床表现,而且常合并精神心理疾病。

一、临床表现

1. 排尿不适 可出现膀胱刺激征,如尿频,排尿时尿道灼热,疼痛并放射到阴茎头部,清晨尿道口可有黏液等分泌物,还可出现排尿困难的感觉。

2. 局部症状 后尿道、会阴和肛门处坠胀不适感,下蹲、大便及长时间坐在椅凳上胀痛加重。

3. 放射性疼痛 慢性前列腺炎的疼痛并不局限在尿道和会阴,还会向其附近放射,以下腰痛最为多见,另外,阴茎、精索、睾丸阴囊、小腹、腹股沟区(大腿根部)、大腿、直肠等处均可受累,需要指出的是,慢性前列腺炎引起的腰痛在下腰部,与骨科原因的腰痛,如肌筋膜炎、腰肌劳损等虽易混淆,但后者多在系皮带处附近,较前列腺炎引起的腰痛位置偏高,可以鉴别。

4. 性功能障碍 慢性前列腺炎可引起性欲减退和射精痛,射精过早症,并影响精液质量,在排尿后或大便时还可以出现尿道口流白,合并精囊炎时可出现血精。

5. 其他 慢性前列腺炎可合并神经衰弱症,表现出乏力、头晕、失眠等;长期持久的前列腺炎症甚至可引起身体的变态反应,出现结膜炎、关节炎等病变。

二、诊断要点

1. 常见伴随症状 乏力、放射性疼痛、尿频、膀胱刺激征、失眠、头晕、性欲减退、血精等。

2. 实验室检查 在无继发性附睾炎存在或慢性感染急性发作时,血象一般正常,白细胞数不升高,前列腺按摩液中常可发现大量的炎症细胞,前列腺液中大量充满脂质的巨噬细胞与前列腺炎症的存在有着显著相关,当有继发性膀胱炎时,中段尿可为脓尿和细菌尿,其致病菌与感染前列腺的病原菌一致。

三、微创埋线治疗

慢性前列腺炎属于中医学"淋症"、"癃闭"、"精浊"的范畴,其病因系肾气不足、肝郁气滞、膀胱气化无力所致,以循经辨证相结合。虚证以补肾益气、健脾化湿为主;实者以理气活血、清热化湿为主。

1. 取穴　采用三维取穴法。

(1)脏腑背俞穴:膀胱俞、肾俞。

(2)任督二脉穴:水分、气海、关元、曲骨。

(3)循经取穴:足三里、阴陵泉、水道、归来。

(4)经验配穴:湿热下注加天枢、阳陵泉,脾虚气陷加脾俞、气海、关元、胃俞、中脘,下元虚衰加肾俞、关元、太溪、涌泉,气滞血瘀加血海、行间、太冲。

2. 操作要点　每次根据症状选 5～10 穴,膀胱俞、肾俞可直刺植入线体。中极、关元稍斜向阴部刺入,以有针感向阴部放射为佳。

四、临证经验

穴位埋线联合特拉唑嗪法治疗尿失禁　穴位取长强穴、三阴交、会阴、膀胱俞、肾俞、足三里、关元。方法:患者仰卧,穴位处用碘消毒,用一次性埋线针将线体埋植于皮下组织或肌层内,针孔处贴上创可贴即可。上述穴位交替使用,10 天治疗 1 次;联合特拉唑嗪片睡前半小时 2 mg 口服,治疗 30 天。

五、临床治疗分析

本病属中医学"淋浊"的范畴。《诸病源候论》谓:"诸淋者,由肾虚而膀胱热故也……肾虚则小便数,膀胱热则水下涩、数而且涩,则淋沥不宣。"故淋浊的发生与肾虚及膀胱湿热关系密切,因此取穴选肾俞以补肾固精为治本之法,足三里补中焦之正气,膀胱俞清热利湿,加强膀胱气化以利湿浊;阴陵泉利水湿;上穴可起到通经活络、调补肾气、增加膀胱的气化功能。

下腹部水分、气海、关元、曲骨、水道、归来穴位可调补元气,疏通经络,行气解郁,通利膀胱,活血化瘀,达到行气通络,化瘀利水,止痛的目的。中极、会阴穴为足太阳膀胱经经穴,二穴均位于骶尾部,又为局部取穴,气至病所,有调整膀胱经经气,恢复膀胱气化的作用。神门穴宁心安神,共同达到治疗效果。

据文献报道,针灸刺法能引起局部副交感神经兴奋、血管扩张、毛细血管网络增多。采用强刺膀胱俞、强调麻胀感向会阴部放射,可改善前列腺体局部血液循环,有利于炎症吸收和消散,疼痛缓解。

第十四章

妇科疾病

第一节　月 经 不 调

月经不调是妇科最常见的疾病,包括痛经、月经提前、月经推迟、经期延长、月经过多、月经过少、闭经等。月经不调具体表现为月经周期或出血量的异常(包括不规则子宫出血、功能性子宫出血、绝经后阴道出血),月经前、经期时的腹痛及全身症状。

引起月经不调的原因有两大类:一是神经内分泌功能失调,主要是下丘脑-垂体-卵巢轴的功能不稳定或是有缺陷,即月经病;二是器质病变或药物等原因引起,包括生殖器官局部的炎症、肿瘤及发育异常、营养不良;颅内疾患;其他内分泌功能失调,如甲状腺、肾上腺皮质功能异常、糖尿病、席汉综合征等;肝脏疾患;血液疾患等。使用治疗精神病的药物;内分泌制剂或采取宫内节育器避孕者均可能发生月经不调。微创埋线主要治疗临床确诊的神经内分泌功能失调性月经病,应排除上述各种器质性原因形成的月经不调。

一、临床表现

月经不调主要表现为月经周期、经色、经量、经质等不规律的变化,并可伴有头晕、腰酸、小腹隐痛或胀痛、心烦易怒、畏寒喜暖等。

二、诊断要点

月经周期正常者为 28 天左右,但 21～35 天也属正常范围;经期,正常者 3～7天;经量,一般行经总量为 50～80 ml。若超出此正常范围,诊断为月经不调。

1. **月经先期**　月经周期提前 7 天以上,月经量基本正常,连续出现 2 个月经周期以上。

2. 月经后期 月经周期延后 7 天以上,月经量基本正常,连续出现 2 个月经周期以上。

3. 月经先后不定期 月经周期或前或后 1～2 周者,经期长而经量不太多,连续出现 2 个月经周期以上。

4. 月经过少 月经周期正常,经量明显少于既往,不足 2 天,甚或点滴即净者。

5. 经期延长 月经周期正常,经期超过 7 天以上,甚或 2 周才净者。

6. 月经过多 月经周期规则,经量多>80 ml。

三、微创埋线治疗

月经病虽然有先期、后期、不定期的周期异常,量多量少的经量异常,以及经期延长,但病因病机上不外乎肝脾肾三脏,虚实、寒热、郁瘀三方面。治疗上当调肝、健脾和益肾为根本大法。在处方选穴方面以背俞穴的肝俞、脾俞、肾俞为基础,任脉穴的中脘、关元、气海补气血、调冲任,辅助以清热、散寒、行气、活血经穴即可处方。实证如单纯的血热、瘀血和肝郁应注意慎用背俞穴。

1. 取穴

(1) 月经先期:分为气虚和血热两类。

1) 气虚型:主要涉及脾肾二脏,表现为脾气虚症状,如经期提前,或兼量多,色淡质稀,神疲肢倦,气短懒言,小腹空坠,纳少便溏,舌淡红,苔薄白,脉缓弱;肾气虚症状,如经期提前,量少,色淡黯,质清稀,腰酸腿软,头晕耳鸣,小便频数,面色晦暗或有暗斑,舌淡暗,苔薄白,脉沉细。取穴以背俞穴和相应的原穴为主,兼取气海与三阴交。

取穴:脾俞、肾俞、足三里、太溪、气海、三阴交。

2) 血热型:以清热为主,兼以疏肝和养阴。

A. 阴虚血热证:经期提前,量少,色红质稠,颧赤唇红,手足心热,咽干口燥,舌红,苔少,脉细数。

取穴:三阴交、太溪、血海、地机、行间。

B. 阳盛血热证:经期提前,量多,色紫红,质稠,心胸烦闷,渴喜冷饮,大便燥结,小便短赤,面色红赤,舌红,苔黄,脉滑数。

取穴:曲池、血海、地机、外关、行间。

C. 肝郁化热证:经期提前,量多或少,经色紫红,质稠有块,经前乳房、胸胁、少腹胀痛,烦躁易怒,口苦咽干,舌红,苔黄,脉弦数。

取穴:蠡沟、行间、阳陵泉、阴陵泉、期门、太冲。

(2)月经后期:本病主要由营血不足,血海空虚,月经不能按时满溢,或由寒客胞宫,或肝郁气滞,气血运行受阻,经脉凝滞,冲任受阻而致。常见分型有肾虚、血虚、血寒、气滞和痰湿。

1)肾虚型:表现为经期错后以及肾虚系列症状,治宜补肾益气调经。

取穴:肾俞、命门、关元、太溪。

2)血虚型:表现为经期错后以及血虚系列症状,治宜补血调经。

取穴:公孙、三阴交、血海、足三里、地机。

3)血寒型

A. 虚寒证:表现为经期错后与虚寒系列症状,治宜扶阳祛寒调经。

取穴:命门、关元、肾俞、脾俞、太溪、血海、地机。

B. 实寒证:表现为经期错后与实寒系列症状,治宜温经散寒,活血调经。

取穴:命门、足三里、水道、大椎、曲池。

4)气滞型:表现为经期错后与气滞系列症状,治宜理气行滞,活血调经。

取穴:蠡沟、三阴交、阴陵泉、行间、太冲、血海。

5)痰湿证:表现为经期错后与气滞系列症状,治宜燥湿化痰,活血调经。

取穴:足三里、丰隆、阴陵泉、行间。

(3)月经过多:本病分气虚、血热和血瘀。主要为冲任不固,经血失于制约而致经血量多。

1)气虚型:表现为行经量多与气虚系列症状。治宜补气升提,固冲止血。

取穴:血海、地机、百会、气海、子宫穴。

2)血热型:表现为经行量多与血热系列症状。治宜清热凉血,固冲止血。

取穴:三阴交、血海、隐白、曲池。

3)血瘀型:表现为经行量多与血瘀系列症状。治宜活血化瘀,固冲止血。

取穴:曲池、合谷、三阴交、血海、行间、水道。

(4)月经过少:本病主要为精血亏少、冲任不足或寒凝瘀阻,冲任气血不畅,血海满溢不多而致。

1)肾虚型:表现为月经量少与肾虚系列症状。治宜补肾益精,养血调经。

取穴:太溪、肾俞、三阴交、气海、关元。

2)血虚型:表现为月经量少与血虚系列症状。治宜补血益气调经。

取穴:血海、地机、三阴交、脾俞、关元。

3)血寒型:表现为月经量少与血寒系列症状。治宜温经散寒,活血调经。

取穴：行间、太冲、曲池、血海、地机。

4）血瘀型：表现为月经量少与肾虚系列症状。治宜活血化瘀，理气调经。

取穴：太冲、蠡沟、血海、气海。

2. 操作要点　每次根据病情和辨证选择 5～10 穴，一般双侧取穴，背俞提捏进针斜向脊柱植入线体，腹部子宫穴容易出现皮下瘀血，埋线后应延长压迫时间，其余穴位依据经络循行和迎随补泻植入线体。每周 1 次，10 次为 1 个疗程。

四、临证经验

1. 埋线治疗宫内放置节育环后经期延长　取穴：主穴取阴分、气海、关元、三阴交。配穴：气血亏虚者配足三里、脾俞、肾俞、归来，血热者配血海、中极，瘀血者配地机、血海，肾阴虚者配太溪、肾俞，肾阳虚者配命门、肾俞。每次依辨证取 3～4 个穴位进行理线，每次选用的穴位不同于前 1 次，每月埋线 1 次，连续 3 次为 1 个疗程。

2. 穴位埋线治疗月经过少　主穴：气海、关元、子宫、次髎。配穴：肾虚型加肾俞，血虚型加膈俞，血寒型加关元俞，气滞血瘀型加气海俞，痰湿阻滞型加脾俞。次髎直刺，气海、关元沿前正中线向下斜刺，子宫向内下方斜刺，背俞穴向脊柱方向斜刺，深度 1.5～2 cm。分别于月经周期的第 7 天和第 20 天给予治疗，每个月经周期治疗 2 次，连续治疗 2 个月经周期，共穴位埋线 4 次。

3. 穴位埋线配合艾灸治疗月经后期　主穴取气海、关元、三阴交。配穴：①兼血寒凝滞，加肾俞、膀胱俞、归来。②兼肝血亏虚，加脾俞、足三里、血海。③兼肝气郁滞，加肝俞、阳陵泉、太冲。每次治疗主配穴各取一对（均双侧取穴），交替使用。每 10 日埋线 1 次，3 个月为 1 个疗程。月经期暂停埋线。另在以关元穴、归来穴为中心，向外周扩展 1～3 寸的部位，用点燃的艾条施以回旋灸 20 min，施灸隔天 1 次，月经期及埋线当天停灸，疗程与埋线治疗一致。就诊时教会患者施灸方法，可在家自行施灸。

五、临床治疗分析

月经不调是妇科疾病中的常见病和多发病，往往提示体内有内分泌等病变。中医学认为，该病主要是七情所伤或外感六淫，或先天肾气不足，多产房劳，劳倦过度，使气血失调，脏腑功能失常，尤以肝、脾、肾功能异常为主，导致冲、任、带脉损伤。数伤于血，以致阴血不足，气分偏盛，往往形成气血失调，脏腑功能失常，以致冲、任、督、带损伤而产生月经不调。此外，继发于医源性损伤，如药流、人流、医疗操作不当损伤胞宫胞络,或用药失误等均可影响冲任二脉的功能而致月经不调。

因各种原因所致的月经失调,可因人的体质强弱、气血虚实、寒热偏颇而有各种表现,局部症状也不尽相同。如经血色淡为血虚,色紫或鲜为血热,但同为虚证,有脾虚、肾虚的不同,气虚、血虚各异;同为血热,又有肝阴不足、郁久化热和肝肾阴虚、虚火内扰的不同;经量的多少,也可因体质禀赋不同而有异。如禀赋素盛,阳气有余之妇,气有余便是火,热迫血行,则其量必多;而禀赋素弱之人,气虚血少,故其经量亦少。又如月经先期多热,后期多寒,若其人脏腑亏损,冲任不固,月经多先期而至,而患热性病的患者,若血热津伤,经脉干涩,阴血损耗,形成经迟。

月经不调重在调经,调经之法重在调气和血。实际上,由于脏腑和气血关系密切,调和气血与脏腑的调理是相辅相成的,只是作用重点的不同。从脏腑功能而言,则包括补肾、补脾和疏肝。肾藏精而为水火之脏,精血相生,冲任二脉所系,又为先天之本,元气之根,主藏精,是人体生长发育生殖的根本,故调经之本在肾。补肾包括温补肾阳和滋补肾阴。对于肾阳不足、命门火衰而致的月经后期、月经过少、月经先后不定期等,治宜温肾暖宫、补命门之火。对于肾阴不足,真阴亏损而致的月经后期、月经过少、闭经或月经先期、崩漏、月经前后诸证等,治宜滋肾养阴、填精益髓。对于脾胃虚弱,化源不足所致的月经后期、月经过少等,治宜健脾益气。肝的疏泄直接影响月经的化生和期、量的调节,若肝失条达,疏泄失常,必然导致月经不调,故疏肝、调肝也是月经不调重要治法之一。

穴位埋线治疗月经不调所取穴既包含了肝俞、脾俞、肾俞,可疏肝活血、益气摄血、调补肾之阴阳;亦包含了气海、中极、关元等任脉经穴,补肾培元、益气和血。循经取穴选用脾经本穴血海、三阴交,前者理血调经,后者益气养血,综合使用达到调理冲任、止血调经的效果。太冲、行间分别为肝经原穴和荥穴,功能疏肝理气、平肝理血,故血瘀甚者用之。太溪为肾经原穴,能滋肾之阴而凉肝之血,曲池系手阳明经合穴,具清热凉血之功,故血热者取之。足三里能扶正培元、益气养血,气穴可益气调经,故气虚者选之。

临床上月经不调疾病虽然比较复杂,但不外乎气、血、脏、腑的寒、热、虚、实变化以及瘀血和痰湿等病理产物的影响。治疗时,首先根据病情的轻重、久暂和患者证候,治法上分清以调和气血为主,以调理脏腑为主和以去除瘀血、痰湿等病理产物为主要方式,然后选择穴位组成配方治疗。除了上述的选穴原则外,在治疗上也经常配合某些下腹部经穴、腰部经穴和奇穴进行治疗,如子宫、大赫、八髎等穴。次髎是治疗月经病之经验要穴。子宫穴是子宫、输卵管和卵巢在体表的投影范围,刺激子宫穴是直接针对女性生殖器的调理手法,在此基础上加之辨证配穴,可达到治病求本之效果。

第二节　原发性痛经

痛经是月经期和月经期前后出现的周期性下腹痛,常发生在月经前和月经期,偶尔发生在月经期后数日内。下腹痛呈痉挛痛和胀痛,可放射至腰骶部、大腿内侧及肛门周围。可伴有面色苍白、恶心、呕吐、全身或下腹部畏寒、大便频数,剧痛时可发生虚脱,甚至昏厥。痛经常持续数小时或 1～2 天,一般经血畅流后,腹痛缓解。本病以青年妇女较为常见,是妇女常见病之一。痛经可分为原发性痛经和继发性痛经。原发性痛经指经妇科检查,生殖器官无明显器质性病变者,多发生于月经初潮后 2～3 年青春期少女或已生育的年轻妇女。继发性痛经是指生殖器官有明显的器质性病变者,经妇科检查、B 超、腹腔镜等技术检查有盆腔炎、子宫肿瘤、子宫内膜异位病变者。

一、临床表现

原发性痛经常发生于有排卵月经,因此一般在初潮后头 1～2 年尚无症状或仅有轻度不适。严重的痉挛性疼痛多发生于初潮 1～2 年后的青年妇女。如一开始出现规律性痛经或迟至 25 岁后发生痉挛性痛经,均应考虑有其他异常情况存在。痛经大多开始于月经来潮或在阴道出血前数小时,常为痉挛性绞痛,历时0.5～2 h。在剧烈腹痛发作后,转为中等程度阵发性疼痛,持续 12～24 h。经血外流畅通后逐渐消失,亦偶有需卧床 2～3 天者。疼痛部位多在下腹部,重者可放射至腰骶部或股内前侧。约有 50％以上患者伴有胃肠道及心血管症状,如恶心、呕吐(89％)、腹泻(60％)、头晕(60％)、头痛(45％)及疲乏感(85％),偶有晕厥及虚脱。

二、诊断要点

(1) 初潮后 1～2 年内发病。

(2) 在出现月经血或在此之前几个小时开始痛,疼痛持续时间不超过 48～72 h。

（3）疼痛性质属痉挛性或类似分娩痛。

（4）妇科双合诊或肛诊阴性。可得出原发性痛经的诊断。

痛经程度可分为3度。①轻度：经期或其前后小腹疼痛明显，伴腰部酸痛，但能坚持工作，无全身症状，有时需要服止痛药。②中度：经期或其前后小腹疼痛难忍，伴腰部酸痛，恶心呕吐，四肢不温，用止痛措施疼痛暂缓。③重度：经期或其前后小腹疼痛难忍，坐卧不宁，严重影响工作学习和日常生活，必须卧床休息，伴腰部酸痛，面色苍白，冷汗淋漓，四肢厥冷，呕吐腹泻，或肛门坠胀，采用止痛措施无明显缓解。

三、微创埋线治疗

痛经的发生，主要与肾虚、血瘀和寒凝有关。治疗方面，依据其病因病机，从三方面入手，补肾、散寒和化瘀。

1. 取穴　采用三维配穴。

（1）脏腑背俞穴：肾俞。

（2）任督二脉穴：中极、关元。

（3）循经取穴：三阴交、足三里。

（4）经验配穴：次髎、子宫。

（5）配穴：气血虚弱者加气海，肾气亏损者加太溪，气滞血瘀者加膈俞，寒凝血瘀者加归来，湿热瘀阻者加血海。

2. 操作要点　治疗时间以月经来潮前2、3天为宜。每7天治疗1次，一般治疗2～3次即可痊愈或疼痛缓解。

四、临证经验

1. 脊背穴埋线配温针治疗痛经　脊背穴埋线方法：穴选胸6穴（第6胸椎棘突上缘）、腰1穴（第1腰椎棘突上缘）、腰4穴（第4腰椎棘突上缘）。于月经来潮前7～10天采取一次脊背埋线治疗。患者俯卧于床上，选好穴位做好标记，常规皮肤消毒，右手持针，针尖向下与皮肤成30°～45°角进针，然后将针体放平，进针于皮下2.5～3.5 cm，将线植于皮下。同时于脊背穴埋线第2天至月经来潮行温针治疗。取穴关元、中极、天枢、三阴交。常规毫针针刺后，针柄上套以2～3 cm长艾条，从底部点燃，穴周皮肤用姜片敷盖，以免烫伤，每日1次，至月经来潮为1个疗程。

2. 背俞穴埋线配合艾灸治疗原发性痛经　主穴选择膈俞、肝俞、大肠俞、合谷、三阴交，均取双侧。配穴：气滞血瘀型配气海、血海，肾虚型加肾俞。配合温灸，寒凝型灸关元 30 min，气滞血瘀型灸次髎 15 min，肾虚型灸肾俞 30 min。另取穴：神门、内分泌、子宫、皮质下。气滞血瘀型加肝、膈，肾气虚型加肾。方法：用王不留行籽贴压；每日嘱患者按压 3 次，每次每穴按压 30 s。月经干净后 3 天开始进行穴位埋线，10 天 1 次，连续治疗 3 个月经周期。温灸及耳穴治疗于穴位埋线结束后进行。

3. 穴位埋线加耳穴压豆治疗痛经　采用耳穴压豆治疗，主穴取子宫、卵巢、内分泌、交感、神门、皮质下、肾、肝、脾、屏间，每次取 6 穴，两耳交替使用，每日按压 6～8 次，以耳廓发热为佳，隔日 1 次，3 个月为 1 个疗程。在上述治疗的基础上，加穴位埋线。取穴气海、关元、气穴、水道、归来、足三里、血海、三阴交、太冲、肾俞、肝俞等。10～15 天埋线 1 次，3 个月为 1 个疗程。治疗时间最好为月经干净后或月经前 7 天。

五、临床治疗分析

女子以血为用，一旦凝滞不行，则成为痛经的重要致病因素，"痛则不通，通则不痛"是痛经的重要病理机制，只有导致气血运行失调，冲任、胞脉瘀阻方能引起痛经。从痛经的临床症状分析，多伴腰膝酸软冷痛、腹部坠胀、精神不振、头晕乏力、月经失调等肾虚症状，肾虚往往是痛经发病的内在原因。形成痛经的外因，一方面在于青春期妇女经期保健意识薄弱，经期受寒，或过食寒凉冰冷，致使寒邪客于胞中，血被凝滞，气失温运，冲任、胞脉血行不畅，不通则痛。寒凝血脉则泣而不行，脉络不通，故寒邪是致胞脉瘀阻的主要原因。另一方面，七情失调也是引起痛经的一个重要因素。情志不舒引起肝气郁结，气机壅滞，运行不畅，形成气滞，气滞则血亦滞，造成痛经。

脊背穴是指在背部正中线上取穴，沿皮下针刺以治疗疾病的一种疗法。因其主要针刺部位在督脉，而督脉起于胞中，循脊背上项入脑，是阳经之海，其络脉左右别走于足太阳经，通过背俞穴的转输，与五脏六腑相联系。脊背针以督脉经穴为刺激点，激发督脉经气，能振奋元阳，加强卫外调节功能，从而达到治疗疾病的目的。脊背穴埋线对穴位的刺激量大且刺激时间长，从而达到通经活血调整阴阳平衡的作用。关元、中极属局部取穴，又同归任脉，任脉亦起于胞中，对女性生殖系统疾病的治疗效果显著；天枢位于腹部脐旁，归足阳明胃经，阳明经多气多血，行气活血止痛的功能较好；足三阴经的交会穴三阴交，能调节经血的统摄和蓄藏。加之以艾条温针，更能加强温经通络、化瘀止痛的作用。耳穴压豆法，是用胶布将药豆准确地粘贴于耳穴处,给予适度的揉、按、捏、压,使其产生酸、麻、胀、痛等刺激感应,以达到治疗目的的一种外治疗法,治疗痛经效果较好。

第三节 闭 经

闭经是妇科疾病常见症状。凡妇女年满 18 岁或第二性征发育成熟 2 年以上仍无月经来潮者称为原发性闭经,与先天发育缺陷和遗传因素有关,较为少见。临床上常见的是继发性闭经,即妇女已行经,或已经建立了月经周期,而又中断达 6 个月以上者,为继发性闭经。其病因是下丘脑-垂体-卵巢轴的神经内分泌调节,靶器官子宫内膜对性激素的周期性反应和生殖道的通畅,其中任何一个环节发生障碍均可导致闭经。继发性闭经病因复杂,以下丘脑性闭经最常见,依次为垂体、卵巢及子宫性闭经。此外还有因生殖道闭锁而致的闭经称为假性或隐性闭经。青春期前、哺乳期、妊娠期或绝经后的闭经,属生理性闭经。根据解剖部位不同,可分为子宫性、卵巢性、垂体和下丘脑性闭经。中医文献中有"闭经"、"不月"和"月事不来"等记载。其他如多囊卵巢综合征、产后大出血导致的席汉综合征、人流手术后等都可导致闭经。另有溢乳闭经、肥胖性闭经、厌食性闭经、结核性闭经和药物性闭经等。

一、临床表现

无月经或者月经停止。①原发性闭经:年龄超过 16 周岁,女性第二性征已发育,月经还未来潮,或年龄超过 14 周岁,尚无女性第二性征发育。②继发性闭经:正常月经建立后月经停止 6 个月,或按自身原来月经周期计算停经 3 个周期以上。较多患者伴有腰酸、神疲、头晕、少腹及胸乳胀满不舒、肥胖等。

二、诊断要点

(1) 有典型的临床表现。

(2) 体格检查:全身发育状况有无畸形。妇科检查应注意内、外生殖器的发育,有无先天性缺陷、畸形,腹股沟区有无肿块,女性第二性征,如毛发分布、乳房发育是否正常、乳房有无乳汁分泌等。

(3) 子宫检查:①宫腔镜检查:了解宫腔深度、宽度、形态、有无畸形、有无粘连,取内膜检查有无病理变化。②腹腔镜检查:直视子宫及性腺外观,除外先天发育异常,必要时取卵巢活检。③子宫输卵管造影:了解有无宫腔病变或宫腔粘连。④药物试验检查:孕激素和雌激素试验,观察子宫内膜有无反应。⑤子宫内膜活检和诊断性刮宫。

(4)卵巢功能检查:①阴道黏液结晶检查:了解雌激素水平。②宫颈黏液结晶检查:了解雌激素水平及有无孕激素影响。③基础体温的测定:了解有无排卵及黄体功能。④雌孕激素水平测定:了解卵巢功能。

(5)垂体功能检查:①测定血中 PSH 和 LH 含量:若高于正常水平提示卵巢功能低下,若低于正常水平表示垂体功能或更高中枢功能低下。②垂体兴奋试验:了解垂体对 GnRH 的反应性。③血中 PRL 测定:以鉴别 PRL 的功能性分泌增多与垂体腺瘤。④蝶鞍 X 线片或 MRI 检查。以除外垂体肿瘤。

(6)盆腔 B 超检查:观察盆腔有无子宫、子宫大小形态及内膜情况,卵巢大小形态、卵泡数目等。

(7)染色体检查:除外性发育异常。

(8)其他检查:胰岛素、雄激素等测定

三、微创埋线治疗

根据中医学闭经辨证分为 3 种证型:实证、虚证及虚实夹杂证。实证包括肝郁气滞证、气滞血瘀证、寒凝血瘀证、痰湿瘀阻证。虚证包括气血虚弱证、肾虚证、阴虚血燥证。治疗多取任脉经穴,背俞穴,配以肝、脾、胃经的经穴。

1. 取穴

(1)脏腑背俞穴:肾俞、脾俞。

(2)任督二脉穴:关元、中极、中脘。

(3)循经取穴:足三里、三阴交、血海、丰隆、太冲。

2. 操作要点 以上穴位,每次根据病情选择 5~10 穴,关元、中极、中脘直刺,肾俞、脾俞提捏进针斜向脊柱植入线体,足三里、三阴交、血海、丰隆、太冲依据经络循行和迎随补泻植入线体。也可根据辩证取穴,如肾气不足多用肾俞,气血亏虚多用足三里、脾俞,痰湿阻滞多用足三里、丰隆,阴虚内热多用行间,血寒凝滞多用中脘,气滞多用太冲。

四、临床治疗分析

闭经是临床常见的病证,也是造成不孕症的重要因素之一。《妇科切要》指出:"妇人无子,皆由经水不调"。其发病与卵巢内分泌功能紊乱有关。中医学认为,妇女以血为本,气血化生于脾,脾统血;肾藏精,精化血。肝藏血,主疏泄,肝气条达则血脉通畅,经候如常。若脾肾气虚或肝失调达,则经血生化无源或血脉不通,表现为月经量少最终导致闭经,因此闭经的发生与肝脾肾功能失调有密切的关系。此外,由于气机郁滞,或阳气衰微不能正常运行津液,使津液停留积聚,逐步蕴结成痰。或五脏六腑气血功能失调,使血液运行不畅,产生瘀血,也可以阻滞冲任,发生闭经。因此,闭经的治疗在于补、调、通。补之基础在于补益脾气,调之要在于调理肝肾,通之法在于去除痰湿与瘀血。经闭者,月水不通,必以通为治。临床上,闭经之证多虚实夹杂,缠绵难愈,很多闭经患者调治时则经行,停止治疗后又闭止,治非一日之功,不可妄行攻补,急切图功。所以,临床应该注意巩固疗效,或兼用滋阴养血生津药物,提高治疗效果。

第四节　功能失调性子宫出血

功能失调性子宫出血是由内分泌失调所引起的子宫内膜异常出血,简称功血,俗称崩漏。临床上以阴道不规则流血,甚至出现贫血为特征。多因内分泌功能障碍、全身性疾病或生殖器官疾病引起。凡月经周期及月经量与正常月经周期不同者均属此范畴。本病属中医学"崩漏"范畴,即阴道不规则流血,来势急骤,忽然暴下,称经崩;来势缓者,淋漓不断,谓之曰漏。二者常交替出现,互相转化。

一、临床表现

无排卵性功血患者可有各种不同的临床表现。临床上最常见症状是子宫不规则出血,特点是月经周期紊乱,经期长短不一,出血量时多时少,甚至大量出血。有时先有数周或数月停经,然后发生阴道不规则流血,血量往往较多,持续 2～3 周或者更长时间,不易自止;有时则一开始即为阴道不规则流血,也可表现为类似正常月经的周期性出血。出血期无下腹疼痛或其他不适,出血多或时间长者常伴有贫血。妇科检查子宫大小在正常范围,出血时子宫较软。

有排卵性月经失调较无排卵性功血少见,多发生于生育年龄妇女。患者虽有排卵功能,但黄体功能异常。常见有两种类型:①黄体功能不足一般表现为月经周期缩短,因此月经频发。②子宫内膜不规则脱落一般表现为月经间隔时间正常,但经期延长,长达 9～10 天,且出血量多。

二、诊断要点

1. 无排卵功血

(1) 病史：月经周期、经期不规则，经血量或少或多，甚至因失血多而休克，常见于青春期或更年期妇女，无痛经或经前乳胀等现象。

(2) 检查：青春期妇女乳房发育略差，子宫略小，双侧卵巢可略小或略大，B超检查见卵泡，BBT单相；更年期妇女子宫正常或略大，卵巢无特殊，月经前诊断性刮宫内膜呈增生期或增生过长表现。血FSH、LH水平可略低，血E_2水平偏低或正常，血T水平可正常或略高。

2. 有排卵功血

(1) 病史：月经周期规则或缩短为20天左右，经期正常或持续7天以上可达10余天，经前可有短期乳胀、少腹胀，来潮时伴轻度下腹不适，常有不孕或早孕时流产。

(2) 检查：BBT监测、诊断性刮宫及激素水平测定。

3. 鉴别

(1) 全身性疾病：如血液病、高血压病、肝病及甲状腺功能低下等。

(2) 不同时期的出血性疾病：如青春期、生育期、绝经期的出血性疾病。

三、微创埋线治疗

崩漏的发生主要是冲任损伤，经血失去制约而非时妄行。常见病因有血热、血瘀以及脾肾两虚等。可突然发作，也可由月经不调发展而来。

1. 主穴　气海、关元、三阴交。

2. 辨证

(1) 血热、血瘀证：①症状：发病急，出血量大，色深红或紫红，质黏稠夹有少量血块，小腹疼痛，患者头晕面赤，口干欲饮，便秘尿赤，舌红或紫暗或有瘀斑，苔薄黄。②治法：清热凉血，活血化瘀，加取大椎、曲池、太冲、血海、大敦等穴。

(2) 脾肾两虚：①症状：出血量多或淋漓不断，色淡红而清，伴有神疲气短，面色苍白，或形寒畏冷，腰膝酸痛，头晕耳鸣，或五心烦热，口干咽燥，舌淡红苔薄白，脉细数或细无力。②治法：温补中焦，滋补肾气之法。加取脾俞、足三里、肾俞、神阙。

四、临证经验

1. 补肾止血汤加埋线治疗青春期无排卵型功血　选择在月经来潮的第5天

选取双侧三阴交穴埋线。治疗方用补肾止血汤：当归 30 g，白芍 20 g，熟地 30 g，枸杞子 20 g，杜仲 20 g，女贞子 20 g，旱莲草 20 g，续断 20 g，桑寄生 20 g，菟丝子20 g，血余炭 20 g，侧柏炭 20 g，紫珠草 20 g，仙鹤草 30 g，益母草 20 g。若热甚去熟地加栀子、生地，食欲不振加山药、白术，腹胀加制香附、枳壳，瘀血明显加蒲黄、五灵脂，水煎取汁，早晚各服 100 ml，30 天为 1 个疗程。

2. 丹参注射液合穴位埋线治疗功血证　在月经干净后 3～7 天，闭经用黄体酮撤退性出血后，选取三阴交穴，治疗时应用丹参注射液浸泡线体 3 分钟，植入三阴交穴位，深度为 1 寸。

五、临床治疗分析

崩漏有时表现为以崩为主，有时表现为以漏为主，也有崩漏交替出现的，崩和漏可以互相转化，其原因主要是由于冲任二脉不固。从年龄上来看，青春期患者患有崩漏多与先天肾气不足有关，育龄期患者多为肝郁血热，绝经期患者多为肝肾亏损或脾肾两虚。从病程上分析，崩漏日久，常见气血虚损，治疗上以补气固摄为治疗要法。脏腑功能失调与冲任督带损伤是妇科疾病基本病理机制，脏腑中以肝、脾、肾三脏关系最为密切。

临床治疗崩漏选穴规律多取任脉经穴、脾经、肝经经穴为主。足少阴经经穴肾藏精，主封藏，"任之本在肾"，"胞络者系于肾"，肾与胞宫、胞脉关系密切。肾气不足、肾阴亏损或肾阳衰微以致肾阴阳失调，影响冲任二脉的调节，而致崩漏，多用然谷、太溪。肝藏血，主疏泄，肝气疏泄太过与不及均可导致妇人诸多疾病，多用行间、太冲。如《类经图翼》有"行间主崩漏"记载。脾主运化，司统血，脾胃为后天之本，气血生化之源。《人镜经附录全书》也有"脾胃虚弱，故不能制约其血，倏然暴下谓之崩中，亦有非时血行，淋漓不断谓之漏下"的记载，常用穴有隐白、公孙、三阴交、地机、阴陵泉、血海、天枢、足三里等。

隐白穴为历代医家治疗崩漏的常用经验效穴。但是此穴位于足趾末端，不易埋入线体，此时可以将线体剪短埋入，或改用针刺或灸法。关元、气海、三阴交三穴并用能调理肝、脾、肾三脏及冲任二脉，活血化瘀、补气摄血。三阴交为肝脾肾三经之会，可使肝气得疏，脾土得建，肾气得冲而冲任自调。肾俞为肾脏精气汇聚之处，关元为元气之所在，二穴可滋补肾气、调理冲任。对于育龄期妇女常见的血热证和肝郁，可以取大椎、曲池凉血清热，也可以用太冲与大敦二穴相伍清肝、凉血、止血、泻热。血海调理血分，祛瘀而生新。脾俞、足三里通过培补中气、摄血制崩。

第五节　围绝经期综合征

围绝经期综合征是指由于卵巢功能衰退，雌激素分泌而引起自主神经系统功能失调的症候群。多好发于 40～50 岁之间的妇女。临床多表现为阵发性烘热、出汗、胸闷气短、心悸、眩晕、血压忽高忽低、易激动、紧张，有时抑郁、好哭或皮肤异样感觉等。属妇科常见病之一。

一、临床表现

1. 心血管症状　潮热、汗出、心悸、胸闷、高血压（收缩压升高）等。

2. 精神和神经症状　忧虑、抑郁、易激动、失眠甚则喜怒无常等。

3. 骨及关节症状　关节痛、肌肉痛、腰背痛、夜间抽筋及身高减低、关节变形等。

4. 内分泌异常　主要是血清垂体促卵泡刺激素（FSH）、促黄体生成素（LH）水平明显升高，FSH/LH＞1，雌二醇（E_2）水平明显下降。

二、微创埋线治疗

中医学认为妇女在绝经前后，肾气渐衰，冲任二脉虚衰，生殖功能逐渐减退以致丧失，脏腑功能逐渐衰退，使机体阴阳失衡，而导致该病。肾虚是致病之本。在病机方面，早期以肾阴虚为主，后期以肾阳虚为主。治疗时应首先考虑滋养肾阴，佐以潜阳；或温肾扶阳，佐以温中健脾。①肾阴虚型。妇科证候特点：月经先期或不定期，经色鲜红，量多或量少。全身症状：头昏耳鸣，失眠多梦，烘热汗出，五心烦热，皮肤瘙痒或如虫行，腰酸膝软，口干或便干，舌红少苔，脉细数。②肾阳虚型。妇科症候特点：月经量多，崩漏或闭经，色淡或黑青，有块。全身症状：腰膝酸软，面目肢体水肿，形寒肢冷，便溏，尿频失禁，舌淡，苔薄，脉沉细无力。

1. 取穴　三维配穴。

（1）脏腑背俞穴：肾俞、肝俞、脾俞。

（2）任督二脉穴：中脘、关元。

（3）循经取穴：三阴交。

（4）配穴：肾阴虚型配太溪、曲池、血海，肾阳虚型配天枢、阴陵泉、足三里。

2. 操作要点　每次根据病情和辨证选择 5～10 穴，背俞提捏进针斜向脊柱植入线体,中脘、关元直刺,其余穴位依据经络循行和迎随补泻植入线体。每周 1 次,10 次为 1 个疗程。

三、临证经验

1. 耳穴压豆结合穴位埋线治疗围绝经期综合征　穴位埋线疗法取穴肝俞、脾俞、肾俞、气海、三阴交。肾阴虚者加太溪、照海,肾阳虚者加关元、命门。14 天埋线 1 次,3 个月为 1 个疗程,共 1 个疗程。配合耳穴压豆取穴:内分泌、内生殖器、交感、神门。在穴位处用耳穴探测仪寻找敏感点,用胶布贴压王不留行籽于敏感点,嘱患者每日自行按压 3 次(早、中、晚),压时使耳穴有酸胀疼痛感觉,强度以受试者能耐受为度,每次约 5 min,双耳交替,10 天为 1 个疗程,休息 1 周后进入下 1 个疗程,共 3 个疗程。

2. 穴位埋线治疗围绝经期综合征　取穴以肾俞、命门、关元为主,配以心俞、肝俞、三阴交等穴。埋线 1 周 1 次,指导患者埋线 2 日后,每日睡前自行按压穴位 10~20 min。连续治疗 3 个月。

四、临床治疗分析

按其发病的时间,女性围绝经期综合征可分为绝经前期、绝经期、绝经后期症状。卵巢功能衰退是引起女性围绝经期综合征临床症状的主要因素。围绝经期综合征虽然是由于性生理变化所致,但发病率高低与个人经历和心理负担有直接关系。一般认为,妇女进入围绝经期后,家庭和社会环境的变化都可加重其身体和精神负担,使围绝经期综合征易于发生或使原来已有的某些症状加重。有些本身精神状态不稳定的妇女,围绝经期综合征就更为明显,甚至喜怒无常。对心理比较敏感的围绝经期妇女来说,生理上的不适更易引起心理的变化,于是出现了各种围绝经期症状。因此围绝经期综合征可以认为是内分泌因素(卵巢功能衰退、雌激素水平降低)、社会文化因素及精神因素(女性个体性格)3 种因素互相作用的结果。因此,注意心理调适十分重要。

《内经》说:"女子……七七任脉虚,太冲脉衰少,天癸竭,地道不通,故形坏而无子。"绝经前后证候多以肾虚精亏、心脾不足、肝失调和为主,表现为心、肝、脾、肾等脏腑病症,如潮热、汗出、心悸、胸闷、忧虑、抑郁、易激动、失眠等。但肾虚为诸症之本,所以治疗上应当选择补肾作为主要手段,选取肾俞、关元和三阴交作为主穴,然后根据症状表现选取相应的背俞穴进行治疗。妇女围绝经期潮热汗出是围绝经期综合征最典型的症状,复溜为足少阴肾经的经穴,具有培补肾气、滋阴摄阳之功效;阴郄为手少阴心经郄穴,具有养阴固表功效,两穴均是治疗各种汗证的特效穴。现代研究表明,针灸肾俞穴具有明显的调节性激素的作用,使雌二醇(E₂)、孕酮(P)含量升高,卵泡刺激素(FSH)含量明显降低,同时肾俞可以治疗绝经后骨质疏松症。研究证实,针刺具有调整下丘脑-垂体-性腺轴的功能。这些研究结果为进一步应用微创埋线治疗围绝经期综合征奠定了理论基础。

在中医学理论指导下,以益肝肾、滋阴降火为大法配穴,首选肾俞、命门、关元以补肾填精、培补先天之本;配以心俞、肝俞以滋阴养血、宁心安神;加用三阴交以降火除烦,从而达到标本兼治之功。选耳穴内分泌以调节内分泌性激素水平,选内生殖器穴以调整生殖系统,增强卵巢的功能,配以交感穴加强自主神经功能的调节,选神门穴镇静安神,诸穴配合,标本兼治,调和气血,协调脏腑经络,平衡阴阳,使阴阳平复。肝俞、脾俞、肾俞疏肝解郁、健脾补肾,三阴交为足三阴经交会之穴,配合气海共同培补肾气、调理冲任。

第六节　经前期综合征

经前期综合征是一种妇科常见的疾病,是指在月经前周期性发生的影响妇女日常生活和工作、涉及躯体、精神及行为的一系列症候群,严重者影响生活质量,月经来潮后,症状自然消失。

一、临床表现与诊断

经前期综合征主要临床表现可归纳为 3 类:一是躯体症状,表现为头痛、乳房胀痛、腹部胀满、肢体水肿、体重增加、运动协调功能减退;二是精神症状,表现为激怒、焦虑、抑郁、情绪不稳定、疲乏,以及饮食、睡眠、性欲改变;三是行为改变,表现为思想不集中、工作效率低、意外事故倾向、易有犯罪行为或自杀意图。

历代中医学典籍中虽无"经前期综合征"的病名,按其临床表现,本病散见于系列相关症状的篇章中,中医学常以主证命名,如"经行乳房胀痛"、"经行泄泻"、"经行浮肿"、"经行头痛"、"经行发热"、"经行身痛"、"经行吐衄"、"经行口糜"、"经行风疹块"、"经行情志异常"等。各种症状常出现在经前或经期,因而现代中医学将本病列为"月经前后诸证"。辨证分型包括如下①气血不足:心悸气短,少寐多梦,神疲体倦;②肝肾阴虚:腰膝酸软,两目干涩,五心烦热;③痰浊上扰:头晕头重,胸闷呕恶,纳呆腹胀;④气滞血瘀:乳房胀痛连及两胁,拒按,舌质紫暗有瘀点。

二、微创埋线治疗

经前期综合征一般可以在月经来潮前 5～7 天开始治疗,经期停止。从临床上来看,肝郁气滞为本病的核心病机,因此埋线治疗应该围绕疏肝理气,兼以镇静、养血、安神。

1. 取穴　三维配穴。

(1) 脏腑背俞穴:肾俞、肝俞、脾俞。

(2) 任督二脉穴:百会、膻中、关元、中脘。

(3) 循经取穴:太冲、三阴交。

(4) 经验配穴:气血不足配足三里、脾俞,肝肾阴虚配太溪、肝俞,痰浊上扰配脾俞、丰隆,气滞血瘀配合谷、膈俞,头痛、眩晕配印堂、太阳,乳房胀痛配内关、期门,情志异常、烦躁易怒配太冲、神庭。

2. 操作要点　每次根据病情和辨证选择 5～10 穴,背俞提捏进针斜向脊柱植入线体,百会、膻中植入皮下即可,其余穴位依据经络循行和迎随补泻植入线体。每周 1 次,10 次为 1 个疗程。

三、临证经验

1. 背俞埋线治疗经前期综合征　选穴:肝俞(双)、心俞(双)、脾俞(双)、肾俞(双)。疗程:每月经前 1 周内埋线 1 次,连续治疗 3 次。

2. 丹栀逍遥散配合穴位埋线治疗经前期综合征　取穴:内关、太冲、三阴交、双侧肝俞。经前 10 天埋线 1 次,配合中药内服方当归 10 g、白芍 15 g、柴胡 10 g、茯苓 15 g、白术 15 g、生姜 3 片、薄荷 10 g(后下)、甘草 6 g、丹皮 10 g、栀子 10 g。随证加减。从月经前 10 天开始服用至月经来潮,1 个周期共服用 10 剂。疗程为 3 个月经周期。

四、临床治疗分析

经前期紧张综合征是一组周期性发作于黄体期的躯体的、情感的、认识的和行为的功能失调症状。属于中医学"经行前后诸症"的范畴。医家大多从肝、脾、肾、气、血等方面进行辨证论治,主要分为肝郁气滞、脾肾阳虚、肝肾阴虚、心脾两虚、心肾不交等 5 型,据流行病学调查,临床上以肝郁气滞型最为常见。妇女以血为本、以气为用,历经经、孕、产、乳,屡伤于血,故使妇女处于阴常不足、阳常有余的状态,此为本病发生的内在条件,经前血海满盈,冲任二脉之气盛实,经行血海溢泻,由盈而虚,则全身阴血更显不足,因个体禀赋不同,阴阳盛衰及疾病、产、乳各异,经前、经期冲任气血的急剧变化,则引起脏腑功能失常,气血阴阳失调,至经净,阴血渐复,气血调和,脏腑功能恢复平衡,诸症随之消失,临床常以肝脏功能失调为主,并累及肾、脾、心,治疗上当以调理冲任、调和阴阳、理气血、通经络、补肝肾、调肝脾为主。

　　治疗处方中关元为足三阴、冲、任之会,配三阴交可调理冲任;百会、神门可益心安神;太冲、膻中疏肝解郁、调理气血。也可以联合应用背俞穴肝俞(双)、心俞(双)、脾俞(双)、肾俞(双)进行治疗,益其源、调其流,使气血充盈,脏腑功能恢复,阴阳得以平衡。内关为手厥阴心包经之络穴,沟通三焦,功擅理气降逆、宽胸利膈。太冲为足厥阴肝经的原穴、冲脉之支别处,与肝脉、冲脉、肾脉气脉相应,刺激太冲有疏肝解郁、调理气血、镇静安神的作用。三阴交为肝脾肾三阴经的交会穴、精血之穴,能调节气血,补养冲任。双侧肝俞为肝气输注之处,有疏肝解郁、调理气血之功效。

第十五章

皮肤科疾病

第一节 痤 疮

痤疮是由于毛囊及皮脂腺阻塞、发炎所引发的一种皮肤病。青春期时,体内的荷尔蒙会刺激毛发生长,促进皮脂腺分泌更多油脂,毛发和皮脂腺因此堆积许多物质,使油脂和细菌附着,引发皮肤红肿的反应。

痤疮致病因素主要包括:①体内内分泌失调,主要是雄激素分泌水平增高,促使皮脂分泌活跃、增多。紧张、焦虑等情绪及睡眠不足也会导致内分泌失调,而引起痤疮。②皮肤毛囊闭塞,毛囊皮脂腺开口被阻塞,痤疮丙酸杆菌大量繁殖,导致炎症,形成痤疮最基本的损害炎性丘疹。在闭塞的毛囊皮脂腺内部,大量皮脂、脓细胞把毛囊皮脂腺结构破坏,形成结节、囊肿和粉瘤,最后破坏皮肤甚至形成瘢痕。③皮脂腺管过度角化。④食物和环境,花生、巧克力、油炸食物,日晒、温度过高对某些患者有恶化影响。还有就是便秘、胃肠不适,会造成肠胃异常发病。此外,还有化学药品和遗传因素等。

一、临床表现

皮损主要发生于面部,也可发生在胸背上部及肩部,偶尔也发生于其他部位,眶周皮肤从不累及。开始时患者差不多都有黑头粉刺及油性皮脂溢出,还常有丘疹、结节、脓疱、脓肿、窦道或瘢痕。各种损害的大小深浅不等,往往以其中一二种损害为主。病程长,多无自觉症状,如炎症明显时,则可引起疼痛和触痛,症状时轻时重。青春期后大多数皮肤患者均能自然痊愈或症状减轻。

二、诊断要点

(1)初起损害为与毛囊一致的丘疹,用手挤压时可见乳白色脂栓排出。

(2) 少数病变可成为结节或囊肿,深居于皮下,可略高出于皮肤表面,红色或暗红色,大的囊肿表面有波动感。愈后留浅凹坑状瘢痕。结节、囊肿性损害一般仅见于男性。

(3) 皮损好发颜面部,尤其是前额、颊部、颏部,其次为胸背和肩胛间部。对称分布。

(4) 常伴有面部脂溢,出油多。毛孔扩大,头发光泽油亮,头皮屑多。

(5) 多见于青壮年,一般在 23 岁后逐渐减轻,自愈。

(6) 多数无自觉症状,但由于影响美观,患者心理上的负担往往较重。

(7) 吃刺激性食物、高脂及甜食可加重皮损,部分女性患者皮疹可在月经前加重。

三、微创埋线治疗

痤疮与肺经风热关系密切,与饮食、辛温油腻助热生湿有关,病机为肺热、血热或脾胃积热上蕴皮肤导致。故本病取穴往往以清利肺胃湿热为主。此外,有些痤疮与月经不调密切相关,即经前痤疮,主要症状是经前痤疮加重,治疗当调理冲任气血。

1. 取穴　采用三维配穴法。

(1) 脏腑背俞穴:肺俞、膈俞。

(2) 任督二脉穴:大椎、灵台。

(3) 循经取穴:合谷、足三里、曲池。

(4) 经验配穴:肺经风热加尺泽,脾胃湿热加阴陵泉,冲任不调加肾俞、中极、三阴交。

2. 操作要点　每次根据病情和辨证选择 5～10 穴,背俞提捏进针斜向脊柱植入线体,大椎、灵台植入皮下即可,以上穴位均可配合刺血,其余穴位依据经络循行和迎随补泻植入线体。每周 1 次,10 次为 1 个疗程。

四、临证经验

1. 耳穴埋线治疗痤疮　取耳穴肺、大肠、胃、内分泌、肾上腺。剪取 PGLA 线体长度 0.2～0.3 cm。严格消毒局部皮肤,左手拇、示二指固定耳廓,以暴露和绷紧进针部位的皮肤;右手挟持针身,由进针点进针,沿皮下刺抵穴区。边退针管,边推针芯,将线埋入穴区的皮下后出针。压迫针孔片刻并常规消毒。双侧穴位交替使用,每月 1 次,最多治疗 4 次。耳部容易感染,引起软骨膜炎,故必须严格消毒,注意无菌操作。嘱患者术后 1 天内勿使创口浸水;埋线后数天局部可有轻微的瘙痒、异物感,应避免触摸及搔抓。

2. 三联疗法治疗痤疮　双侧肺俞穴埋线:取双侧肺俞穴,每 2 周治疗 1 次,5 次为 1 个疗程。中药基本方:桑白皮、白花蛇舌草、生枇杷叶、黄连、金银花、野菊花、蒲公英、丹参、甘草。于每次埋线的次日开始服用,每日 1 剂,连用 1 周。外用复方硫磺洗剂(由沉降硫、硫酸锌、樟脑酊、甘油及蒸馏水配制而成),每晚 1 次。

五、临床治疗分析

形成痤疮成因复杂,除了青春期内分泌原因外,一般与过食辛辣以及肥甘食品过多关系密切。病机为肺胃积热,上薰颜面,血热郁滞,阻于肌肤,或留于腠理,发为痤疮。肺主皮毛,所以痤疮的治疗仍以肺和风热为主,多取与肺热有关的穴位,如肺俞、大椎、曲池。

如果患者喜食肥甘辛辣,痤疮表现为皮疹红肿疼痛,伴有便秘、溲赤、纳呆、腹胀、苔黄腻、脉滑数,治疗可应用清热化湿通腑之法,配以内庭、足三里、天枢、上巨虚之类清热通腑的穴位。如果是与月经有关的痤疮,表现为月经不调,或经前期加重,则应从调理冲任论治。一般取肾俞调整内分泌,降低雄性激素的分泌水平,而中极属任脉与足三阴经的交会穴,配合三阴交可使气血下行,共奏通调冲任脉气之功。临床研究发现,女性痤疮患者睾酮有较大的改变,FSH 和 LH 高于正常,且伴有月经失调,经过埋线治疗后,在痤疮痊愈或好转的同时,血清睾酮、FSH 和 LH 下降比较明显,月经周期恢复正常。

刺血疗法对痤疮治疗有良好的效果,埋线针较粗,可在出针时挤出适量血液,以清泻邪热,多取曲池、灵台、至阳、大椎和肺俞等穴,达到埋线和刺血的双重治疗效果。耳穴埋线应当注意预防感染,一定要使用安全无排异和感染的 PGLA 线体,以免引发耳软骨炎。

痤疮的治疗在外治方面,局部可配合面部护理、抗炎等方法,直达病所,活血化瘀,标本兼治。根据痤疮的发病特点,痤疮的不同时期,采用面部护理,可有效清除已经形成的丘疹、结节、囊肿,同时对痤疮消失后留下的瘢痕、色素印更有独到的疗效。此外,还要重视痤疮患者的心理调适。痤疮是由遗传或环境因素决定,受情绪应激影响。因此,充分了解患者的心理状况,调整患者的心理平衡,在此类患者埋线中,重视肝胆经穴的灵活使用,可达到理想效果。

第二节 黄 褐 斑

黄褐斑是发于面部的一种色素沉着性皮肤病,黄褐斑又称"黧黑斑"、"蝴蝶斑"。淡褐色、褐色或浅黑色,形状不规则,对称分布于面颊、额、鼻、唇、颏、眉眼周围等处,境界清楚或模糊不清。初起患处轻度潮红、瘙痒,继则出现青灰色斑,日久则呈深灰色发展到一定程度,停止发展颜色逐渐变淡,呈黄褐色。

黄褐斑主要是由于雌激素及黄体酮水平不平衡,导致酪氨酸酶活性增高,促使黑色素细胞大量分泌黑色素颗粒所致。有些女性患者,体内雌激素和孕激素升高,雄性激素下降,促使黑色素增加,酪氨酸酶的活性增高,导致面部色素斑的形成。某些妇科疾病,如月经不调、痛经、盆腔炎、附件炎、子宫肌瘤、卵巢囊肿、不孕症、泌尿生殖道感染、乳腺小叶增生等可以诱发黄褐斑的形成。精神方面由于长期的思想紧张、过度疲劳,或精神刺激、心情不好,或失眠多梦、神经衰弱,或脾气急躁、经常生气,可导致内分泌功能紊乱而生斑。药物特别是口服避孕药,使面部、乳头、腋下、外阴均可见色素增加,长期口服氯丙嗪(冬眠灵)、苯妥英钠也可使面部色素加重。

一、临床表现

90%的黄褐斑患者为女性,多见于育龄期女性,青春期前少见;肤色深者较肤色浅者更易发生。皮损多见于暴露部位,黄褐斑皮损局限于皮肤的暴露部位,常分布于面部,以颧骨、颊部及鼻、前额、颏部为主,偶尔也可伴有乳晕及外生殖器色素沉着。皮损通常为淡棕褐色、灰色、棕灰色、棕黑色甚至深蓝灰色的斑疹融合而成的片状色素斑。其大小不一,数目不定,可形成弓形或多环状皮损,成线状或彗星发散式分布,对称发生并可呈蝶翼样外观。皮损多数境界清楚,当色素沉着较少时,其边缘也可不清楚,而呈弥漫状分布。黄褐斑表面无鳞屑、无浸润,一般不伴红斑、丘疹等其他止损。病程发展缓慢,病程难于确定,可持续数月或数年。患者多无自觉症状。

二、诊断要点

(1)面部皮损为色素沉着斑,平于皮肤,色如尘垢,淡褐或淡黑,无痒痛。
(2)常发生于额、眉、颊、鼻背、唇等颜面部。

（3）多见于女性，起病有慢性过程。

（4）组织病理检查示表皮中色素过度沉着，真皮中噬黑色素细胞也有较多的色素；在血管和毛囊周围有少数淋巴细胞浸润。

三、微创埋线治疗

中医学认为黄褐斑与阴阳失调、气血失调、脏腑失调和经络失调有关。脾气不足，则肌肤失养；肝失疏泄，则气滞血瘀；肾亏火旺、血虚不荣，则皮肤燥结。故调理疏肝、健脾、补肾是祛除黄褐斑的关键。

1. 取穴　三维取穴法。

（1）脏腑背俞穴：肝俞、膈俞、心俞、脾俞、肾俞。

（2）任督二脉穴：中脘、关元、大椎、至阳。

（3）循经取穴：曲池、足三里、太冲、太溪。

2. 操作要点　每次根据病情选择 5～10 穴，关元、中脘直刺，背俞提捏进针斜向脊柱植入线体，足三里、太溪、太冲依据经络循行和迎随补泻植入线体。每周 1 次，10 次为 1 个疗程。

黄褐斑可以配合面部埋线，一般选穴太阳、印堂、阳白、承泣、颧髎、迎香、颊车、地仓、承浆等。穴位可根据黄褐斑部位增减，也可用围刺的方法。局部严格消毒后，选用 7 号一次性埋线针，浅刺进入皮下，边退针管，边推入线体。一般每 3 个月 1 次。配合体穴埋线使用。面部埋线时由于血管丰富，容易出血，所以应该在埋线后压迫 5 min 左右。

四、临证经验

1. 中药祛斑倒模联合穴位埋线治疗黄褐斑　用祛斑粉（主要成分茯苓、白芷、当归、山药、桃仁等）调成糊状涂于患者面部，用医用石膏调成糊状均匀摊于面部，利用石膏的凝固发热机制促使祛斑膜在面部吸收，30 min 后温水洗净面部，每周 1 次，4 次为 1 个疗程。

穴位埋线取穴曲池、合谷、足三里、三阴交、肺俞、肾俞，均取单侧。采用一次性医用埋线针，将线体插入针头内待用，取穴后常规消毒，左手绷紧周边皮肤，垂直或斜刺入穴位，以针芯推动线体，将线埋在皮肤与肌肉之间为宜，一般为深度为 1.5～2.0 cm，稍作提插，待气至。出针后，用消毒干棉球按压针孔片刻以防出血，并外用医用输液贴覆盖，2 天后去掉敷贴即可。2 天内埋线区不要沾水，以防感染，穴位埋线 10 天 1 次，2 次为 1 个疗程，近侧、对侧穴位交替进行。

2. 体穴埋线联合丝白祛斑软膏治疗黄褐斑 埋线取穴分 3 组：①肺俞、脾俞、天枢、手三里、足三里；②肝俞、肾俞、带脉、曲池、血海；③心俞、膈俞、膻中、气海、支沟、三阴交。穴位用安尔碘常规消毒，将 0 号线体装入埋线针前端，背部穴位进针时针尖斜向脊柱方向刺入 2.5～3.0 cm，有针感后注入线体，腹部穴位进针时，直刺达肌层注入线体，四肢穴位直刺达穴位深度有酸胀垂针感后注入，线体不得露出皮肤，出针后用消毒干棉球压盖针孔，24 h 后去除干棉球，不影响日常生活。前 3 次每隔 10 日治疗 1 次（第 1 次取①组穴，第 2 次取②组穴，第 3 次取③组穴），后 3 次每隔 1 个月治疗 1 次（次序同上），6 次为 1 个疗程。

在埋线同时以温水洗面后，薄涂丝白祛斑软膏于患处，按摩 5 min。治疗每日 2 次，疗程 4 个月。

五、临床治疗分析

《灵枢·邪气脏腑病形篇》记载："十二经脉，三百六十五络其气血皆上于头面而走空窍"，人体气血的盛衰可以由脸色呈现出来，头面部是人体五脏六腑功能的外在表现，涉及神采、眼神、面色、皮肤、头发、口唇等内容，面部不同的变化反映了所相对应的脏腑经络的病变情况。经过头面部正面经脉有手阳明大肠经、足阳明胃经、手少阴心经、足太阳膀胱经、足厥阴肝经、督脉、任脉等，通过头面部侧面的经脉有手太阳小肠经、手少阳三焦经、足少阳胆经。所以通过相关经脉上的腧穴可以治疗面部黄褐斑。

此外，根据临床调查，多数黄褐斑患者均与气滞有关，尤其是某些慢性病患者，如结核、肿瘤、慢性肝病、肾病或妇科病患者，由于久病挟瘀，气血运行不畅，脉络瘀阻，或冲任失调、气血不和，导致气滞血瘀，脉络瘀阻，面部肌肤失养，而发为黄褐斑。故在临床治疗时，各型黄褐斑均以行气活血化瘀为主要治疗原则，取穴多用膈俞、血海、三阴交等穴。也可以在埋线的同时采用刺血疗法，重点选用背俞穴中的大椎、肺俞、膈俞、身柱等穴，并加拔罐。

肝郁气滞是黄褐斑患者临床最多见病因之一。黄褐斑为女性多发病，女性因生理、心理及社会因素的影响极易情志失调，精神状态长期处于紧张状态，随着年龄增长，加之胎产哺乳伤及于血，心肝失养，气郁血虚。肝郁而气滞，气滞而血瘀，肝气不舒，急躁易怒，相火妄动，消灼肝肾精血，肾阴不足，肾水不上承，精血不足，脉络空虚进而瘀阻而发为黄褐斑。所以临床治疗还要疏肝解郁，兼补肾滋阴，同时也要根据具体情况嘱其合理安排工作和生活，保持心情愉快。

第三节 银 屑 病

银屑病俗称"牛皮癣",是一种常见的易于复发的慢性炎症性皮肤病。银屑病的特征性损害为红色丘疹或斑块上覆有多层银白色鳞屑,有明显的季节性,多数患者病情春季、冬季加重,夏季缓解。青壮年发病最多,男性发病多于女性,北方多于南方,城市高于农村。一般初发年龄男性为 20～39 岁,女性为 15～39 岁。近来发病率有上升趋势,多认为与工业污染和工作环境有关。

银屑病的发病原因及发病机制尚未完全清楚,目前国际、国内比较公认的是遗传因素和环境因素等多种因素共同作用的结果,即在遗传因素的基础上受多种因素诱发所致。银屑病流行病学调查显示,有家族遗传史者占 32%,其遗传方式为常染色体显性遗传,其外显率占 20%。常见诱发因素有感染、精神因素、免疫功能紊乱、外伤和内分泌功能障碍等。

一、临床表现

(1) 初发为针头至扁豆大的炎性扁平丘疹,逐渐增大为钱币或更大淡红色浸润斑,境界清楚,上覆多层银白色鳞屑。轻轻刮除表面鳞屑,则露出一层淡红色发亮的半透明薄膜,称薄膜现象。再刮除薄膜,则出现小出血点,称点状出血现象。

(2) 发展过程中,皮损形态可表现为多种形式。急性期皮损多呈点滴状,鲜红色,瘙痒较著。静止期皮损常为斑块状或地图状等。消退期皮损常呈环状、半环状。少数皮疹上的鳞屑较厚,有时堆积如壳蛎状。

(3) 皮损可在身体任何部位对称性发生。好发于肘、膝关节伸侧和头部。少数患者指(趾)甲和黏膜亦可被侵。

(4) 银屑病患者继发红皮病者称红皮病型银屑病;皮疹有少量渗液,附有湿性鳞屑,或初起为小脓疱,伴有发热等症状者称为脓疱型银屑病;合并关节病变者称为关节型银屑病。

(5) 本病急性发作,慢性经过,倾向复发。发病常与季节有关,多数为冬春复发,入夏减轻;也有夏季加重,秋冬自愈者。

二、诊断要点

1. 寻常型银屑病 根据好发部位及界限清楚的红斑、明显的鳞屑、典型的薄膜现象、清楚的筛状出血点即可诊断。光镜检查：寻常型银屑病患者可见红细胞的平均体积（MCV）、平均血红蛋白量（MCH）、平均血红蛋白浓度（MCHC）及体积分布宽度（RDW）4项指标异常。

2. 关节型银屑病　关节型银屑病与寻常型银屑病同时存在，大小关节皆可受累，尤其以指关节最易受累，受累关节可肿胀、疼痛。特点是游走性、不对称、类风湿因子检查为阴性。实验室检查：类风湿因子阴性，红细胞沉降率可增快。X线检查：受累骨关节边缘有轻度肥大性改变，部分患者呈类风湿关节炎的骨关节破坏，但常累及远端指间关节，如软骨消失、关节面侵蚀、关节间隙变窄、软组织肿胀、骨质疏松等。

3. 脓疱型银屑病　脓疱型银屑病主要特点是在寻常型银屑病基础上出现多数小脓疱，并且反复发作。实验室检查：白细胞增多，红细胞沉降率增快，部分患者可有低蛋白血症及低钙血症。

4. 红皮病型银屑病　红皮病型银屑病皮肤呈弥漫性发红、干燥、覆以薄鳞屑。特点是在弥漫的皮损中，有正常皮肤形成的皮岛。因患者绝大多数都有明确的银屑病病史，所以比较容易诊断。实验室检查白细胞计数增高。

寻常型、关节型银屑病与脓疱型、红皮病型银屑病相互可移行变化，反复移行变化的类型称为不稳定性银屑病。

三、微创埋线治疗

银屑病的根本病机在于风邪内袭，导致气机运行不畅，气滞则血瘀，血瘀则脏腑失调，导致皮肤失养；加之风善行而数变，易生热、生燥从而伤津，津伤则皮肤失荣。皮肤荣养皆失，必将致病，表现为皮肤出现丘疹、红斑、大量脱屑，伴瘙痒。在治疗上采用祛风、行气、活血、化瘀之法，同时调节脏腑功能。

1. 取穴　三维立体取穴。

（1）脏腑背俞穴：肺俞、肝俞、膈俞、心俞、脾俞、肾俞。

（2）任督二脉穴：大椎。

（3）循经取穴：合谷、三阴交、足三里、血海、曲池。

（4）经验配穴：滑肉门外上方1寸、外陵外下方1寸。

2. 操作要点　在患者脊柱两旁大杼、肺俞、心俞、膈俞、肝俞、脾俞，左右反复按压找出酸胀最敏感点，每次选5～10穴，背俞穴提捏进针，植入线体，另配合大椎、曲池埋线和刺血，其他穴位直刺植入线体。瘙痒者可加风市、风门、风池埋线，祛风止痒。

四、临证经验

1. 经络全息联合疗法治疗银屑病 经络全息联合疗法同时运用穴位埋线、耳部割治压穴、神阙敷药治疗银屑病的非药物综合疗法。该方法首先选择脊椎旁开2寸,自第7颈椎至第2骶椎分为5等分,两侧共10个埋线点进行埋线治疗,每10天埋1次。同时采用耳部割治压穴法,在患者双耳背部静脉点刺出血,并在耳廓部的肺点、皮质下、神门、内分泌,贴王不留行籽按压,10日1次。配合神阙敷药法,将白花蛇、乌梢蛇、山甲、防风四味药按1∶4∶3∶3比例加工成细粉,用每100 g药粉加凡士林150 g比例调制成膏状,使用时取适量敷满肚脐(神阙穴),胶布固定,每3日1次。

2. 穴位埋线加药物封闭治疗银屑病 穴位选择肺俞、肾俞、足三里。肺俞、肾俞采用常规埋线方式,同时用胸腺肽药物封闭足三里,即将胸腺肽注射液4 ml抽入注射器内,成年人注射4 ml,儿童减半,注射针直刺双侧足三里穴位,待出现酸、麻、胀、痛感后各注射2 ml。治疗时间为每3周埋线1次,同时足三里穴位用胸腺肽药物封闭1次,3次为1个疗程。

五、临床治疗分析

银屑病从病因来看,多与血液、细胞、免疫功能、代谢障碍、遗传等有关。中医病机为血热或血虚风燥,血瘀肌肤,致使肌肤失养,所以在治疗上采用祛风、清热、行气、活血、化瘀之法。曲池为大肠经穴,有疏风解表、调气和血的功能,用之可清风热以消疹止痒。血海有调节血液、祛瘀血、生新血之功能,为通血之要路,调气和血以通下焦,泻血中之湿热,足三里为胃经合穴,有健脾和胃、扶正培元之功能。

肺主皮毛,皮毛肌表与肺的关系甚为密切。皮肤所具有的固护肌表、抵御外邪的功能与肺有密切关系。肺气充足则皮肤致密,外邪不易侵入;肺气亏虚则皮肤疏松,外邪易于侵袭。长期的临床实践中,发现银屑病患者体表经穴尤其是背部腧穴部位可出现异常表现和反应,如皮肤形态、色泽改变,或皮下结节、压痛等,这些改变多在肺俞穴上及其周围,所以选取肺俞、大椎、膈俞补肺益气,活血化瘀,消炎止痒。背俞穴是调理脏腑、经络功能的重要腧穴,与其他穴位配伍,共同起到疏通经络,调和气血,兴奋大脑皮质,改善微循环,增强免疫功能,消疹止痒的长效作用。对于比较顽固的银屑病,应该结合内服或外用药物进行辨证治疗。

第四节　神经性皮炎

　　神经性皮炎是以阵发性剧烈瘙痒伴有皮肤苔藓样变为特征的一种与神经功能障碍有关的常见慢性炎症性皮肤病。神经性皮炎以皮肤苔藓样变及剧烈瘙痒为特征,特点是颈、肘、膝及骶尾部出现红斑、丘疹,融合成片,表面粗糙,纹理加深,对称分布,剧烈瘙痒,成年人多见。神经性皮炎常与神经、精神因素有一定关系,如工作压力大、精神紧张、生活不规律,过度疲劳以及日晒。在多汗、饮酒、瘙痒摩擦等情况下,常常引起病情加重。

一、临床表现

　　临床上根据皮损分布情况分为局限性及播散性两种。

　　1. 局限性神经性皮炎　开始为局部瘙痒,搔抓或摩擦后出现群栗米粒大肤色、淡褐色或淡红色圆形或多角形质地坚实而有光泽的扁平丘疹,表面覆有糠状鳞屑。皮损可渐渐融合、扩大,皮沟皮嵴明显,相互交错呈菱形或多角形,浸润肥厚呈皮革样,直径可达 2～6 cm 或更大的斑片,境界清楚,并有抓痕及血痂,大多数皮损冬轻夏重。皮损局限于一处或几处。

　　2. 播散性神经性皮炎　与局限性神经性皮炎相似,但分布广泛而弥散,呈皮肤色、褐色及淡红色扁平丘疹或苔藓样斑片。多见于头颈部、肩背部及四肢等处,自觉阵发性剧痒,待搔抓出血后方觉瘙痒有所减轻,患者常因此失眠而致情绪烦躁。病程慢性,经久不愈,极易反复加剧,抓伤皮肤可导致皮肤继发感染,处理不当还可以引起接触性皮炎。

二、诊断要点

　　(1) 初发皮损为米粒大小至绿豆大小扁平丘疹,密集成片,形成皮嵴和皮沟加深的苔藓样斑块,呈正常皮色或淡红色、淡褐色,表面有明显抓痕血痂或少许鳞屑,皮损边界清楚。

　　(2) 皮疹好发于颈项部两侧、肘膝关节和踝关节伸侧、骶尾部等处,也可泛发全身,临床上分为局限性和播散性神经性皮炎。

　　(3) 青年人和成年人好发,儿童少见。

　　(4) 自觉瘙痒明显呈阵发性加剧、往往不可遏止,晚间瘙痒可影响睡眠。

三、微创埋线治疗

本病主要由于七情内伤,风邪侵扰,以致营卫失和,经脉失疏而引发。情志内伤,风邪侵扰是本病的诱发因素;营卫不和,经脉失疏是本病的病机特点。治以疏风止痒、清热润燥,以病变局部腧穴为主。

1. 取穴

(1) 主穴:阿是穴、合谷、曲池、血海、膈俞。

(2) 配穴:血虚加足三里、三阴交,肝郁化火加肝俞、太冲。

2. 操作要点　每次选5～10穴,背部穴位提捏进针,向脊柱方向植入线体,其他穴位直刺植入线体。太冲穴注意压迫止血,治疗后嘱患者休息。瘙痒者可加风市、风门、风池埋线,祛风止痒。

四、临证经验

1. 微创埋线结合火针治疗神经性皮炎　①微创埋线治疗方法为选穴部位皮肤常规消毒,选用一次性埋线针,将线体埋入即可出针,具体选穴如下:主穴为阿是穴、合谷、曲池、血海、膈腧。配穴为血虚加足三里、三阴交,肝郁化火加肝俞、太冲。每周1次,7次为1个疗程。②火针治疗方法为患处皮肤常规消毒,选用细火针,在酒精灯上烧红至发亮,在患部周围以2 cm左右等距离进行局部点灸,并在中心点灸一针,如皮损成苔藓样变且瘙痒剧烈,可采取密刺法,治疗间隔每3日1次,10次为1个疗程。

2. 梅花针配合穴位埋线治神经性皮炎　①梅花针治疗:碘伏常规消毒病变皮损部位,然后用梅花针以中重度手法,叩至皮肤渗血为度。最后用火罐吸附,务使瘀血散尽。每3日1次,一般治疗3～5次。全身泛发性皮炎,先取瘙痒较重的皮损,一次治疗范围以患者能承受为宜,隔日可选其他部位同法治疗。②埋线疗法取穴:肝俞透风门、心俞、大椎、灵台、曲池、血海、足三里、三阴交。操作:穴位严格消毒,先用1%的利多卡因局部麻醉,然后用专用埋线针将3 cm左右线体埋入穴位肌肉层,牵拉挤压针孔放血,排出局部瘀血,将针孔以碘伏消毒后,创可贴外敷针孔。20天治疗1次,一般治疗3～5次。

五、临床治疗分析

神经性皮炎目前病因及发病机制尚不完全明确。一般认为与神经系统功能障碍、大脑皮质兴奋和抑制功能失调有关。初起多由于风湿热之邪蕴阻肌肤经络，日久由于营血不足，血虚生风化燥，皮肤经络失于濡养，耗伤阴血，以致患处皮肤粗糙脱落白屑和瘙痒。也可由于过食辛辣刺激物品及精神因素引起气机不畅，郁久化热，又复感风邪而诱发本病。取阿是穴可直达病所，既可散局部的风热郁火，又能通患部的经络气血，使患部肌肤得以濡养。合谷、曲池祛风止痒。取血海、膈俞乃"治风先治血，血行风自灭"之意。

　　根据部位选取阿是穴时，病灶在头部、面部及颈部的可选局部皮下，配风池、合谷；病灶在上肢可选局部，配曲池、合谷；病灶在下肢可选局部，配血海、太冲、三阴交；病灶在背部可取局部阿是穴，配风门、大椎。本病易复发，除埋线外，可以配合在局部采用梅花针加拔罐治疗，拔出较多血液以泻邪热，结合埋线的持久刺激作用，可祛其瘀血，泻其表邪，促进其新陈代谢，从而纠正局部生化反应的紊乱，防止复发。

　　临床研究发现，有些神经性皮炎患者在受到精神刺激后会立即发病，患者还常常会因为情绪波动、过度紧张、焦虑等不良情绪而使病情加重。神经性皮炎与心理因素有密切关系，要想治愈该病，必须消除其心理诱因，尽量把自己的负性情绪发泄出来。对于情绪波动的患者，应该加肝俞、太冲等穴位，以疏肝解郁。患者平时要注意休息，避免精神紧张和过度劳累；日常饮食要清淡，忌食辛辣等刺激性食物，患神经性皮炎后要避免搔抓、多汗及日光照射等刺激因素，其中搔抓是促使皮炎发展乃至形成恶性循环的关键，设法控制瘙痒，才有可能较快痊愈。

第五节　荨　麻　疹

　　荨麻疹，俗称"风疹块"，"瘾疹"，是临床上的一种常见病、多发病，常先有皮肤瘙痒，随即出现风团，呈鲜红色或苍白色，或正常肤色，少数病例亦可仅有水肿性红斑。风团的大小不一，发作时间不定，持续数分钟至数小时，少数可长至数天，消退后不留痕迹。风团常泛发，亦可局限。本病多发生于冬春季节，病史长短不一，往往反复发作，一般病程在3个月以上者称为慢性荨麻疹。

　　荨麻疹常见的病因：①食物及添加剂；②药物；③感染；④动物、植物及吸入物；⑤物理因素；⑥内脏疾病；⑦精神因素；⑧遗传因素。

一、临床表现

　　根据病程，荨麻疹一般分为急性和慢性两大类。

1. 急性荨麻疹　起病急,剧痒。随后出现大小不等、形态各异的鲜红色风团。风团可为圆形、椭圆、孤立、散在或融合成片。风团大时,可呈苍白,表面毛孔显著,似橘皮样。风团此伏彼起,病重者可有心慌、烦躁、恶心、呕吐,甚至血压降低等过敏性休克样症状。部分患者可出现腹痛、腹泻,甚至窒息。

2. 慢性荨麻疹　风团时多时少,此起彼伏,反复发生,病程持续 4 周以上。

此外,荨麻疹还有一些特殊类型,包括血管性水肿、皮肤划痕症、冷性荨麻疹、胆碱性荨麻疹、日光性荨麻疹、压迫性荨麻疹等。

二、诊断要点

(1) 本病可发于任何年龄,男女皆可患病,多泛发于全身皮肤,甚至累及黏膜。

(2) 急性发作者,常因进食鱼鲜虾蟹,或服用药物,或因冷热刺激,或有肠寄生虫病史等因素引起。

(3) 发病突然,数小时后迅即消失,不留痕迹;后又不断成批发生。急性荨麻疹经治疗后,在一周左右停止发生;慢性荨麻疹反复发作,长达数周、数月,甚至数年而不愈。

(4) 损害为局限性大小不等的扁平隆起,小如芝麻,大如蚕豆、核桃或更大,或呈鲜红色,或是浅黄白色,皮疹数目随搔抓增大、增多;可融合成环状、地图状及各种形状。因搔抓起条索状隆起,皮肤划痕试验明显阳性者,称荨麻疹。

(5) 自觉灼热、剧痒,或如虫行皮中。若同时伴有胃肠黏膜损害时,可有恶心、呕吐、腹痛、腹泻等症状,严重者喉头水肿有气闷窒息感,甚至发生晕厥。

三、微创埋线治疗

荨麻疹在急性期多以血热为主,慢性期则以血虚、血瘀为主。

1. 取穴

(1) 脏腑背俞穴:肺俞、膈俞、脾俞、肾俞。

(2) 任督二脉穴:大椎。

(3) 循经取穴:曲池、足三里、手三里、血海、三阴交。

(4) 经验配穴:百虫窝、风门。

2. 操作要点　每次取 5～10 穴,急性期多用大椎、曲池、风门、膈俞,慢性期取足三里、三阴交、阴陵泉、肺俞、脾俞、肾俞。背部穴位提捏进针,植入线体,其他穴位直刺植入线体。瘙痒者可加风市、风门、风池埋线,祛风止痒。

四、临证经验

1. 背俞穴埋线治疗荨麻疹 取双侧肺俞、膈俞、脾俞等穴,局部常规消毒,用20％盐酸普鲁卡因 2 ml 局部麻醉,每穴取 0 号线 2 cm 和 9 号一次性埋线针。将线装入针头内,迅速刺入穴位皮下,再将针缓慢向脊柱方向斜刺 0.5～1 寸,轻提插得气后,边提针边推针芯,将线埋入,拔针后用酒精棉球覆盖针眼,小胶布固定1～2 日即可。10 日治疗 1 次,3 次为 1 个疗程。

2. 三联疗法治疗荨麻疹 口服抗组胺药物西替利嗪片每日 10 mg,连用 1周,第 2 周隔日 10 mg,至第 2 周结束停药。同时肌内注射卡介苗素针 2 ml,每 3日 1 次,共 10 次;神道穴埋线,每半个月 1 次,共 5 次。

五、临床治疗分析

慢性荨麻疹治疗困难源于病因复杂,约 75％以上患者找不到病因。在荨麻疹病程中,各种因素激活肥大细胞释放预先形成的或新合成的对微血管有强效作用的各种介质,使血管扩张,毛细血管后静脉通透性增加,形成红斑性风团,组胺是目前所知唯一经常存在的介质。此外,还可释放趋化因子、细胞因子、酶类和神经肽,吸引炎症细胞,释放后续性介质或炎症前介质。目前已发现的介质有激肽、白细胞介素、前列腺素、白三烯、黏附因子、α-肿瘤坏死因子、嗜酸粒细胞阳离子蛋白(ECP)、主要碱基蛋白(MBP)、血小板活化因子(PAF),嗜酸粒细胞阳离子因子(EGF)以及中性粒细胞趋化因子(NCF),都可在循环血液或局部皮损静脉引流物中检测到含量增加。

中医学认为荨麻疹是由于"邪之所凑,其气必虚"所造成。由于人体正气相对虚弱,且患者体质各异,或内有食滞、邪热,复感风寒、风热之邪;或平素体弱,阴血不足,皮疹反复发作,经久不愈,气血被耗;或患有慢性疾病(如肠寄生虫、肝炎、肾炎、月经不调等)致内不得疏泄,外不得透达,郁于皮肤腠理之间,邪正交争而发病。由于本病一般迁延日久,瘙痒症状为主,所以养血祛风止痒是治疗本病最重要的法则。治疗首先选用背俞穴肺俞及祛风要穴风门以疏理肺卫、祛风止痒;大椎疏风解表,曲池属手阳明大肠经穴,是治疗皮肤病的要穴,有疏风解表、清热解毒、止痒抗过敏的作用;血海能养血调血、活血化瘀;膈俞为血之会,血海与三阴交相伍,可祛风止痒而收到"治风先治血,血行风自灭"之效;足三里是人体强壮穴位,能益气固表,增强体质,健运脾胃除湿,通经络、理气血。发作初期多为风邪入中,营卫失调多见,治疗后期,外邪已祛,治法重在调血气;肾俞为肾之背俞穴,补元阴充肾精，以治其本。百虫窝为祛虫止痒要穴，有祛风活血、驱虫止痒作用，多用于治疗荨麻疹、风疹、皮肤瘙痒症、湿疹等。亦可在埋线同时放血，增强祛风止痒效果。

第六节　带状疱疹

带状疱疹系由病毒引起的一种急性炎症性皮肤病，同时累及皮肤和神经，其临床表现为病发突然或患部先有灼热感，皮损初起为规则片状红斑，迅速形成群集性丘疹和发亮的水疱。水疱排列成带状，各群之间皮肤正常。皮损多沿肋间神经和三叉神经走向分布，常伴有神经痛症状，严重者可发热。

一、临床表现

好发于春秋季节，成年人多见。发疹前往往有发热、倦怠、食欲不振等前驱症状，经 1～3 天后，患处皮肤潮红，进而出现多数成群簇集的粟粒至绿豆大的丘疱疹，迅速变为水疱，疱壁紧张发亮，内容透明澄清，互不融合。皮疹沿皮神经分布，单侧发疹，不超过体表正中线，多呈不规则带状排列。常见于肋间神经、颈部神经、三叉神经及腰骶神经支配区，如颜面、颈、胸背、腰腹部，亦可侵犯眼、耳、口腔及阴部黏膜。神经痛为本病特征之一，可于发疹前或伴随发疹出现。疼痛沿受累神经支配区域放射。老年患者常于损害消退后遗留较长时间的神经痛。病程需 1～2 周，愈后可后遗暂时性色素沉着，不留瘢痕，亦可因水疱破溃形成糜烂或继发感染。

二、诊断要点

（1）带状疱疹的症状：发疹前数日往往有发热、乏力、食欲不振，局部淋巴结肿大，患处感觉过敏或神经痛，但亦可无前驱症状。皮损表现为局部皮肤潮红，继而出现簇集性粟粒大小丘疹，迅速变为水疱，疱液澄清，疱壁紧张发亮，周围有红晕。

（2）皮损沿一侧皮神经分布，排列成带状，各簇水疱群之间皮肤正常。皮损一般不超过正中线。

（3）神经痛为本病特征之一，可在发疹前或伴随皮疹出现。儿童患者往往较轻或无痛，老年患者则疼痛剧烈，且常于损害消退后遗留长时间的神经痛。

（4）发病迅速，病情急剧，病程约 2 周。愈后可留有暂时性色素沉着，若无继发感染一般不留瘢痕。

三、微创埋线治疗

带状疱疹的病因是外感毒邪(病毒),邪气稽留体内,与气血搏结,阻于经络,滞于脏腑,使气机运行受阻,经络阻塞不通,而发生疼痛。带状疱疹的内因是情志内伤,肝郁化火或脾湿蕴结,致使毒邪化火与肝火、湿热、相互搏结,阻于经络,以致血瘀气滞,不通则发疼痛。因此治疗以皮损局部埋线为主,以活血通络、祛瘀解毒,兼以清利肝胆湿热,健脾运湿、化瘀止痛。

1. 取穴　局部取穴为主。

(1) 主穴:阿是穴(皮损周围离疱疹 0.5～1 寸处)、皮损相应的夹脊穴。

(2) 配穴:①腰以上病灶:曲池、合谷、外关、支沟。②腰以下病灶:三阴交、太冲、血海、阳陵泉。

2. 操作要点　取穴先取主穴进行治疗,以 9 号埋线针呈 15°～25°角向疱疹方向斜刺,并施行皮下扫针法,一般可以立即止痛,将线体植入皮下。如果疼痛区较大,也可以按皮损范围在周围埋植 3～5 根线体。夹脊穴进针时,斜向脊柱深刺使针感循神经分布线路传导为佳。其他穴位可以按照常规埋线。

四、临证经验

1. PGLA 微创埋线治疗带状疱疹后遗神经痛　主穴取阿是穴(皮损周围离疱疹 0.5～1 寸处)及皮损相应侧的夹脊穴。腰部以上配双侧曲池、合谷、外关、支沟;腰部以下配双侧三阴交、太冲、血海、阳陵泉。患者取适当体位,穴位用碘伏消毒,用消毒镊子将特制的 PGLA 线体置入一次性埋线针前端。先取主穴进行治疗,以 9 号埋线针呈 15°～25°角斜向脊柱深刺使针感循神经分布线路传导。如果疼痛区较大,也可以按皮损范围在周围埋植 3～5 根线体,并施行皮下扫针法,一般可以立即止痛,当触摸皮损不再疼痛后,压下弹簧将线体留置入穴位内。其他穴位可以按照常规埋线进针法。每周 1 次,5 次为 1 个疗程。

2. 浮针埋线疗法对带状疱疹后遗神经痛　常规局部皮肤消毒后,在标记处用 2%利多卡因注射液作皮肤浸润麻醉。取 5 cm 长的无菌线体插入 18G 套管针针芯内,左手绷紧进针部位皮肤,右手持针以 20°的角度刺入皮肤,穿过皮肤后将针身放平,针体平贴于皮下,在疏松结缔组织层中向疼痛最甚部位中点穿行,可见皮肤呈线状隆起,右手感觉针下空松软滑易推进,注意进针时应避开浅表静脉,患者没有酸胀麻痛等感觉,进针达 7～8 cm 处即停止进针,以进针点为支点,手握针柄,左右摇摆,使针体作扇形运动,持续 2～3 min,运针完毕,边置入线体边退针体,将线留置于皮下,无菌棉球盖住针孔,胶布贴附。

五、临床治疗分析

本病的主要症状是灼痛剧烈,线体直接作用于疱疹皮损区,具有显著的镇痛作用以及增强机体免疫功能的作用。线体刺激局部穴位可以通经络、调气血、和营卫、除热毒、散瘀结。临床发现,本病应用埋线方法,治疗较之药物组止痛时间短,皮损恢复快,红斑消退也快,并结合皮下扫散可以迅速达到止痛效果。本病多为邪热火毒郁结所致。所以,取曲池、合谷、外关、支沟清泻邪热,取太冲、阳陵泉以清利肝胆湿热,取相应夹脊穴以调畅气血。三阴交、血海可以健脾运湿、化瘀止痛。

针灸治疗带状疱疹的作用机制,有人通过测定针刺前后的机体免疫功能变化,发现治疗后全身和局部细胞免疫功能明显增强。微创埋线迅速制止疼痛、改善症状,可能与这一功能增强从而抑制病毒活动有关。

参考文献

［1］孙文善.微创埋线:技术现状与发展趋势.中医外治杂志,2008,17(2):3

［2］杜元灏,李晶,孙冬纬,等.中国现代针灸病谱的研究.中国针灸,2007,(5):373

［3］包玉生,于晓军,戴伟汉,等.聚二氧杂环己酮合成缝合线体内降解研究.北京生物医学工程,1995,(1):47

［4］孙文善.微创埋线临床操作规范.上海针灸杂志,2012,31(1):69

［5］孙文善,郏志清.新型生物医学材料及其在微创埋线中的应用价值.上海针灸杂志,2010,29(2):131

［6］赵晓冬,蒋中浩,李家平,等.新型埋线材料PGLA与羊肠线临床应用比较研究.临床医学学刊,2008,17(24):103

［7］孙文善.微创埋线在疼痛治疗中的应用.中医外治杂志,2011,20(4):3

［8］徐三文.穴位埋线疗法在颈性综合征中的临床应用.中医外治杂志,2004,13:32

［9］叶立汉.皮内植线治疗腰椎间盘突出症临床研究.中国针灸,2004,24(4):245

［10］马国霞.微创埋线治疗腰椎间盘突出症疗效观察.上海针灸杂志,2011,30(7):475

［11］马玉泉.沉中浮经穴埋线治疗坐骨神经痛.中国中医药信息杂志,1995,2(9):27

［12］林杰,程爱芳,林祥熙."两点埋线法"治疗坐骨神经痛58例.上海针灸杂志,1996,15(3):154

［13］王永亮.埋线配合火针治疗类风湿性关节炎120例.上海针灸杂志,2004,23(10):31

［14］唐红梅.透穴为主埋线治疗颈肩肌筋膜炎.中国现代医学杂志,2004,14(7):136～137

［15］宋来臣,武春华.八华穴穴位埋线治疗支气管哮喘121例.中医外治杂志,1999,05:11

［16］郑春良.璇玑、膻中、气海穴埋线治疗肺肾两虚型哮喘.华夏医学,2000,(1):94～95

［17］李忠林,惠彩丽.穴位"八"字形埋线治疗慢性支气管炎30例分析.宁夏医科大学学报,2013,(1):109～110

［18］杨佩兰,李璟,沈毅韵,等.穴位埋线治疗慢性阻塞性肺疾病稳定期临床疗效观察.上海中医药杂志,2009,10:24～28

［19］杜艳,蒙珊.培土生金穴位埋线法治疗变应性鼻炎临床观察.针灸临床杂志,2007,23(4):23

［20］曹玲,侯广云,范文双.针刺颈部夹脊穴治疗颈源性高血压的疗效分析.针刺研究,2007,32(3):195

[21] 田元生,孙玮琦.穴位埋线、耳压、敷脐联合西药治疗顽固性高血压60例.中医研究,2012,8,46~48

[22] 詹庆业,查和萍,周丽明.中脘"浮线"治疗慢性胃炎的临床疗效观察.上海针灸杂志,2007,26(5):3~4

[23] 张广蕊,武凤梅,张红霞.多向埋线疗法治疗慢性胃炎疗效观察.中国针灸,1998(1):29~30

[24] 王兴,麦凤香.穴位微创埋线疗法治疗消化性溃疡118例临床观察.四川中医,2011,29(1):118~119

[25] 曾姿霈,吴绍汉,曾科学,等.腹针结合埋线治疗中风恢复期便秘临床观察.内蒙古中医药,2013,3:43

[26] 姜劲峰.长强穴埋线治疗中风后平衡功能障碍.上海针灸杂志,2006,6:28

[27] 马占魁.针灸配合穴位埋线治疗颈源性偏头痛20例.河南中医,2008,6(28):62

[28] 金城钟,郎伯旭.远道刺配合穴位埋线治疗偏头痛疗效观察.上海针灸杂志,2011,6(30):385~386

[29] 徐三文.谈外治法中的穴位埋线疗法.中医外治杂志,2002,11(5):38~39

[30] 毕伟莲,赵钧,陈伟红.脊背穴埋线配温针治疗痛经77例.中国中医药信息杂志,2001,8(11):79

[31] 刘芳,金亚蓓.耳穴压豆结合穴位埋线治疗围绝经期综合征64例.中国中医药科技,2012,19(5):470~471

[32] 毕伟莲,刘红,杨大男.穴位埋线治疗围绝经期综合征86例临床观察.上海针灸杂志,2007,26(2):5~7

[33] 刘雪莲,朱林学.中药祛斑倒模联合穴位埋线治疗黄褐斑疗效观察.中国美容医学,2010,19(3):425

[34] 田元生,范军铭,王素萍,等.经络全息联合疗法治疗银屑病36例疗效观察.中国针灸,2001,21(7):387

[35] 郑军文.微创埋线结合火针治疗神经性皮炎疗效观察.按摩与康复医学,2012,3(1):208

[36] 祁秀荣,朱少可.梅花针配合穴位埋线治神经性皮炎87例.中国民间疗法,2009,17(2):18

[37] 李红文.三联疗法治疗慢性荨麻疹60例.郑州大学学报·医学版,2004,39(2):324

[38] 陆捷,倪文宗,姜桢,等.浮针埋线疗法对带状疱疹后遗神经痛疗效观察.中国临床保健杂志,2009,12(3):245